职业教育眼视光技术专业临床应用系列教材(职业本科)

总主编 林顺潮

儿童青少年近视防控技术教程

ERTONG QINGSHAONIAN
JINSHI FANGKONG
JISHU JIAOCHENG

主　编　邱东荣　王　均
副主编　林小铭　朱健华
主　审　卓业鸿　王海英

特配电子资源

微信扫码
· 视频学习
· 拓展阅读
· 互动交流

南京大学出版社

图书在版编目(CIP)数据

儿童青少年近视防控技术教程 / 邱东荣,王均主编.
南京：南京大学出版社,2024.10.—ISBN 978-7-305
-28278-2

Ⅰ.R778.1

中国国家版本馆 CIP 数据核字第 2024ZB7139 号

出版发行	南京大学出版社		
社　　址	南京市汉口路 22 号	邮　编	210093

书　　名　儿童青少年近视防控技术教程
　　　　　ERTONG QINGSHAONIAN JINSHI FANGKONG JISHU JIAOCHENG
主　　编　邱东荣　王　均
责任编辑　刘　飞　　　　　　　　编辑热线　025-83592146
照　　排　南京开卷文化传媒有限公司
印　　刷　丹阳兴华印务有限公司
开　　本　787 mm×1092 mm　1/16　印张 19.25　字数 488 千
版　　次　2024 年 10 月第 1 版　2024 年 10 月第 1 次印刷
ISBN 978-7-305-28278-2
定　　价　54.00 元

网　　址：http://www.njupco.com
官方微博：http://weibo.com/njupco
微信服务号：njuyuexue
销售咨询热线：(025)83594756

* 版权所有,侵权必究
* 凡购买南大版图书,如有印装质量问题,请与所购
　图书销售部门联系调换

编 委 会

主　编　邱东荣　王　均
副主编　林小铭　朱健华
主　审　卓业鸿　王海英

编　者（以姓氏笔画为序）
　　　　　王　均　（贵阳康养职业大学）
　　　　　王景慧　（天津医科大学眼视光职业培训学校）
　　　　　王彦君　（天津职业大学）
　　　　　王泓熹　（汕头大学·香港中文大学联合汕头国际眼科中心）
　　　　　冯　飞　（依视路陆逊梯卡集团）
　　　　　朱健华　（贵州省视光学会）
　　　　　刘亚丽　（豪雅（上海）光学有限公司）
　　　　　刘文兰　（西安医学院）
　　　　　杜　蓓　（天津医科大学眼科医院、眼视光学院）
　　　　　李兆春　（依视路陆逊梯卡集团）
　　　　　李文娇　（贵州护理职业技术学院）
　　　　　邱东荣　（深圳职业技术大学）
　　　　　吴绵绵　（贵阳康养职业大学）
　　　　　张　晟　（爱尔眼科医院集团）
　　　　　陈丽珍　（深圳希玛林顺潮眼科医院）
　　　　　林小铭　（中山大学中山眼科中心）
　　　　　周佳佳　（深圳新安希玛林顺潮眼科医院）
　　　　　袁　莹　（贵阳康养职业大学）
　　　　　徐青青　（豪雅（上海）光学有限公司）
　　　　　唐　燕　（贵州省人民医院）
　　　　　常鹏飞　（欧几里德贸易（上海）有限公司）
　　　　　程　彬　（欧几里德贸易（上海）有限公司）

序 一

一直以来,眼睛被誉为心灵的窗户,所以眼健康极为重要。目前,近视问题已经影响逾半国人,且呈现愈发低龄化的趋势。尤其是近年来,随着电子产品普及进程加快与青少年学业负担的增重,儿童近视问题高发。2022年青少年整体近视率达51.9%,青少年眼健康问题日趋严重。对此,习近平总书记多次对儿童青少年视力健康问题做出重要指示,近视防控任务刻不容缓。

为贯彻习近平总书记的重要指示,学校、家庭、社会都应落实近视防控责任。深圳职业技术大学编写的《儿童青少年近视防控技术教程》,以科学的视角和构思框架,解答近视防控问题。本书纵观我国及全球近视情况,从眼睛结构到各种防控手段包括综合防控等,逐一分析探讨并结合案例讨论。书中介绍的近视防控技术横跨眼科学、视光学、视觉科学三大学科。以屈光不正的预防、诊断和矫正为核心,兼顾常见眼科疾病筛查、诊疗以及拓展视觉训练、数字疗法等,深入浅出,加强对内容的理解和指导实际应用,给读者带来更全面的近视干预方式解说,助力近视防控,为提升青少年眼健康水平提供专业支持。此外,书中也介绍了人工智能在视力防控中的应用。随着AI智能筛查的应用以及视觉健康大数据平台建设工作的不断深入,儿童青少年的视力筛查与监测逐步常态化、个性化、科学化,未来相信可以大幅提升公共医疗卫生服务能力,助力精准近视防控。

与此同时,当前我国视光人才严重不足,执业水平参差不齐。未来视光人才的培养需求很大,培养必将不断加快。因此,推动高等职业教育与产业发展接轨,建立行业的技术标准及资格认证机制,打造专业技术人才学历教育培养机制势在必行。《儿童青少年近视防控技术教程》一书将会帮助未来从事视光工作的专业技术人才建立完整的知识体系,提高专业技能,推动眼科医疗服务发展。

　　近视防控作为眼视光学的一部分，已是备受关注的社会问题，甚至关乎民族健康素质问题，也是国防的战略问题。望各方参与者紧密协作，共同呵护好孩子的眼睛，共建眼健康防控新屏障。

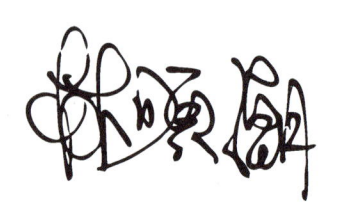

香港中文大学（深圳）国际眼科研究所所长

香港希玛医疗集团　主席

全国人大代表

香港特别行政区立法会议员

亚太眼科杂志（APJO）总编辑

序 二

近年来,在教育部以及全社会高度重视近视防控的背景下,眼视光学迅速发展,眼视光技术不断更新优化。教材作为国家职业教育"三教改革"的重点项目之一,承担着强化教学与行业标准、对接职业标准和岗位规范、紧跟视光学临床发展步伐的载体作用。同时,教育部近期强调职业院校要开发使用新型活页式、工作式教材,也提倡校企"双元"合作,建设开发"新形态活页式教材",这能更好地实现产教融合。校企合作过程中高校能及时吸收和利用企业的新产品、新技术和新方法,不断提高教学及教材适应行业岗位的需求水平,因此,以"活页式"作为新形态教材建设很有必要。

本系列教材为临床眼视光检查方法及处理技术系列教程,涵盖了眼健康评估技术、医学验光技术、异常双眼视分析处理技术、角膜塑形镜验配技术、儿童青少年近视防控技术共五个视光学方向。系列教材均由深圳职业技术大学眼视光技术专业教师与企业(医院)一线临床工作者根据多年的教学及实践经验共同编写完成,能够充分实现理论教学与临床实践的深度融合。同时,采用新形态系列教材,能够将视光学不同方向的内容有机结合起来,以任务式、项目化和技能模块的形式有效地将临床检查、分析、诊断和处理技术等进行组合拼接,以适应患者的多样化、个性化治疗需求,形成新的、更有用的技能与方法。因此,本系列教材能够弥补目前国内尚缺乏的专业性、系统性的新形态教材需求,为读者提供一种更适合眼视光技能学习的途径,进而培养自身的视光临床思维,掌握会检查、会分析、会处理的一整套视光学理论与实践方法。

由于知识和时间有限,本系列教材仍有许多缺失与疏漏之处,恳请各位眼科、视光学方面的专家、同行以及读者给予批评指正,我们将不断完善。

编委会

前 言

我国不仅是人口大国还是近视人口大国,中华人民共和国国家卫生健康委员会最新公布数据显示,2022年我国儿童青少年总体近视率高达51.9%,近视呈现高发、低龄化趋势,严重影响孩子们的身心健康。做好儿童青少年近视防控工作不仅关乎着儿童青少年群体生长发育、学习与生活的质量,甚至还牵动着国家未来的发展。习近平总书记曾就儿童青少年近视防控问题作出重要指示:"这是关系国家和民族未来的大问题,必须高度重视,不能任其发展",并要求"全社会都要行动起来,共同呵护好孩子的眼睛,让他们拥有一个光明的未来"。

眼视光技术是儿童青少年近视防控直接对口的专业,而职业教育则是培养眼视光技术专业学生的重要途径。在眼视光技术专业职业本科的人才培养方案中已把"儿童青少年近视防控技术"设为专业核心课程,其重要性显而易见。但目前尚无针对高等院校"儿童青少年近视防控技术"课程的配套教材。为深入贯彻习近平总书记对儿童青少年近视防控工作的重要指示精神,为社会培养更具专业素养、精湛技术的近视防控技术技能人才,我们编写了《儿童青少年近视防控技术教程》。

本书内容上重视儿童青少年近视防控的全方位分析处理思路与临床实践方法,从基础知识、检查诊断、分析处理、综合管理,层层递进并系统讲解近视防控技术,目的是能够深化读者近视防控临床思维的建立。通过项目化、任务式的教程编写,让读者能根据自身情况学习相关方法与技术。全书共分八个项目,项目一主要讲述全球及我国近视现状、儿童青少年眼球生理、屈光及视觉发育过程,让学生对儿童青少年近视防控有初步认知;项目二重点介绍近视防控相关基础知识,进一步解释近视产生的相关问题;项目三主要讨论近视的筛查检查方法、诊断处理及相关处方原则,全方位阐述近视检查到近视处理的整套方法；项目四着重叙述目前主流近视控制的方法，让学生通过熟悉不同近视防控的方法从而掌握制定个性化近视防控的策略；项目五从屈光建档、健康宣教、个性化防控、案例分析等方面，围绕着儿童青少年近视防控项目的实施进行综合分析；项目六至项目八内容涉及近视防控新进展、相关问答和相关共识等。

  本书提供了较为全面的儿童青少年近视防控技术与方法，可作为眼科医生、眼视光师、在校大学生或研究生以及眼镜行业（视光相关行业）从业者学习的参考书。本书编写参考或应用了许多学者的专著和论文，在此对原作者表示感谢和敬意。同时，特别感谢参与本书编写工作的所有老师，还要感谢南京大学出版社的支持与付出。

  由于时间和编者水平与积累有限，书中还存在许多不足和有争议的地方，恳请各位专家、同行及读者批评指正，以便不断修订、完善。

邱东荣　王　均

2024 年 5 月

于深圳职业技术大学西丽校区

目 录

项目一 概 述 ··· 1
  任务一 全球及我国近视现状 ·· 2
  任务二 眼的解剖与生理 ·· 7
  任务三 视觉发育过程 ·· 19

项目二 近视基础知识 ··· 28
  任务一 近视相关基础知识 ·· 29
  任务二 近视相关知识拓展 ·· 45

项目三 近视的检查与处方原则 ··· 81
  任务一 屈光不正筛查 ·· 82
  任务二 验光前的问诊与检查 ·· 93
  任务三 验光检查 ··· 101
  任务四 双眼视功能检查 ··· 128
  任务五 近视的特殊检查 ··· 147
  任务六 处方原则 ··· 162

项目四 近视防控策略 ··· 168
  任务一 框架眼镜 ··· 169
  任务二 角膜接触镜 ·· 196
  任务三 其他近视防控手段 ·· 218

项目五　综合管理 ·· 233
  任务一　眼健康档案的建立及信息化管理 ································ 234
  任务二　健康教育与健康指导 ·· 245
  任务三　不同年龄段近视防控方法 ··· 256
  任务四　近视防控案例分析与综合训练 ·································· 262

项目六　近视防控新进展 ·· 277

项目七　近视防控问答 ·· 283

项目八　儿童青少年近视防控相关规范、指南、标准、比赛 ········ 289

参考文献 ·· 291

项目一 概 述

项目简介 ▶▶▶▶▶

近视是全球人口视力下降的重要原因,高度近视是导致儿童视力损害和失明的主要原因。我国儿童青少年近视发病率已超越其他国家,居世界前列,呈现高发化、低龄化和重度化趋势,已成为重要的公共卫生问题。近视对个体及家庭、社会、国家有较大影响。预防近视发生、延缓近视进展、防止病理性近视发生刻不容缓。儿童青少年近视防控需要政府、学校、医疗卫生机构、家庭、学生等各方面共同努力。儿童青少年屈光状态相关眼解剖生理包括角膜、晶状体、玻璃体等,视觉发育过程要注意视力和远视储备的监测。

项目分析 ▶▶▶▶▶

本项目分为3个任务,分别介绍了全球及我国近视现状、眼的解剖与生理、视觉发育过程。通过儿童青少年近视发病率的流行病学统计,让学生掌握儿童青少年流行病学的特点和统计方法,了解近视防控的重要意义。通过眼的解剖与生理、眼屈光系统和视觉发育过程的探索,尤其是掌握远视储备对近视防控的意义,为后续学习奠定基础。

项目实施 ▶▶▶▶▶

本项目通过资料查阅、临床调研、案例讨论与分析、理实一体、任务训练及考核评价、临床实践等多种教学方式,加强对相关内容的理解与掌握。

项目导入 ▶▶▶▶▶

近视发病率越来越高,全球和我国近视现状如何?不同年龄段的近视发病率怎样?未来近视发病率有何趋势?儿童青少年近视防控有何意义?儿童青少年的眼部和视觉有何特点?通过任务的学习来解决以上问题。

任务一　全球及我国近视现状

任务目标

知识目标：
1. 掌握我国近视发病率现状及特点。
2. 掌握儿童青少年近视防控的重要性。
3. 了解近视在全球范围内的流行病学特征。

能力目标：
1. 能检索或查阅资料了解近视发病率。
2. 会进行近视发病率的统计。

思政目标：
通过本任务学习，根植国家情怀，引导学生重视儿童青少年近视防控工作，具有科学严谨的态度，对患者有爱心、同情心和责任心。

任务导入

通过文献资料检索，分析某地近视发病率。

任务内容

一、全球近视现状

近视是目前全球患病率最高的屈光不正疾病，已成为全球性公共卫生问题。2016年第15届国际近视眼研究大会暨第1届中国近视眼研究大会中，Kathryn Rose教授调查发现：澳大利亚学生近视眼发病率仅为新加坡学生近视眼发病率的十分之一；白种人近视眼发病率低；精英学校的近视眼发病率高；澳大利亚近视眼发病率低，中国学生近视眼发病率远高于澳大利亚学生，这与城市化、教育水平和社会经济水平有关。

流行病学调查显示，2018年全球近视患病率约30%，在2000年，全球近视患病率为22.9%，2020年，全世界近视人口数量达20亿（占世界人口的33%）；近视的患病率在各国之间都呈增长趋势，而东南亚青年人近视的患病率更是高达80%~90%，在同年龄段的青年人中，东亚人群的患病率是白种人的2倍有余，且增加速度尤为明显。在新加坡、中国、日本等国家，近视的患病率在过去的五六十年间迅速增加，80%~90%的高中毕业生患有近视,10%~20%可能患有高度近视,在北美和欧洲也有这样的趋势。预计到2050年将上升至49.8%,世界将有47.58亿近视患者,其中10%为高度近视。

近视是全球人口视力下降的重要原因,高度近视是导致儿童视力损害和失明的主要原因。高度近视患者会增加患潜在性致盲眼病的风险,而仅靠光学矫正并不能预防这些疾病,如近视性黄斑变性、视网膜脱落、青光眼和白内障等疾病的风险将呈指数级增加,这会使得高度近视相关眼部疾病患者和视力丧失患者的人数大幅度增加。在区域分布上,亚裔人群的高度近视患病率远高于非亚裔人群。非亚裔人群中,青年人的高度近视患病率为2.0%~2.3%;而在亚裔人群中,青年人的高度近视患病率则达到6.8%~21.6%。在一些地区,近视、近视性黄斑变性的高患病率已被发现是最常见的导致不可逆转失明的原因。预计至2050年全世界将有47.58亿人罹患近视,约占世界人口的49.8%,其中高度近视的患病率会达到全球人口的10%。2020—2050年,全球范围内的近视患病率显著增加,包括近10亿的高度近视患者需要管理和预防相关的眼部并发症和视力丧失,由此造成的经济负担每年约为2020亿美元,世界卫生组织意识到未矫正的屈光不正将是视力损害的主要原因。

二、全国近视现状

我国各地流行病学调查的近视患病率不同,但总体表现为近视患病率逐年增加,中国儿童青少年的视力健康问题日益突出,"小眼镜"越来越多,并且明显低龄化、重度化,上升趋势明显。目前我国近视人口的重灾区是10~18岁年龄段的青少年。

2017年,世界卫生组织报道,中国近视患者多达6亿,几乎占我国总人口数量的50%,其中小学生近视患病率接近40%,高中生和大学生患病率超过70%,青少年近视患病率居世界前列,且近视患病率逐年增加。国家疾控局监测数据显示,2022年我国儿童青少年总体近视率为51.9%(其中,小学为36.7%,初中为71.4%,高中为81.2%),总体近视率较2021年(52.6%)下降0.7个百分点,与2018年全国近视摸底调查结果(53.6%)相比,下降1.7个百分点;在已经近视的学生中,轻、中、高度近视分别占53.3%、37.0%、9.7%,高度近视比例降低,我国近视防控工作取得积极成效。根据2023年中华人民共和国国家卫生健康委员会(以下简称:国家卫健委)公布的数据,我国儿童青少年总体近视率为52.7%,其中,小学生为35.6%,初中生为71.1%,高中生为80.5%,而且这个比例仍然每年以1%~2.5%持续增长。图1-1-1为2010—2030年儿童青少年近视率变化及预测。

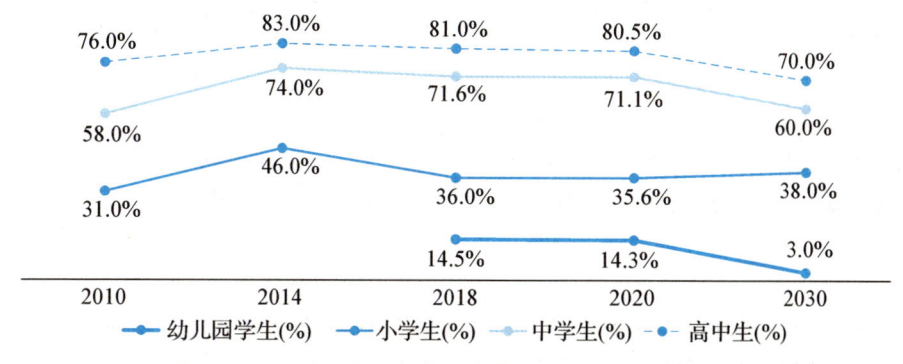

图1-1-1 2010—2030年儿童青少年近视率变化及预测

儿童青少年近视的发展是渐进且不可逆转的,高度近视往往与一系列严重的眼部并发症相关,是危害视觉健康的重要原因。我国是典型的高度近视高发国家,而且我国青少年的高度近视患病率为6.69%~38.4%,呈现出年轻化趋势。高度近视常导致永久性视力损害甚至失明,目前已为我国第二大致盲原因。

三、儿童青少年近视防控的重要性

近年来,由于中小学生课内外负担加重,手机、电脑等带电子屏幕产品(以下简称电子产品)的普及,以及用眼过度、用眼不卫生、缺乏体育锻炼和户外活动等因素,我国儿童青少年近视呈现发病低龄化、患病率高、近视程度深的特点,大大增加了视觉损害的风险,中国儿童青少年患者人数已高居世界第一位,面临的近视问题已成为重要的社会问题之一。病理性近视患病率也显著提高,病理性近视可因脉络膜新生血管,视网膜变性、裂孔和脱离等眼底改变,造成不可逆的视觉损害,严重者可致盲。

近视对个体及家庭、社会、国家都有影响(见图1-1-2)。近视对个体的影响包括对未成年人学业、择业、身心健康的影响,以及近视相关的直接、间接医疗成本支出等。研究表明,近距离工作是导致近视的原因之一。青少年在教育压力下可能会长时间维持近距离阅读状态,进而导致近视。若近视不准确矫正,将导致严重的后果:(1) 模糊的视觉感受会降低青少年的阅读速度和注意力,从而影响学习成绩;(2) 会增加青少年心理压力、降低情感质量。这些都将对青少年成年后的身心健康水平产生负面影响。研究表明,青少年近视科学矫正后,学习成绩和心理状况均会得到改善,但能否坚持佩戴合适的眼镜受多重因素影响,如个体依从性、父母教育程度以及经济情况等。高度近视等视觉问题还会影响高考专业的选择和以后的择业,并增加个人经济负担。近视相关的个人经济负担包括矫正费用、交通成本和治疗成本。

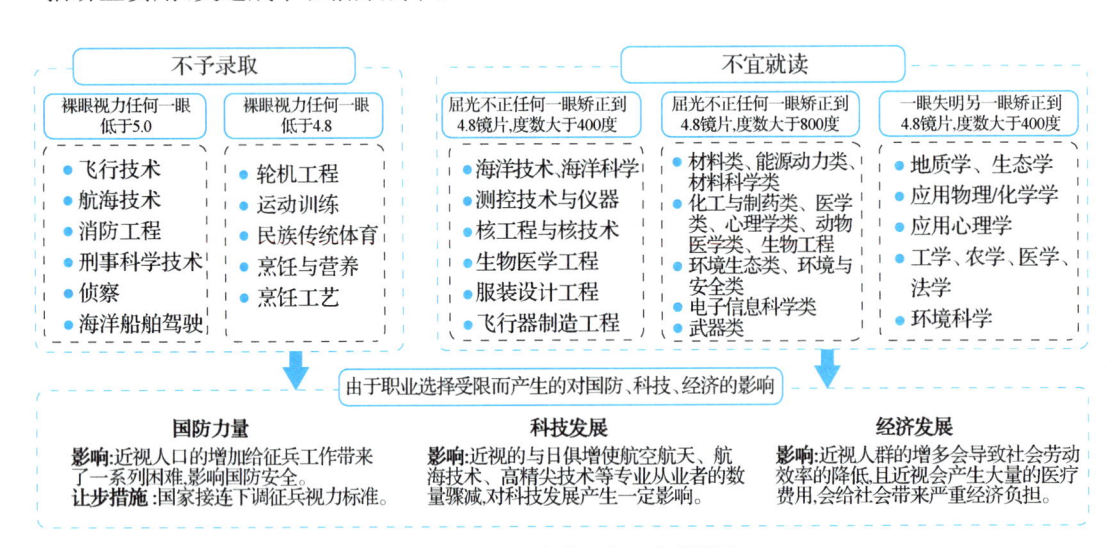

图1-1-2 儿童青少年近视的影响

随着近视发病率的增加,全球近视和高度近视的社会经济成本将在未来大幅上升。2019年,全球近视指导成本(包括检查、配镜、手术、并发症护理)约为3 587亿美元,预计到2050年将升至8700亿美元。此外，还要考虑未矫正近视导致的生产力损失。早期近视防控可以减轻未矫正近视的后果，减少发展为高度近视的风险、减轻家庭和社会的负担，从而产生积极的影响。

此外，近视还给国家的经济建设和安全防卫工作带来严重挑战，如在航空航天、精密制造、军事等领域，符合屈光条件和视力标准的劳动人口越来越少等。

我国近视眼的高发态势已得到党和国家、社会各界的广泛关注。儿童青少年的健康问题关系着国家的战略发展，近视管理刻不容缓。自2006年以来，教育部、国家卫生健康委员会等层面先后制定了一系列近视眼控制指导性文件，积极推荐儿童青少年近视防控工作。2018年，习近平总书记作出重要指示，号召"全社会都要行动起来，共同呵护好孩子的眼睛，让他们拥有一个光明的未来"。之后，习近平总书记又连续做出重要指示，要求始终推进政府、学校、家庭、社会落实近视防控"四方责任"，毫不松懈，务实真抓，务求实效。在政策支持的同时，也不断推出儿童青少年近视防控相关专家共识、指南、标准、技能比赛，构建全方位、立体式的儿童青少年近视防控闭环管理。针对近视筛查建档工作，目前我国已发布了多个专业性指导文件，如《儿童青少年近视防控适宜技术指南》（国卫办疾控函〔2019〕780号）、《中小学生屈光不正筛查规范》（WS/T 663—2020）等，在近视筛查过程中主要推行裸眼远视力检测联合非睫状肌麻痹验光方法。针对近视防控技术，目前已有《儿童青少年近视防控中医适宜技术临床实践指南》《中国儿童青少年近视防控公共卫生综合干预行动专家共识》《高度近视防控专家共识（2023）》《近视防控相关框架眼镜在近视管理中的应用专家共识（2023）》《应用于近视控制的多焦软镜验配专家共识》《低浓度硫酸阿托品防控近视进展眼用制剂制备的专家共识（2023）》等文件，通过多种方法推进儿童青少年近视的预防和控制。

[彩图]

中国儿童青少年视觉健康重要政策概览

儿童青少年是祖国的未来和民族的希望，近视防控已成为一个关系国家和民族未来的大问题。因此，预防近视发生、延缓近视进展、防止病理性近视发生刻不容缓。儿童青少年近视防控需要政府、学校、医疗卫生机构、家庭、学生等各方面共同努力，需要全社会行动起来，共同呵护好孩子的眼睛。

四、儿童青少年近视防控的基本原则

儿童青少年近视防控的基本原则：未发生近视的要积极预防，尽量避免近视发生或推迟近视的发生时间；对于已经发生近视的儿童青少年，应当通过科学宣教和规范的诊疗，采用个性化的矫正和干预预措施来延缓近视进展，避免发展为高度近视；已经是高度近视的患者要密切复查，避免出现损坏眼健康的并发症。

任务训练

（一）实训准备

用物准备。

（二）实训注意事项

选择合适工具和设备进行流行病学统计。

（三）操作过程及评价标准

实训项目名称 __近视调查问卷设计与实施__ 限时_____ 得分_____

工作步骤	工作内容	分值	评分细则	得分
调查设计	1. 确定调查目标 2. 制定调查方案 3. 编制调查问卷	5 5 10	不符合基本元素全扣 根据方案合理性给分 问卷的可操作性、准确性酌情给分	
实施步骤	1. 调查目的、调查方法 2. 问卷发放和数据收集 3. 数据录入和质量控制 4. 数据分析与结果呈现	10 20 20 25	结构不完整全扣 未向调查者解释调查目的全扣 检查数据录入统计，不准确扣5分 数据与解释不符酌情扣分	
实践运用	结果解释与应用	5	酌情给分	
总评		100		

任务小结

儿童青少年近视发病率现状、近视防控的意义与原则。

任务考核

1. 查阅近视发病率相关文献并分享。
2. 分析儿童青少年近视发病特点及原因。

任务二　眼的解剖与生理

任务目标

知识目标：
1. 掌握眼的解剖结构与生理功能。
2. 熟悉眼的屈光参数。

能力目标：
1. 能正确认识眼的解剖结构和生理功能。
2. 会进行眼解剖及生理功能科普。

思政目标：
通过本任务学习，帮助学生认识并掌握眼球解剖结构，引导学生建立眼球解剖的立体思维与医学人文精神。

任务导入

绘画完整的眼解剖结构，并向他人讲解眼的解剖结构和生理特点。

任务内容

一、概述

人类的视觉器官（又称眼）由眼球、视路和眼附属器三部分组成。其中眼球和视路共同完成视觉功能，眼的附属器起支持、保护和运动等辅助功能。

（一）眼的正面观

1. 方位

面对被检查者，可将眼部分为上方、下方、鼻侧、颞侧。正常情况下，眼球向前方平视时，突出于外侧眶缘 12～14 mm。

2. 解剖概念

眼球位于眼眶内，前有眼睑遮盖，可见睑缘、睑裂、睫毛、内眦、外眦、球结膜、睑结膜、角膜、前房及房水、虹膜及瞳孔和部分晶状体；眼球借眶筋膜

[彩图]

眼的外观图

与眶壁联系,后面有视神经与颅内视路及视觉中枢相接。

(二) 眼球基本形态

眼球近似球形(角膜和巩膜的曲率半径稍有差异),眼球前后径约为 24 mm,垂直径 23 mm,眼内轴长 22.12 mm,重量约 7 g,容积约 6.5 mL,密度约 1.077 g/mL。眼球的前方和后方的几何中心称为前极和后极,连接前后极的轴线称眼轴,与前后极距离相等的眼球周线称赤道部。眼球立体剖面图如图 1-2-1 所示。

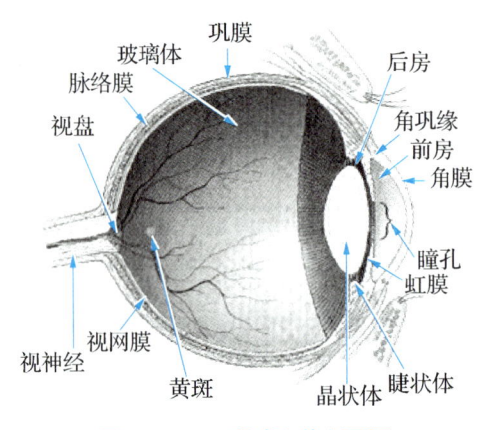

图 1-2-1 眼球立体剖面图

二、眼球壁

眼球由眼球壁和眼球内容物组成。眼球壁自外向内分为三层,分别是纤维膜、葡萄膜、视网膜。眼球壁的外层为纤维膜,它的前 1/6 为角膜,后 5/6 为巩膜。

眼球内容物包括充满前后房的房水、晶状体、玻璃体。三者均透明且具有一定的屈光指数,与角膜一并构成眼的屈光系统。

(一) 纤维膜

1. 角膜

角膜位于眼球最前端,约占眼球壁纤维膜的 1/6,其前表面为凸面,略呈横椭圆形,后表面为凹面,呈正圆形,成人角膜横径约为 11.5～12.0 mm,垂直径为 10.5～11.0 mm,若直径小于 10 mm 或大于 13 mm 即为病理性角膜。角膜中央部最薄,厚度约 0.5 mm,周边部最厚,约为 1.0 mm。角膜为一透明结构,是光线进入眼球的第一道关口,折射率恒定(约 1.376),光透射比大于 97%,是眼的主要屈光介质之一,约占总眼球屈光力的 70%,角膜前表面中央直径约 4 mm 的区域为球形弧面,称为光学区,周边曲率半径逐渐增大,呈非球面形。

从组织学结构上,角膜由前至后分为五层,分别为上皮层、前弹力层、基质层、后弹力层和内皮层。

(1) 上皮层:由 5～6 层非角化复层鳞状上皮细胞组成,厚约 50 μm,具有较强的再生能力,未累及角膜上皮基底膜的损伤可以在较短时间内愈合且不留瘢痕。因富含感觉神经丛,角膜的感知觉敏锐,当角膜上佩戴隐形眼镜后,各种因素对角膜产生的刺激均能引起佩戴者的异物感。

在角膜、结膜的表面有一层厚约 7 μm 的泪膜覆盖,泪膜包含脂质层、水液层、黏蛋白层:脂质层由睑板腺分泌,帮助延缓泪液蒸发;水液层由泪腺、副泪腺分泌,占泪膜成分的99%,使氧气可以溶解于泪液为角膜组织供氧;黏蛋白层由眼表上皮细胞分泌,主要成分是黏蛋白,加固泪膜与角结膜表面的连接,使泪液均匀分布,填补角膜上皮之间的间隙,形成光滑、规则的角膜前光学面,从而保持角膜光学特性。泪液的分泌及泪膜质或量的改变均可影响角膜以及接触镜的佩戴。

(2) 前弹力层:为一层透明均质、无细胞成分的胶原纤维膜,厚度约 8~12 μm,对机械性损伤有较强的抵抗力,损伤后不能再生,愈合后形成不透明的疤痕组织,称为角膜薄翳、斑翳和白斑,从而阻碍外界光线的入射,影响视力。

(3) 基质层:由角膜细胞、胶原纤维、黏蛋白以及糖蛋白一起构成,厚约 500 μm,约占全角膜厚度的 90%,角膜基质层细胞、胶原纤维的规则排列是角膜维持透明这一特性的基础。

(4) 后弹力层:为内皮细胞分泌的一层基底膜,有弹性且坚韧,对化学性、病理性损伤的抵抗能力较强,损伤后可再生。

(5) 内皮层:厚约 5 μm,由一层矮胖状的六角形立方上皮细胞构成,细胞间的紧密连接可以限制房水进入角膜实质层,与内皮细胞泵共同维持角膜相对脱水的状态。成年人内皮细胞密度约 3 000 个/mm^2,随着年岁增大,内皮细胞密度逐渐降低。若角膜内皮细胞因为外伤、手术等各种原因损伤后不能再生,只能通过细胞的移行与扩展进行修复,角膜内皮失代偿后会导致角膜水肿。

2. 巩膜

最外层眼球壁的后 5/6 由巩膜构成,巩膜是角膜向眼球后方延续的部分,呈瓷白色,质地坚韧,可以保护眼球内容物并维持眼球形态。儿童的巩膜较薄,可透见内层葡萄膜的颜色而呈淡蓝色。巩膜最厚的部位在眼球后极部,视神经周围厚度约 1 mm,向前逐渐变薄,在各直肌附着处最薄,仅为 0.3 mm,因此在眼球受到暴力性打击时,巩膜常于角膜缘或眼外肌附着处发生破裂。

在角巩膜移行处有角巩膜缘,是角膜、巩膜之间宽约 1 mm 的移行环带,角膜缘基底细胞中的角膜缘干细胞对角膜上皮的更新与修复起着非常重要的作用,与此同时,角膜缘还是前房角及房水引流系统所在之处,是眼内手术的常用切口标志部位、非常重要的解剖结构。

(二) 葡萄膜

葡萄膜位于眼球壁的中层,因富含血管结构和色素组织又被称为血管膜,由前至后分别为虹膜、睫状体、脉络膜三个连续的结构(图 1-2-2,书后附彩图)。葡萄膜在为眼球提供营养的同时还具有遮光的作用,为双眼成像的清晰度提供保障。

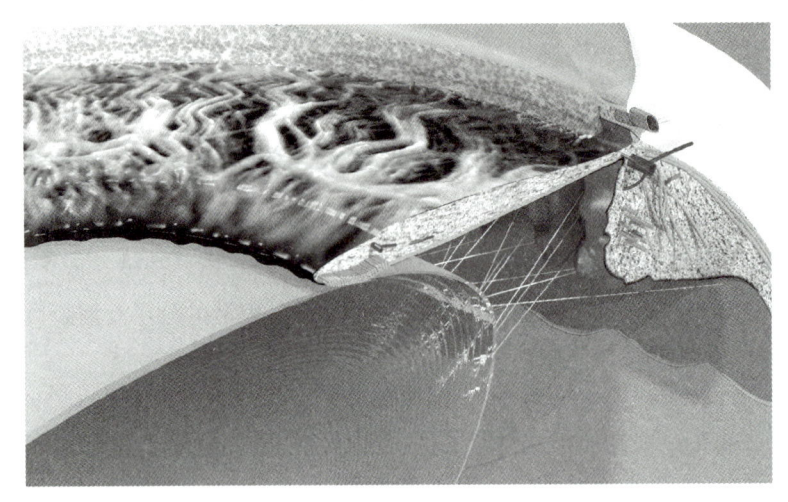

图 1-2-2 虹膜、睫状体、脉络膜局部剖面图(后附彩图)

1. 虹膜

虹膜是介于前、后房之间的圆盘状色素隔膜,其中央的圆孔即瞳孔,正常成人瞳孔的直径约为 2.5～4 mm。在薄薄的虹膜组织里有两套细小的肌肉和不同的神经支配瞳孔直径的大小,一种叫瞳孔括约肌,围绕在瞳孔的周围,宽不足 1 mm,主管瞳孔的缩小,受动眼神经中的副交感神经支配;另一种为瞳孔开大肌,它在虹膜中呈放射状排列,主管瞳孔的开大,受交感神经支配。这两组肌肉相互协调,根据入射光线的强弱改变瞳孔直径的大小,从而控制进入眼内的光线,以保证在各种不同的环境视物清晰。虹膜颜色的深浅与其色素细胞含量有关,白种人色素少,虹膜呈蓝灰色,而黄种人色素较丰富,虹膜呈棕黑色。虹膜厚度不均一,近瞳孔缘处最厚,周边与睫状体连接处为虹膜根部,较薄弱,眼球挫伤时虹膜根部易发生离断。

2. 睫状体

睫状体(图 1-2-3,书后附彩图)为宽约 6～7 mm 的环状组织,前接虹膜根部,向后以锯齿缘与脉络膜相接,睫状体前 1/3 较肥厚,称睫状冠,其内表面的放射状纵行突起称为睫状突;睫状体后 2/3 薄而平坦,称为睫状体平坦部,此处血管较少,是内眼手术(如玻璃体视网膜手术)切口常选部位。睫状体由外向内分为 3 层:(1) 睫状肌层,包括纵形、放射状、环形、平滑肌,受副交感神经支配,从睫状肌平坦部到晶状体赤道部有纤细的晶状体悬韧带连接,睫状肌通过牵拉悬韧带,改变晶体凸度,调节屈光力,使所看物体成像清晰;(2) 睫状突的基质层,是眼球中血管最丰富的部分;(3) 睫状上皮层,其中的色素上皮富含色素,向后与视网膜色素上皮相连,其内层的无色素上皮分泌房水,调整、维持眼内压并且营养眼内组织。

3. 脉络膜

脉络膜向前起于睫状体锯齿缘,后止于视盘,是一层富含色素细胞、主要由血管构成的棕色薄膜,大量色素细胞可吸收穿过视网膜的过量光线,防止光线在眼内反射,并起到暗房作用;其血液含量占眼球血液总量的 90%,也是体内血管组织最多的器官,血管主要

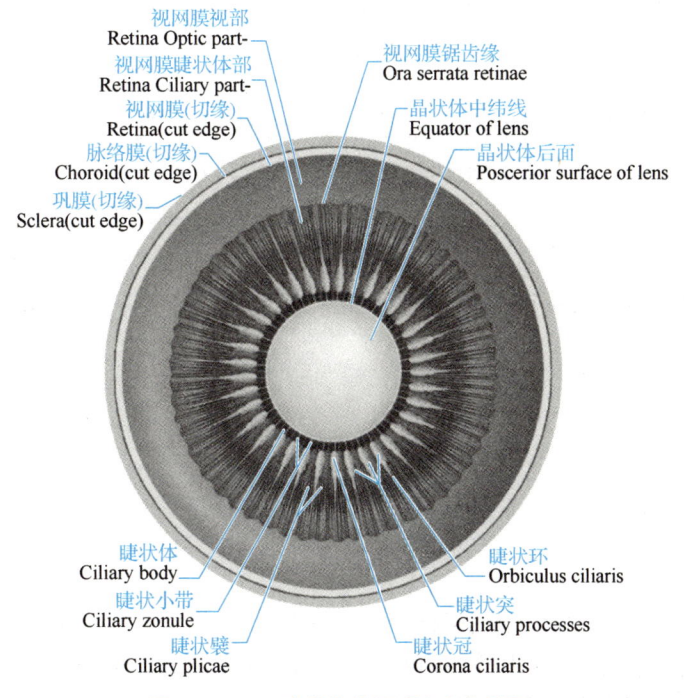

图 1-2-3 睫状体背面观(后附彩图)

来自眼动脉的后短动脉、睫状后长动脉。脉络膜循环系统的主要作用是为视网膜提供营养,脉络膜在眼球后部黄斑的位置最厚,是黄斑区中心凹处的唯一血供来源,同时也为视网膜外层提供营养。由于血管含量丰富,且血管内血液流动速度缓慢,体内病原体、抗原、抗体容易在此沉积,容易受到一些全身系统疾病的影响。脉络膜的厚度可以随血管充盈程度的不同而变化甚异,还可作为热储槽,通过血管内血流量的变化,调节与视网膜之间的热量交换,将代谢过程产生的大量热量带走。

(三) 视网膜

视网膜是完成视功能的重要且复杂的组织,它由视网膜色素上皮层与视网膜神经上皮层组成,是一层透明的膜,前界起于睫状体锯齿缘,后界止于视盘,内面邻玻璃体,外侧为脉络膜。除中心凹、视盘、锯齿缘外,视网膜神经上皮层由外向内分为9层:(1) 光感受器细胞层;(2) 外界膜;(3) 外颗粒层;(4) 外丛状层;(5) 内颗粒层;(6) 内丛状层;(7) 神经节细胞层;(8) 神经纤维层;(9) 内界膜层。

视信息在视网膜内形成视觉神经冲动,沿神经感觉层的三级神经元:光感受器—双极细胞—神经节细胞传递。光感受器包括视锥、视杆细胞,是视网膜的第一级神经元,视锥细胞主要分布于黄斑区,司明视觉和色觉,中心凹只有锥细胞,离中心凹越远的区域,视锥细胞的密度越低。视杆细胞在距中心凹 0.13 mm 处开始出现,分布司暗视觉,感弱光,无色觉,受损后产生夜盲。

黄斑位于视网膜后极部上、下血管弓之间的一椭圆形凹陷区,其内无血管,因富含叶黄素、玉米黄素而呈淡黄色。黄斑中心的凹形区域为黄斑中心凹,是视网膜最薄处,该区域只有视锥细胞且其他细胞层次缺如,周边呈坡状排列,因此光线可直达中心凹底部的锥细胞,以上特征使黄斑中心凹成为视力最敏锐的区域,具有特别高的色觉和空间视力。

视盘为在后极部黄斑的鼻侧约 3 mm 处的一淡红色盘状结构,又称视乳头,是视网膜神经节细胞轴突汇聚并穿出眼球延伸为视神经的位置,该处仅有神经纤维,视网膜其他层次缺如,无法引起视觉,也称生理盲点。视盘中央有一漏斗状凹陷,称为生理凹陷或视杯,眼底视杯扩大是青光眼病人常见的视盘损害特征,视杯、视盘直径比值(杯盘比 C/D)是评估青光眼视神经病变程度的客观依据,正常杯盘比(C/D)<0.3(≤0.4),双眼 C/D 差值<0.2。

三、眼球内容物

(一) 眼内腔

1. 前、后房

虹膜将角膜与晶状体之间的空间一分为二,形成前、后房。前房是由角膜、睫状体、虹膜、瞳孔区晶状体构成的眼球内腔隙,容积 0.2 mL;后房是由虹膜、睫状体、晶状体及悬韧带围成的间隙,后房的容积与晶状体的调节有关,在不调节的状态下,后房容积约有 0.06 mL。前、后房中充满了房水,房水总量约占眼内容积的 4%。

2. 玻璃体腔

玻璃体腔在晶状体及其悬韧带后面,睫状体平坦部内面、视网膜前面,容积 4.5 mL,占整个眼球容积的 4/5。

(二) 眼内容物

1. 房水

房水是无色透明的液体,主要成分是水,还含有少量蛋白质、维生素 C 及无机盐等,由无色素睫状突上皮产生后进入后房,通过瞳孔到达前房,再由前房角流经小梁网进入 Schlemm 管,再经过集合管、房水静脉最后到达巩膜表层的睫状前静脉而回流至血液;还有一部分房水经葡萄膜虹膜途径引流,少部分房水经虹膜表面隐窝吸收。房水源源不断地产生,经三条通路循环更新,为角膜、晶状体、玻璃体提供养分的同时,将眼内代谢产物运输到眼外;还起到维持眼内压力、支持眼球壁的作用。

2. 晶状体

晶状体通过悬韧带悬挂于虹膜与玻璃体之间,是形似双凸透镜且富有弹性的透明体,可分为前后两面,两面交接的边缘称为赤道部,前后表面的顶点分别称为前、后极,前后极的连线构成晶状体轴。晶体是眼球曲光系统的重要组成部分,也是唯一具有调节能力的屈光间质。晶状体前表面的曲率半径约为 9~10 mm,后表面的曲率半径约为 5.5~6 mm,正常眼无调节状态下晶状体相当于 20 D 的凸透镜。

晶状体由晶状体囊和晶状体上皮细胞、晶状体纤维构成。晶状体囊包绕在晶状体上皮和晶状体纤维外，是一层由晶状体上皮分泌的具有弹性的透明囊膜，囊膜与晶状体上皮连接紧密。晶状体上皮位于前囊及赤道部囊下，分为前极部、赤道部、中间部，赤道部、中间部为晶状体上皮生发区，该区域晶状体上皮增生活跃，会不断增生形成带状的晶状体纤维，后囊为胚胎上皮细胞的产物，自出生后，后囊下上皮细胞缺如，不再增生。晶状体纤维由赤道部的晶状体上皮细胞转变而成，晶状体纤维不断形成，致密、规则地排列为皮质，并将原先的纤维向中心推挤，而更深部的晶状体细胞并入晶状体核，随着年龄增大，晶状体核逐渐浓缩、增大，弹性逐渐减弱，透明度也会有所降低。

晶状体悬韧带是连接晶状体赤道部和睫状体的纤维组织，睫状肌可以收缩与舒张，通过牵拉悬韧带而改变晶状体厚度，正常人既能看远又能看近全依赖于晶状体的调节。看近时，睫状肌会收缩，悬韧带放松，晶状体凭借自身弹性变凸，屈光力增加；看远时则发生相反的变化，使光线可始终汇聚于视网膜上。12～14岁为晶状体弹性最佳的阶段，睫状肌功能也最强，此时晶状体最大调节力可达12～14 D，随年龄增长，晶状体的皮质增厚，晶状体核变大、变硬，弹性减弱，导致调节能力降低，出现视近物困难，即为老视。晶状体还能过滤部分紫外线，保护视网膜等眼内组织。

3. 玻璃体

玻璃体前方以髌状窝容纳晶状体，其他部分与睫状体和视网膜相贴，以视盘、黄斑中心凹周边、视网膜主干血管及锯齿缘粘连紧密。玻璃体填充于玻璃体腔内，约占眼球容积的4/5，主要由水、胶原纤维与透明质酸组成，呈无色透明的凝胶状，是眼球重要的屈光间质之一，同时能支撑视网膜并缓冲外力，为眼内组织减震并提供营养。

四、视路

外界物体在视网膜上成像，视网膜上的神经细胞在受到光刺激后产生神经冲动，通过神经系统传至大脑的视觉中枢，这种视觉信息的传导路径称为视路（图1-2-4，书后附彩图）。它从视网膜神经纤维层到大脑枕叶皮质纹状区的视觉中枢为止，是中枢神经系统的一部分，包括视网膜、视神经、视交叉、视束、外侧膝状体、视放射和枕叶视中枢。视网膜神经节细胞发出的纤维汇聚，在视网膜上汇集为视盘，其纤维穿过巩膜筛板出眼球，形成视神经，向后到达眶尖，经视神经管入颅，通过蝶鞍区时神经纤维分两组，来自两眼视网膜鼻侧的纤维在蝶鞍处交叉至对侧，与来自同侧不交叉的视网膜颞侧纤维合成左右视束，绕过大脑脚至外侧膝状体更换神经元——视觉信息传递中转站，新的神经元纤维经过内囊进入视放射，止于枕叶纹状区后极部。

视神经全长42～50 mm，按其部位可划分为四段：球内段，在巩膜内；眶内段，自眼球至视神经孔；管内段，在视神经管内；颅内段，出视神经管直到视交叉。视路中的神经纤维分布、走向和投射的部位在各段排列不同，所以在视路系统发生病变或损害时，可出现相应的视野改变，根据视野缺损的特征可做出视路损伤的定位诊断。

眼球和视路共同完成视觉功能，而眼的附属器官则为眼球的安全成像和灵活运动提供了充分的支持和保护。

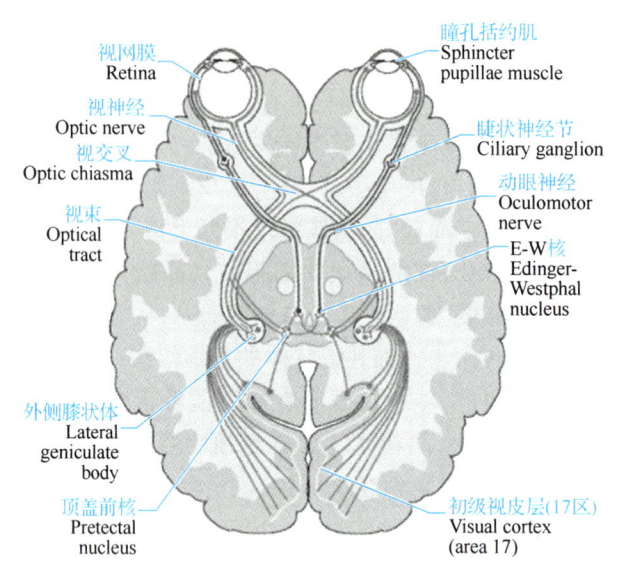

图1-2-4 视路(后附彩图)

五、眼的附属器

(一)眼眶

1. 构成

眼眶是由额骨、蝶骨、筛骨、腭骨、泪骨、上颌骨和颧骨7块颅骨构成(图1-2-5,书后附彩图),成人眼眶为一个四棱锥状骨腔,左右各一,底向前、尖向后;新生儿眼眶呈三面锥形,胎儿出生后,伴随着头颅的发育,眼眶等组织也不断发育,眼眶的发育与眼球及眶内容物的发育增大同步进行,眼眶内容物包括眼球、视神经、眼外肌、泪腺、脂肪、血管,眼眶对它们起骨性保护、软垫缓冲的作用。若在儿时由于外伤或其他原因进行眼球摘除,或为先天性小眼球、无眼球,眼眶便得不到充分发育。

眼眶有上、下、内、外四壁,两侧眶内壁几乎平行,外壁则由后向前外侧展开。眶内壁由上颌骨额突、泪骨、筛骨纸板和蝶骨体小部分构成,其前面有泪囊窝,泪囊位于其内;眶外壁由颧骨和蝶骨大翼构成;眶上壁由额骨和蝶骨小翼构成;眶下壁由上颌骨、颧骨和腭骨眶突构成。眶壁的外缘较上下内侧壁厚,但由于眶外缘较上、下、内缘稍偏后,眼球外侧部分暴露较多,易受外伤;上、下、内侧骨质菲薄,且与额窦、筛窦、上颌窦、蝶窦相邻,故当鼻旁窦发生炎症或肿瘤等病变时,可累及眶内。

2. 眼眶的孔、裂、窝

视神经孔在眶尖部,此孔经蝶骨小翼的根部进入颅中窝,此骨道称为视神经管,管长为4～9 mm,宽为4～6 mm,内有视神经和眼动脉穿过。

眶上裂位于视神经孔外侧,在眶上壁与眶外壁的分界处,与颅中窝相通。该裂有第Ⅲ、Ⅳ、Ⅵ脑神经及第Ⅴ脑神经第Ⅰ支,眼神经、眼上静脉及脑膜中动脉的眶支和交感神经

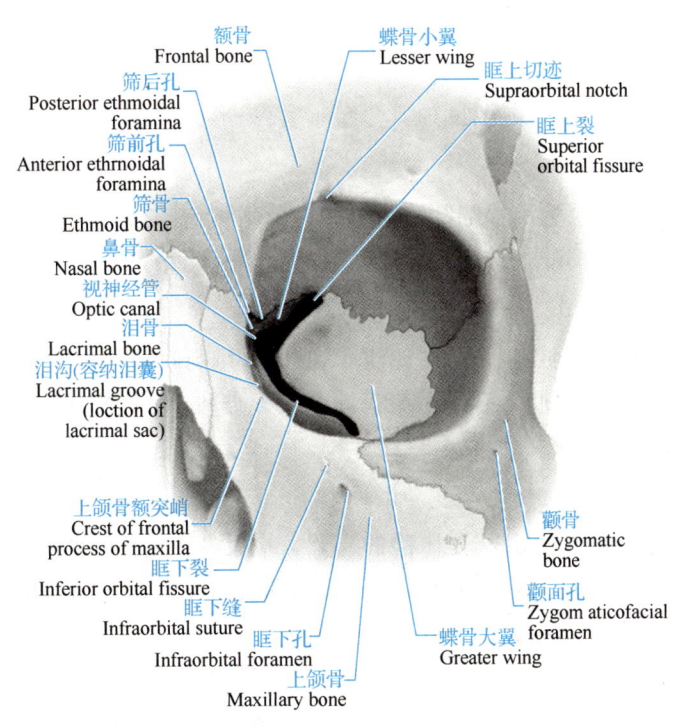

图 1-2-5 眼眶(后附彩图)

纤维等穿过。此处受损则出现眶上裂综合征:临床上,眶上裂部位的外伤或炎症,可以同时累及第Ⅲ、Ⅳ、Ⅴ脑神经,眼球各方向运动受限,但不累及视神经,此为眶上裂综合征。如果累及视神经,临床上存在视神经改变及相应的视力减退,应考虑为眶尖端综合征。眶下裂在眶外壁与眶下壁之间,有第Ⅴ脑神经第Ⅱ支分支、眶下神经和眶下动脉及眼下静脉一支等通过。

眶上切迹(或孔)及眶下孔,均有同名的神经和血管通过。眼眶外上角有泪腺窝,内上角有滑车窝,内侧壁有泪囊窝。泪囊窝前缘为泪前嵴,后缘为泪后嵴,平均长为16.10 mm,宽为7.68 mm,下接鼻泪管,前、后泪嵴为泪囊手术的重要解剖标志。

(二) 眼睑

眼睑是覆盖在眼球表面、能灵活运动的软组织,主要功能是保护眼球,防止损伤,同时防止刺眼的强光入眼;并可通过瞬目运动涂布泪液,润湿眼球表面,保持角膜光滑,清除灰尘及细菌。

眼睑分为上睑和下睑,其游离缘称睑缘,即皮肤和结膜交界处。上、下睑缘间的裂隙称睑裂,正常平视时睑裂高度约 8.0 mm,上睑遮盖角膜上缘约 1.0~2.0 mm,上、下睑缘内侧连接处称为内眦,钝圆,外侧交界处为外眦,锐角。此外眼睑也起到美观作用,根据上睑皮肤有无上睑沟分为重睑、单睑。睑缘分前、后两唇,前唇钝圆,后唇边缘较锐紧贴于眼球前部,两唇间皮肤与睑结膜的交界处因为相对无血管的区域,因此呈灰色,称灰线。

眼睑共有五层结构,分别为皮肤、皮下结缔组织层、肌层、睑板和睑结膜。

1. 皮肤

眼睑处皮肤为全身皮肤最薄处,血管分布丰富,易形成皱褶。

2. 皮下结缔组织层

眼睑皮下结缔组织层为疏松的结缔组织和少量脂肪,有炎症和外伤时,易发生水肿和瘀血。

3. 肌层

眼睑肌层主要有两种肌肉,一是眼轮匝肌,其肌纤维与睑缘基本平行,由面神经支配,专司闭眼,泪囊部的眼轮匝肌还有助于维持眦角的紧张度,帮助泪液从泪小点排出;另一种是提上睑肌,受动眼神经支配,具有提睑作用。

4. 睑板

睑板为致密的纤维结缔组织,是眼睑的支架。睑板内有垂直排列的睑板腺,每个腺体中央有一导管,开口于睑缘,分泌油脂,构成泪膜的最表层,它可稳定泪膜并阻止水分的蒸发,且有对眼表面起润滑及防止泪液外溢的作用。

5. 睑结膜

睑结膜是紧贴在睑板后面的黏膜组织,不能移动,透明而光滑,有清晰微细血管分布。

(三) 结膜

结膜为一层菲薄透明、富有血管的黏膜,覆盖于睑板及巩膜的表面。根据解剖部位可分为紧贴在睑板后的睑结膜,巩膜表面的球结膜,作为睑、球结膜移行部的穹窿结膜,以此形成一个以睑裂为开口的囊状腔隙——结膜囊。睑结膜起于睑缘,覆盖于上、下睑的内面,与睑板紧密相连,透过此膜可看到睑板腺和血管;球结膜覆盖于前部巩膜表面,止于角巩膜缘,与巩膜结合疏松,易于推动;穹窿结膜较疏松,便于眼球活动。

(四) 泪器

泪器包括泪腺和泪道两部分,泪腺司泪液的分泌,泪道司泪液的排出。

泪腺位于眼眶外上方的泪腺窝内,能分泌泪液润湿眼球,提上睑肌肌腱将泪腺分成较大的眶部泪腺和较小的睑部泪腺,主管反射性泪液的分泌;副泪腺主要包括 Krause 腺和 Wolfring 腺,主管基础泪液的分泌,构成泪膜的形成,保持角膜和结膜囊表面湿润。

泪道排泪功能在出生后几周甚至几个月后逐渐完成。泪道是排出泪液的通道,由泪点、泪小管、泪囊、鼻泪管组成。泪点为上下睑缘内内侧一圆形隆起,为泪道的起始部位,开口面向泪湖。泪小管为泪点与泪囊的连接管道,管的开始部分垂直 2 mm,然后转为水平位接入泪囊。泪囊位于泪骨的泪囊窝内,上方封闭为盲端,下方与鼻泪管相连。鼻泪管上接泪囊,下接下鼻道,正常情况下,依靠瞬目运动和泪小管的虹吸作用,将泪液自泪点排泄至鼻腔。若某一部位发生阻塞,即可出现溢泪的症状。胎儿鼻泪管下端开口处被一膜状组织——Hasner 瓣膜覆盖,出生后逐渐萎缩至消失,若持续不能开放致泪道不通是造成新生儿及婴幼儿泪囊炎的原因之一。

(五) 眼外肌

眼外肌是眼球的运动装置(图 1-2-6),让眼球可以自主地转动,共有六条,按走行方向分为直肌、斜肌,其中有四条直肌和两条斜肌。四条直肌中一对为水平直肌——内直肌、外直肌,另一对为垂直直肌——上直肌、下直肌,四条直肌都起自眶尖部总腱环,围绕视神经孔的 Zinn 纤维环形成锥体形,以视神经孔为顶点,眼球为底部,视神经位于其内,故又称肌锥,某些病变导致眼外肌肥厚时可压迫视神经。直肌的止端是以薄而较宽的肌腱附着于眼球赤道前部、角膜缘以后的巩膜表面,附着处的肌腱作扇状展开并和巩膜融合,因此巩膜最前部增厚。四条直肌附着点距角膜缘之距离由近及远:内直肌 5.5 mm,下直肌 6.5 mm,外直肌 6.9 mm,上直肌 7.7 mm,依内、下、外、上之顺序形成一个特殊的螺旋状,称为 Tillaux 螺旋。

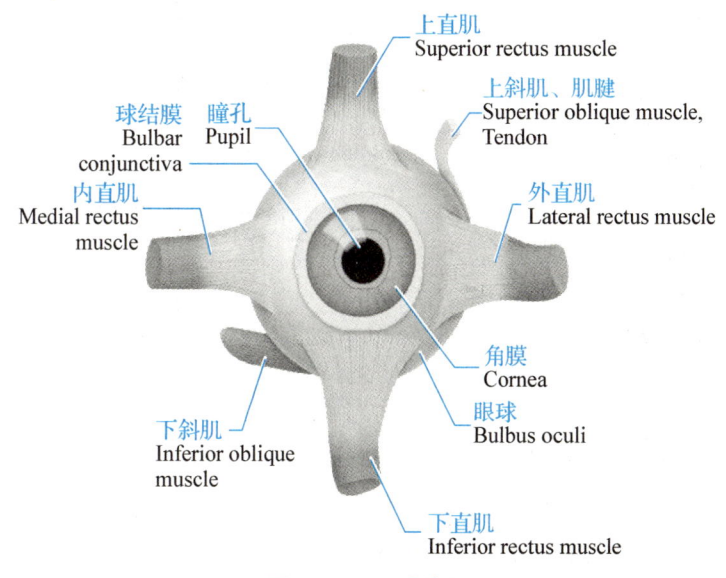

图 1-2-6 眼外肌

除下斜肌起自眶下壁的前内侧外,其余眼外肌均起于眶尖部视神经周围的总腱环,止于巩膜表面。内、外、上、下四条直肌的作用分别使眼球内转、外转、上转和外转,上直肌还有内转与内旋作用,下直肌有内转与外旋的作用;上斜肌作用是使眼球下转、外转、内旋;下斜肌可使眼球上转、外转、外旋。正常眼球的运动是数条肌肉共同协同作用的结果,如瞳孔向上时,是由两眼的上直肌、下斜肌共同收缩完成的。当某一条眼外肌瘫痪时,则出现斜视。

内直肌最短、最肥厚;上斜肌最长,且滑车位置比较表浅,所以外伤时上斜肌最容易损伤。

任务训练

（一）实训准备

用物准备。

（二）实训注意事项

根据操作流程进行实操训练。

（三）操作过程及评价标准

实训项目名称__眼球解剖模型解说__ 限时_____ 得分_____

工作步骤	工作内容	分值	评分细则	得分
工作准备	1. 着装整齐仪表端庄 2. 准备器材	5 5	不符合要求全扣 少一样扣1分	
工作过程	眼球壁： 1. 角膜、巩膜 2. 葡萄膜 3. 视网膜 眼球内容物： 1. 前、后房 2. 晶状体 3. 玻璃体	15 15 20 15 15 5	按点给分，缺2项全扣 解说应全面细致，不准确扣5分	
工作结束	器材、物品归位	5	不按序归位全扣	
总评		100		

任务小结

视觉器官的基本结构如图1-2-7所示。

眼
- 眼球
  - 眼球壁
    - 外：角膜、巩膜
    - 中：脉络膜、虹膜、睫状体
    - 内：视网膜
  - 眼内容：房水、晶状体、玻璃体
- 眼附属器：眼睑、结膜、泪器、眼肌、眼眶
- 视路

图1-2-7 人类视觉器官基本结构图

任务考核

眼球的屈光介质主要包括哪些？它们在眼总屈光力的占比如何？

任务三　视觉发育过程

任务目标

知识目标：
1. 掌握视觉发育过程中的重要参数。
2. 熟悉儿童视觉发育过程中的关键期和可塑期。
3. 了解儿童视觉发育过程。

能力目标：
1. 能进行接待沟通，并根据所学知识为被检者答疑并提出科学的建议。
2. 能理论联系实际，并提高自主思考的能力。

思政目标：
通过本任务学习，引导和帮助学生进行接待沟通，理论联系实际，养成自主思考和科学发展的习惯。

任务导入

案例： 某儿童3岁，体检发现视力为0.8，眼屈光度为+0.75 DS。家长咨询其眼睛状况，作为视光师如何为家长答疑解惑。

一、胚眼和眼的发育

（一）胚眼的发育

人的胚胎发育开始于受精卵，眼的胚胎发育自胎儿早期便已开始，由受精卵经卵裂形成桑椹胚，再分裂成为囊状的胚泡。胚泡的内细胞群分化成羊膜腔和卵黄囊。羊膜腔和卵黄囊相接近处，产生出内、中、外三胚层。胚胎发育至18～19天，外胚层增厚形成神经板（neural plate）。构成神经板的细胞为神经外胚层（neural ectoderm），又叫神经上皮（neuro-epithelium）。神经板左右侧缘高起名叫神经褶（neural fold），神经板内陷成神经沟（neural groove），神经沟逐渐闭合成神经管（neural tube）；神经管是中枢神经系统的始基，分化为脑和脊髓。胚胎第3周（胚长3.2 mm），神经管前端尚未闭合前，两侧神经褶呈弧形凹痕的视沟（optic sulci），进一步发育成由单层神经上皮组成的视窝（optic pit）。胚胎第4周，神经管前端闭合成前脑时，视窝加深，在前脑两侧形成对称的囊状突起，称为视泡（optic vesicle）。视泡腔与脑室相通，近脑端变细，形成视茎（optic stalk），即视神经始基。视泡的远端偏下方向内凹陷，形成一有双层细胞的杯状结构，称为视杯（optic cup）。与视泡接触的表皮外胚层在视泡的诱导下增厚，形成晶状体板（lens plate），随后晶状体板内陷入视杯内，形成晶状体凹并逐渐加深，且渐与表皮外胚层脱离，形成晶状体泡（lens vesicle）。早期视杯和视茎的下方有一裂缝，称为胚裂。胚裂于胚胎第5周（12 mm）时开始闭合。由中部开始向前后延展，当胚长达17 mm时完全闭合。围绕视杯和晶状体的中胚层形成脉络膜和巩膜的始基以及眼球的血管。此时眼的各组织已具雏形，即形成胚眼。

（二）眼的发育

眼球及各附属器的发育如表1-3-1。

表1-3-1 眼球组织的胚胎发育起源

分类	眼部组织	发育起源
眼前段	角膜上皮	外侧表皮外胚层
	角膜基质和内皮	表皮外胚层内侧的间充质细胞
	巩膜	眼杯周围的间充质细胞
	虹膜	视杯前缘外胚层、角膜和晶体间的间充质细胞
	睫状体细胞	神经外胚层
	前后房	周围组织的腔隙
	晶状体	表皮外胚层内陷形成的晶状体泡
眼后段	玻璃体	晶状体泡和视泡之间的原纤维、间充质细胞及玻璃体血管
	脉络膜	早期视杯边缘间充质中的血管层
	视网膜	视泡外层
	视神经	视网膜神经节细胞的神经纤维移行投射而成
眼附属器	眼睑结膜	间充质细胞和表皮外胚层的突起
	泪器	胚胎第7周的结膜上皮
	泪道	第7周表皮外胚层的上皮组织
	泪囊	胚胎第3月泪道一部分出现膨隆
	眼外肌	胚胎第4周视杯周围的间充质细胞团
	眼眶组织	胚胎第4周视杯周围的中胚层组织

二、视觉发育的关键期与可塑期

儿童时期是人生的重要阶段，尤其是在学龄前，神经科学研究表明大脑的发育具有敏感期的特点，视觉认知的过程需要大脑皮质的枕叶参与，视觉发育具有中枢神经发育的一些基本特点，在其发育的某一个时间段最迅速并在此阶段发育基本达到完善，我们称这个时间段为敏感期,由于敏感期对视觉发育十分关键,因此又称为视觉发育的关键期。

人的视觉出生时即有光感,3岁时视力可达0.6,视神经髓鞘化、视皮质和外侧膝状体开始发育到出生后2年,黄斑的基本发育成熟要到4岁,而大部分视觉系统在出生3年发育成熟,有些部件可能需要3~8年或更长时间,因此一般认为人类视觉发育的关键期为出生后4~5年或更长。儿童视觉发育情况见图1-3-1,视力评估方法与各年龄段视力发育进程、发育行为见表1-3-2。

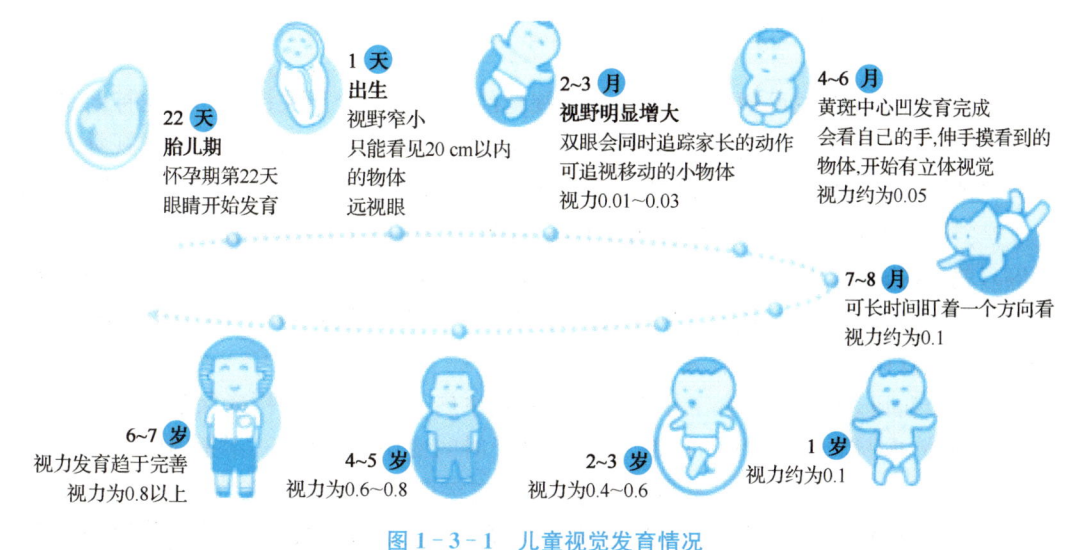

图1-3-1 儿童视觉发育情况

- 22天胎儿期：怀孕期第22天眼睛开始发育
- 1天出生：视野窄小,只能看见20 cm以内的物体,远视眼
- 2~3月：视野明显增大,双眼会同时追踪家长的动作,可追视移动的小物体,视力0.01~0.03
- 4~6月：黄斑中心凹发育完成,会看自己的手,伸手摸看到的物体,开始有立体视觉,视力约为0.05
- 7~8月：可长时间盯着一个方向看,视力约为0.1
- 1岁：视力约为0.1
- 2~3岁：视力为0.4~0.6
- 4~5岁：视力为0.6~0.8
- 6~7岁：视力发育趋于完善,视力为0.8以上

表1-3-2 视力评估方法与各年龄段视力发育进程、发育行为

年龄	视力发育进程	视觉发育行为	视力评估方法
新生儿	光觉	对光已有反应,在强光刺激下会闭上眼睛	1. 注视反应能力的观察 2. 注视和追随试验 3. 遮盖厌恶试验 4. 视动性眼球震颤(OKN) 5. 优先注视法、条栅视力卡 6. 视觉诱发电位(VEP检查)
1周	头眼向光亮转动		
1月	保护性瞬目反射		
2月	0.012~0.025	有了固视物体的能力,目光能追随物体的移动	
3月	0.025~0.033		
4月	0.04	出现手眼协调运动	
5~6月	0.05		
7~11月	逐渐接近0.1	会观察颜色,会模仿大人的动作,能同时玩两个以上物体	
1岁	约0.1	手指能准确拿起细小物体,如黄豆、花生米	1. 双眼遮盖试验 2. 垂直三棱镜试验 3. 眼位及眼球运动观察 4. 检影镜检查屈光介质 5. 优先注视法、条栅视力卡 6. 视觉诱发电位(VEP检查)
2岁	0.4	孩子会翻、看图书、搭积木、会识别简单的形状,能模仿画线条	

续 表

年龄	视力发育进程	视觉发育行为	视力评估方法
3岁	0.6	能认识更复杂的形状,如菱形、椭圆形等,能识别颜色,能区分色彩的不同饱和度等	1. 图形视力表 2. E字视力表
4～5岁	大部分接近1.0		
≥6岁	视力发育接近完成		

视觉系统有相当的可塑性,视觉环境和视觉经验可以使处于关键期的视觉神经系统的解剖结构和功能发生显著改变,神经元在内外环境刺激作用下有可改变性。视觉发育具有关键期和可塑性,因此临床中需要重点关注视觉发育状况,及时并正确的屈光矫正,尤其是斜弱视患者的治疗。关键期内如有不良因素影响(如先天性白内障、先天性上睑下垂等),就会妨碍视力的正常发育,与此同时,如若在早期发现视力的异常并及时治疗,取得的效果比错过关键期好很多。视力发育过程不仅与视神经传导功能的发育有关,还与幼儿的心理发育及认知能力有关。

在这个阶段,家长和教育工作者应当特别关注孩子的视觉发展,确保他们拥有良好的视觉环境和习惯。长时间的近距离活动,如长时间使用电子设备、不正确的看书姿势等,都可能对孩子的视力产生不良影响。因此,应定期带孩子进行视力检查,及时发现并纠正视力问题。此外,营养也是影响视觉发育的重要因素。除了注意营养和视力检查,家长还可以通过一些日常活动来帮助孩子锻炼视觉功能。比如,玩拼图游戏、做手工、画画等活动不仅可以培养孩子的精细动作能力,还能提升他们的视觉感知和协调能力。

三、眼球正视化过程及远视储备

眼球的发育如同身高的变化一样,会经历由眼轴从短到长的过程,眼球的屈光状态也从远视眼到正视眼发展,这个过程就是眼球发育的正视化。

(一) 正视化过程中眼部生物学参数的变化

在人眼正视化过程中,眼球各结构随年龄发生精细改变,角膜曲率、晶体调节力、玻璃体腔长度是与屈光状态有关的三个主要因素,在婴幼儿期间这三种屈光要素都有较大的生理波动。在眼球发育过程中,婴幼儿有一个发育迅速时期,如果各项屈光指标出现发育异常或匹配不当,则极易造成屈光状态异常,在视觉形成关键期的发育及屈光异常会对儿童视功能的建立和完善造成严重影响。

1. 主要屈光介质的参数变化

由于角膜在屈光介质中的作用十分重要,角膜曲率的改变会影响视网膜成像的清晰度。角膜曲率的改变必须与眼轴长和晶状体的变化一致,才能保持正视状态。在婴儿时,角膜曲率比成人陡很多,足月产儿角膜曲率值为47.00～48.06 D,比成人陡,在第一年迅速下降,到10岁时各层逐渐成熟,20岁时平均角膜曲率42.00 D。前房深度受巩膜生长、晶状体运动和增厚的影响。足月产时前房深度平均2.05 mm,青春期平均深度为3.25 mm,而后逐渐变浅。正常人双眼之间前房深度差异不会超过0.15 mm,男性比女性略深。晶状体最大的功能是适应眼轴长度的改变,满足随之而来的屈光需求。

2. 眼轴的变化

从儿童发育的特点来讲,新生儿、婴幼儿的眼轴都比较短,屈光力都比较高,所以婴幼儿早期基本是远视眼。初生婴儿的平均眼轴长度分别从出生到3岁,眼轴快速增长的同时,角膜和晶状体的屈光力降低以抵消其近视化作用,屈光状态逐渐趋于正视。新生儿的眼轴长度约为16.5 mm,出生后3月龄时约为19 mm,9月龄时约为20 mm;在3岁之内增长较快,共约增长5 mm。3岁之后,眼轴以较低的速度继续增长。大约在5岁时眼轴的长度达到成年人水平,如果不发生屈光不正,5至15岁眼轴变化的量很小,通常不超过1 mm。

6至15岁学龄儿童眼轴长度的参考区间见表1-3-3和图1-3-2。眼轴长度6岁时约为22.46 mm,随后每年平均以0.10 mm的速度增长,7至8岁时增长幅度最为明显(0.22 mm),15岁时约为23.39 mm。6岁时眼轴长度的参考区间为20.93~23.98 mm,其跨度超过3 mm;15岁时眼轴长度的参考区间为22.10~24.68 mm,跨度为2.58 mm。

表1-3-3 6至15岁学龄儿童眼轴长度的参考区间　　　　　　　单位:mm

年龄(岁)	均值	参考区间	P_{97}	P_{90}	P_{75}	P_{50}	P_{25}	P_{10}	P_{3}
6	22.46	20.93~23.98	23.91	23.30	22.98	22.53	21.83	21.52	20.90
7	22.56	21.07~24.04	23.85	23.50	23.08	22.60	22.02	21.62	20.97
8	22.78	21.30~24.27	24.09	23.72	23.28	22.81	22.29	21.89	21.27
9	22.95	21.45~24.46	24.32	23.87	23.51	22.96	22.47	22.04	21.26
10	23.13	21.60~24.67	24.50	24.09	23.67	23.13	22.62	22.24	21.52
11	23.26	21.71~24.80	26.64	24.21	23.81	23.27	22.78	22.28	21.47
12	23.32	21.79~24.84	24.67	24.33	23.81	23.31	22.91	22.29	21.60
13	23.36	22.07~24.65	24.60	24.25	23.81	23.36	22.94	22.55	22.27
14	23.37	21.92~24.82	24.81	24.34	23.83	23.37	22.89	22.45	21.76
15	23.39	22.10~24.68	24.81	24.24	23.91	23.39	22.85	22.73	22.34

注:P 表示百分位数;数据来自安阳儿童眼病研究、山东儿童眼病研究和甘肃等地区的调查。

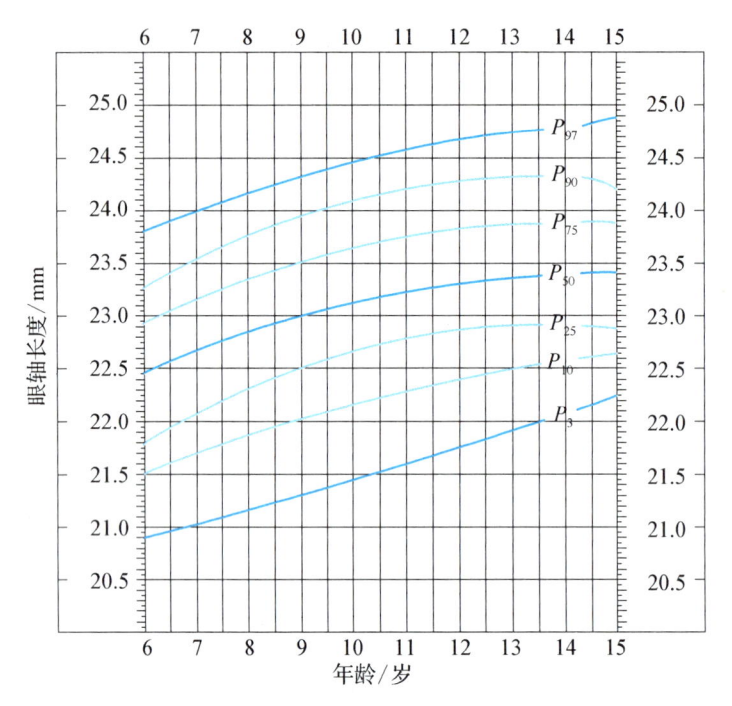

图 1-3-2　6 至 15 岁学龄儿童眼轴长度发育曲线（P 示百分位数）

3. 远视储备

（1）定义

《中国学龄儿童眼球远视储备、眼轴长度、角膜曲率参考区间及相关遗传因素专家共识（2022 年）》中对远视储备进行了定义，即一般情况下，新生儿的眼球为远视状态，屈光度数平均为 +2.50～+3.00 D，这种生理性远视称为远视储备。随着生长发育，儿童青少年眼球的远视度数逐渐降低，一般到 15 岁左右发育为正视眼（屈光度数为 -0.50～+0.50 D），这个过程称为正视化。由于过早过多近距离用眼，部分儿童青少年在 6 岁前即已用完远视储备，其在小学阶段极易发展为近视眼。

（2）学龄儿童眼球的远视储备

《中国学龄儿童眼球远视储备、眼轴长度、角膜曲率参考区间及相关遗传因素专家共识（2022 年）》中对学龄儿童眼球的远视储备描述如下：采用 1% 盐酸环喷托酯滴眼液行睫状肌麻痹后进行电脑验光，以等效球镜度数（球镜屈光度数 + 1/2 柱镜屈光度数）表示。6～15 岁学龄儿童眼球远视储备的参考区间见表 1-3-4 和图 1-3-3。其中，6 岁学龄儿童的远视储备平均为 +1.38 D，随后远视储备呈现逐渐减少趋势，每年以平均 +0.12 D 速度减少，8～9 岁阶段的下降幅度最为明显（+0.37 D），到达 12 岁时进入正视眼的屈光度数范围，15 岁时约为 +0.31 D。眼球远视储备 95% 参考区间 6 岁时为 +0.38～+3.63 D，其跨度为 3.25 D；随后参考区间逐渐缩窄，15 岁时为 -0.38～+1.13 D，参考区间的范围缩窄了约 50%（1.51 D）。

表 1-3-4　6 至 15 岁学龄儿童眼轴长度的参考区间(mm)

年龄(岁)	均值	参考区间	P_{97}	P_{90}	P_{75}	P_{50}	P_{25}	P_{10}	P_3
6	+1.38	+0.38～+3.63	+3.50	+2.38	+1.88	+1.38	+1.13	+0.88	+0.38
7	+1.38	+0.38～+3.63	+3.38	+2.50	+1.75	+1.38	+1.00	+0.75	+0.38
8	+1.25	+0.38～+3.38	+3.25	+2.13	+1.50	+1.25	+0.88	+0.63	+0.50
9	+0.88	+0.13～+3.13	+3.00	+1.88	+1.25	+0.88	+0.63	+0.38	+0.13
10	+0.75	-0.13～+2.88	+2.50	+1.50	+1.13	+0.75	+0.50	+0.25	-0.13
11	+0.63	-0.38～+2.88	+2.63	+1.50	+1.00	+0.63	+0.25	+0.00	-0.38
12	+0.50	-0.38～+2.50	+2.38	+1.50	+0.88	+0.50	+0.13	-0.13	-0.38
13	+0.50	-0.32～+1.75	+1.50	+1.13	+0.88	+0.50	+0.25	-0.13	-0.26
14	+0.38	-0.38～+2.00	+1.50	+1.13	+0.75	+0.38	+0.13	-0.25	-0.38
15	+0.31	-0.38～+1.13	+1.13	+0.88	+0.69	+0.31	-0.13	-0.25	-0.38

注：P 表示百分位数；负号表示近视屈光度数，正号表示远视屈光度数。
数据来自安阳儿童眼病研究、山东儿童眼病研究和甘肃等地区的调查。

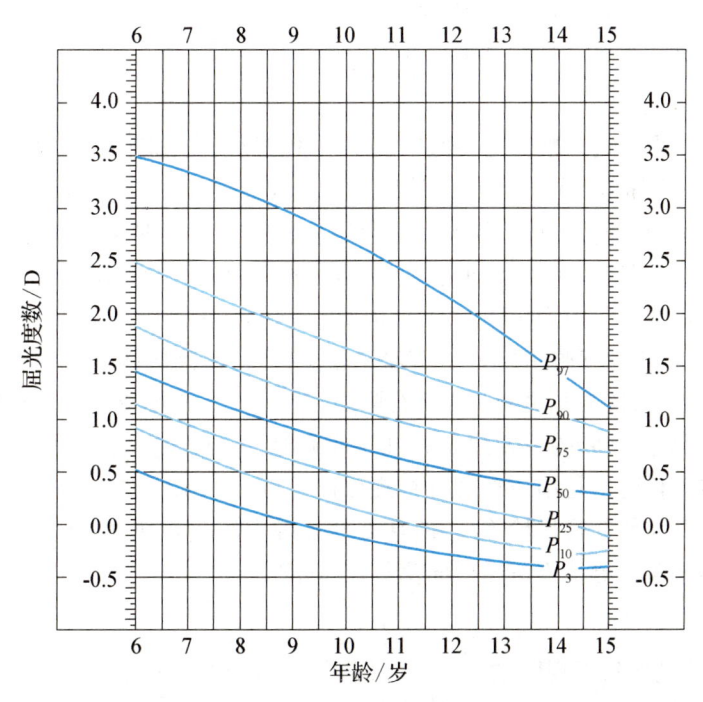

图 1-3-3　6 至 15 岁学龄儿童眼球远视储备发育曲线(P 表示百分位数)

判断学龄儿童眼球的远视储备是否在参考区间时应考虑年龄和视力，即学龄儿童的视力应当在相应年龄的正常范围内，注意远视屈光度数高可能引起弱视。中华医学会眼科学分会斜视与小儿眼科学组提出儿童正常视力参考值下限 3～5 岁为 0.5,6 岁以上为

0.7。若单眼的远视屈光度数不小于5.00 D,或双眼的远视屈光度数相差不小于1.50 D,或双眼矫正视力相差2行及以上,应当警惕弱视的可能性。

(二) 儿童视觉发育过程中的数据监测

1. 远视储备

远视储备对于儿童近视眼防控意义重大。通过动态观察儿童的远视储备,可以分析不同地区、不同种族、不同年龄和性别儿童的屈光状态变化趋势,有助于制定相应的近视眼防控政策;可以了解儿童在群体中远视储备所处的水平和状态及其消耗速度等,从而有针对性采取个性化近视眼预防和治疗方法,延缓近视眼的发生和发展,避免可能带来的视觉损伤。远视储备消耗的速度越快,孩子近视的风险就越高。眼轴从出生到3岁前后的长度约为20 mm,而4岁到18岁的眼轴长度则在20~24 mm。一旦眼轴长度超过24 mm,并且与角膜曲率的匹配关系异常,就会形成近视。远视储备不足容易近视,但过多则可能增加孩子弱视的风险。儿童的眼睛调节能力较强,因此远视储备不会对其视力产生明显影响。然而,随着近距离用眼时间的增加,儿童的视力可能会逐渐发展为近视状态。在此情况下,远视储备会部分抵消近视视力,从而减缓近视出现的时间。然而,这也可能导致早期近视的发现被延误。眼球的远视储备是眼轴长度与角膜及晶状体屈光力等参数之间的动态匹配结果,各个参数也受到遗传因素的影响。了解学龄儿童眼球正常发育过程中各个参数的变化规律,对于近视眼防控工作至关重要。

2. 眼轴长度(AL)

随年龄增加,眼球的远视储备与眼轴长度呈现相反的变化趋势,即眼球的远视储备逐渐降低,而眼轴长度逐渐增加。在近视眼发生之前,眼轴长度和角膜曲率、晶状体屈光力之间存在动态匹配和补偿过程。屈光度数是眼轴长度与角膜曲率、晶状体屈光力等各种屈光成分的综合作用的结果,一旦近视发生,眼轴长度将起主导作用。在近视眼儿童青少年中,仅少数人近视眼是因为角膜和晶状体屈光力异常造成的,多数人也是由于眼轴长度增加而导致的。由于近视眼主要是由于轴向伸长导致,因此估计和监测眼轴长的变化是有利的。眼轴长度可作为儿童青少年近视眼防控工作中日常筛查和临床诊疗的常规检查指标。由于病理性近视眼的并发症如后巩膜葡萄肿、黄斑病变等与眼轴过度延长密切相关,因此控制眼轴长度也是预防病理性近视眼的关键。临床主要使用非接触眼生物测量仪测量眼轴长度,简便易行且精确度高,在婴幼儿等无法配合注视的情况下,可考虑采用A超进行测量,相关的测量方法在后面章节具体介绍。

3. 眼轴长比曲率半径比值(AL/CR)

虽然眼轴长是导致近视眼的主要决定因素,但眼轴长比曲率半径比值是衡量眼睛屈光状态的更可靠指标。AL/CR是眼轴长度与平均角膜曲率半径的比值,平均角膜曲率半径为水平和垂直方向角膜曲率半径的均值,可通过电脑验光仪或光学生物测量仪在非睫状肌麻痹条件下测量得到。与单独使用眼轴长相比,眼轴长比曲率半径比值与等效球镜屈光不正的相关性更强。将AL/CR>3作为近视筛查的应用指标,定性诊断近视。女性的眼轴长较短,角膜曲率较陡,眼轴长比曲率半径比略低,近视屈光不正更严重。4岁时,眼轴长和眼轴长比曲率半径在人群中的范围较窄,但随着年龄的增长而逐渐扩大。环境风险因素对年龄较小的人的影响最小,眼轴长和眼轴长比曲率半径范围的扩大,可能表明环境危险因素在年龄较大时的影响更大。

在判断儿童青少年眼球的远视储备和眼轴长度是否处于正常范围时,需要考虑个体差异性,须结合多项纵向数据加以判断。

任务训练

(一) 实训准备

用物准备。

(二) 实训注意事项

根据操作流程进行实操训练。

(三) 操作过程及评价标准

实训项目名称　视觉发育过程咨询　　限时_____　得分_____

工作步骤	工作内容	分值	评分细则	得分
工作准备	1. 着装整齐仪表端庄 2. 准备器材	5 5	不符合要求全扣 少一样扣1分	
工作过程	1. 讲解眼的发育过程 2. 分享视力评估方法 3. 可塑期和关键期讲解 4. 与眼屈光状态关联的参数解释	10 20 25 30	不耐心细致扣10分,未解释全扣 问诊全面有效,每漏一项扣5分 检查全面细致,不准确扣5分	
工作结束	器材、物品归位	5	器材不全全扣	
总评		100	态度不好,本项目不合格	

任务小结

1. 儿童视觉发育过程中视力的变化与评估,关注其关键期和可塑性。
2. 儿童视觉发育过程中要关注相关屈光参数的变化。

任务考核

1. 儿童视觉发育过程中要关注哪些参数?
2. 远视储备的正常范围及意义。

项目二 近视基础知识

项目简介

近视是全世界公认的引发视觉障碍的重要原因,每年在近视矫正和近视引发的并发症治疗方面花费的医疗费用巨大,已经成为严重的家庭及社会经济负担。近年来,我国儿童青少年近视率居高不下、不断攀升,近视低龄化、重度化日益严重,已成为一个关系国家和民族未来的大问题。2018年8月,习近平总书记就我国儿童青少年近视低龄高发问题作出重要指示,呼吁"全社会都要行动起来,共同呵护好孩子的眼睛,让他们拥有一个光明的未来"。教育部、国家卫生健康委员会等多部委连续出台多项措施落实近视防控工作。

本项目旨在全面、系统地介绍近视的定义、分类、临床表现、发生发展因素、近视的危害及近视防控手段等;同时拓展了一些近视相关的知识,如远视、散光、屈光参差、斜视、弱视等。通过本项目的学习,学生将能够详细了解近视的基础知识,掌握近视的基本理论,为近视防控工作提供科学依据和有效支撑。

项目分析

本项目从"岗位任务与职业能力"分析出发,设定职业能力培养目标。结合工作岗位具体内容,培养学生对近视的深入理解。由简单的概念到复杂的原理,到近视防控手段等,循序渐进地掌握近视的相关内容。

通过该课程的学习,学生应能熟练掌握近视的定义、分类、临床表现,熟悉近视的发生发展因素、近视的危害及近视防控手段;了解远视、散光、屈光参差、斜视、弱视等的基本知识。通过本项目的学习,能够为高级验光员及技师考试奠定一定的基础。在工作中,能够为顾客提供全面科学的近视防控指导。除了应具有过硬的专业本领和技能外,学生还应具有良好的职业素质和职业道德,爱岗敬业,认真细致,有耐心、有责任心,达到"眼镜验光员"国家职业资格标准高级、技师要求。

项目措施

本项目学习分为两个任务,任务一主要介绍近视相关知识,任务二主要介绍近视相关拓展知识,该项目以理论教学为主。在教学中,将通过课堂讲授、多媒体教学等方式,向学生传授近视的基础知识和防控理论,为后续实践学习奠定坚实的基础。此外,还可以通过组织学生参与近视防控的宣教活动和科研项目,以增强学生的社会责任感和科研能力。

项目导入

为确保项目的顺利实施,我们在项目导入阶段进行了充分的准备工作。首先,对近视的基础研究及近视防控领域的研究进展进行了梳理和总结,明确了教学重点和难点。其次,整合了校内外优质教学资源,建立了完善的近视及基础知识教学体系。最后,制定了详细的教学计划和实施方案,为项目的顺利推进提供了有力保障。通过本项目的实施,学生具备扎实的近视相关基础理论知识,为近视防控事业的发展贡献力量。

任务一　近视相关基础知识

任务目标

知识目标：
1. 掌握近视的定义、分类、临床表现。
2. 掌握高度近视的风险及并发症。
3. 熟悉近视的危害、近视发生发展的相关因素、近视防控的常用方法。

能力目标：
1. 能看懂检查结果，正确进行眼的屈光状态判断与绘图分析。
2. 为顾客提供近视相关咨询服务。
3. 能为顾客提供近视防控相关建议与指导。

思政目标：
通过本任务学习，引导和帮助学生对近视进行全面了解与学习，能够为顾客提供全面科学的近视防控指导，响应习近平总书记呵护孩子眼健康的批示。

任务导入

案例： 男，12岁，主诉看黑板不清，前来咨询检查。
裸眼视力：OD 0.3　　OS 0.2
电脑验光：OD −2.75　OS −3.00
请问：该顾客为何种屈光不正？诊断标准是什么？属于哪种近视类型？若要做全面诊断，还需哪些检查？

任务内容

一、近视的定义

项目一介绍了视觉发育过程和正视化现象。为了更好地学习近视眼相关知识，我们先要了解正视眼和非正视眼。眼睛的屈光状态不同，外界物体在眼内的成像位置会发生变化。根据调节静止状态下，无穷远处的物体是否能够在视网膜上成像，将人的眼睛分为正视眼和非正视眼。

（一）正视眼

在眼睛调节静止状态下时，外界平行光线经过人眼屈光系统屈折之后，在视网膜黄斑中心凹形成焦点，这种屈光状态称为正视（图2-1-1）。眼视光学研究者并不把零度定义成正视眼的标准值，而是把视功能（主要是视力）正常或有轻微屈光异常者包括在正视范围，即－0.25～＋0.50 D的视力一般视为正常，认为是中国人的正视眼的临床标准。

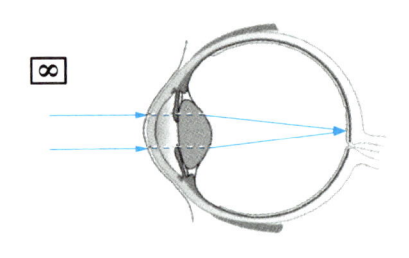

图2-1-1 正视眼的屈光成像

（二）非正视眼（屈光不正）

在眼睛调节静止状态下，外界平行光线经过人眼屈光系统屈折作用后，不能在视网膜黄斑中心凹形成焦点，这种屈光状态称为非正视或屈光不正（图2-1-2）。屈光不正包括近视眼、远视眼、散光眼及屈光参差四类。

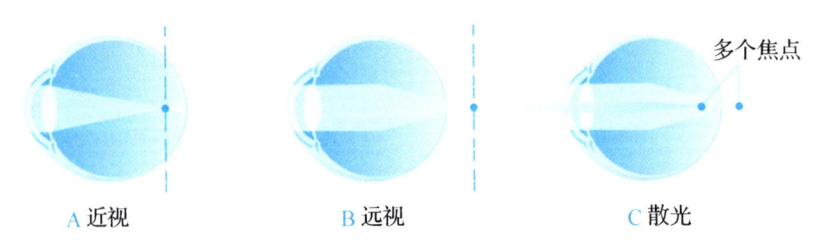

A 近视　　B 远视　　C 散光

图2-1-2 非正视眼的屈光成像

眼在调节放松状态下时，平行光线经过眼的屈光介质后，聚焦在视网膜前，称之为近视。近视是一种很常见的屈光不正。

理解和掌握近视眼的定义，需要理解和抓住以下三个关键点：
1. 眼睛在调节静止状态下，不动用调节力。
2. 注视无穷远处的物体，即入射光线为平行光线。
3. 在视网膜前会聚成像，而在视网膜上是模糊的虚像。

国内外学者虽对人群中近视的流行病学临床状况进行了大量研究，但对近视定义的界定却各不相同，一般认为达到－0.50 D及以上即为近视。

二、近视的分类

近视从不同的角度出发，有多种分类方法。

根据屈光度分类：低度近视、中度近视、高度近视。
根据屈光成分分类：屈光性近视、轴性近视。
根据有无病理变化分类：单纯性近视、病理性近视。
根据是否有调节作用参与分类：假性近视、真性近视、混合性近视。
根据近视病因分类：原发性近视、继发性近视、特殊性近视。
根据近视起病时期的分类：先天性近视、后天性近视。

（一）根据屈光度分类

低度近视：－0.50～－3.00 D
中度近视：－3.25～－6.00 D
高度近视：＜－6.00 D（近视－6.00 D 以上）

（二）根据屈光成分分类

屈光性近视：屈光力改变引起的近视称为屈光性近视，是由于角膜或晶状体折射光线的能力太强，导致光线达到视网膜前聚焦而产生（图2-1-3）。其中由角膜或晶状体曲率改变引起的称曲率性近视，角膜疾病和晶状体疾病常导致曲率性近视，如先天性小角膜、圆锥角膜、角膜炎遗留的瘢痕、小球状晶状体、圆锥状晶状体、人工晶体过矫及屈光手术等可引起曲率性近视。由屈光介质折射率增加引起的近视称屈光指数性近视。从理论上说，角膜、晶状体、房水、玻璃体的折射率增加都可引起近视，但房水折射率的改变通常不足以引起明显的近视性屈光不正。例如，年老后晶状体核硬化及进一步发展而成的核性白内障引起晶状体屈光力增加，可造成屈光向近视方向转化，在中老年期发生的近视或近视屈光度增加主要原因属此类。由前房深度改变引起的近视比较少见，也较轻。

轴性近视：由眼轴延长引起的近视称为轴性近视，是由于眼球的前后直径过长超出正常范围以及在发育期生长过快，致使光线无法聚焦在视网膜上。青少年近视多为轴性近视（图2-1-3）。

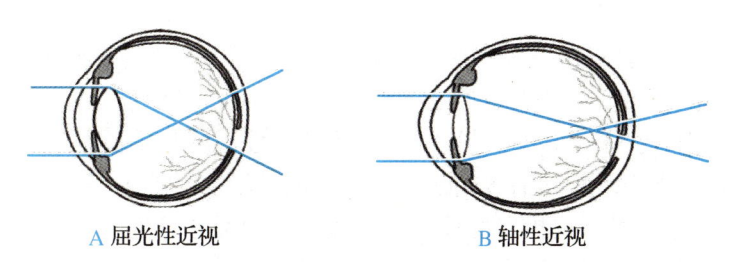

A 屈光性近视　　B 轴性近视

图2-1-3　屈光性近视眼和轴性近视眼

（三）根据有无病理变化分类

单纯性近视：即一般性近视，是指屈光度通常在－6.00 DS 以下的中、低度近视，眼球组织正常，眼底没有病理性改变，近视进展缓慢，用适当的方法就可以将视力矫正到正常，其他视功能指标大多数正常。

病理性近视:是指出现眼底变性的近视(如后葡萄肿、漆纹、黄斑出血、Fuchs斑,视网膜脉络膜萎缩病灶及周边部视网膜变性),可发生各种并发症(视网膜脱离、青光眼、白内障等)及明显视功能损害。一般屈光度超－6.00 DS,有明显的眼轴延长,视功能多明显受损,远视力矫正效果通常不太理想,近视力一般也有异常,严重影响病人的生活和工作,病人容易产生自卑心理。病理性近视主要由遗传因素决定,通常为单基因遗传,常染色体隐性遗传为主、次之为常染色体显性遗传,偶有性连锁隐性遗传。

(四) 根据是否有调节作用参与分类

假性近视:散瞳前为近视,散瞳后近视的屈光度完全消失,表现为正视眼或远视眼,调节因素起主导作用。假性近视眼有时由于持续性调节痉挛,近视也可以达到较高的程度,但这一类型均为可逆的,因此一般认为该类情况往往是近视发生、发展的初级阶段。特别是对于青少年,由于眼睛的调节能力较强,初次验光配镜时一般会采取散瞳的方式查看他们真实的屈光度数,从而判断是否存在假性近视,防止由于假性近视导致的验光不准确。

真性近视:散瞳前为近视,散瞳后仍然呈现近视,近视屈光度无明显降低(未降或降低度数<0.5 D),即无调节因素存在。真性近视即为通常所说的近视眼。

混合性近视(也称半真性近视):散瞳前为近视,散瞳后仍然呈现近视,近视度数降低≥0.5 D,有调节因素存在。

(五) 根据近视病因分类

原发性近视:原发性近视指近视并非由已知的眼病或全身性疾病所致,通常分为病理性与单纯性两大类。

继发性近视:继发性近视指近视继发于已知的眼病或全身性疾病,如马方综合征、白化病、先天性小眼球等引起的近视。

特殊性近视:如夜间近视、虚空性近视、早产儿近视、药物性近视等。

(六) 根据近视起病时期的分类

先天性近视:先天性近视指出生即有近视。例如,怀孕期弓形体感染引起胎儿的近视,出生时即有,是先天性的。新生儿在刚出生时,多数为远视,仅少数为近视,大多见于早产儿。足月新生儿中,近视极为少见。早产儿近视是先天性近视中最常见的一类,通常能自行消失。出生时已是高度近视,可有眼底改变与眼轴延长,年长后可静止不变或逐渐加重。

后天性近视:后天性近视指出生时并非近视,而在以后才发生近视。人类近视绝大多数属于本类。按照起病年龄不同,后天性近视又可分为婴幼儿性近视、早发性近视、迟发性近视与老年性近视。

三、近视的临床表现

单纯性近视在远视力下降之前,有时会出现一些预兆,即前驱信号。当用眼时间过长时,可能出现一些异常现象,如视力不稳定、不持久、不能很好适应环境的变化,有时可出现物像模糊,还有人发生眼疲劳等现象。但一般异常表现均很轻微,为时短暂。病理性近视具有早年发病、青春期进展明显并持续加深、眼轴明显延长、眼底病变出现时间早且进行性加重、视功能不同程度受损、远近视力均较差等特点,病理性近视在不同种族和人种间发病率不同,女性多于男性。

近视眼的临床表现通常从视功能的改变、眼球的改变、眼底的改变、视疲劳、眼位变化等方面进行描述。

(一) 视力

1. 远视力

近视最主要的症状就是远处视物模糊。单纯性近视的最主要的功能改变便是远视力低(常低于 1.0 或对数视力表低于 5.0)。多数在近视开始时即下降,下降速度亦如身体生长发育一样,表现有阶段性加速。视力与近视屈光度之间有一定的相关性,通常屈光度越高,视力越差,但并非绝对平行。发生病理性近视时,裸眼远视力常严重下降,多在 0.1 以下,有的只有指数或手动的视力。由于进行性黄斑区变性、萎缩,中心视力可缓慢丧失。近视者经常会出现看远处的目标时不由自主眯眼睛、揉眼睛、歪头、仰头,或者是出现眨眼睛的现象。

2. 近视力

近视眼患者的近视力变化根据近视眼屈光不正的不同程度、不同年龄有所差别。单纯性近视近视力良好,对来自近处的分散光线具有高度适应能力。只要目标向前移动到一定距离,就能获得一个清晰的像。$-3.00\ \text{D}$ 的近视的远点在 33 cm 处,这恰好是正常人所要求的视近范围。故对单纯性近视来说,由于度数较低,不仅视近毫无困难,而且更易适应精细工作及能较长时间持续阅读。单纯性高度近视如没有明显的并发症,一般近视力可正常,但一旦出现眼底及晶状体的并发症,则近视力可有不同程度的下降。

3. 矫正视力

单纯性近视眼患者的最佳矫正视力可以达到正常水平。但并不是所有近视眼的矫正都可以达到理想状态。例如,屈光不正度高于 $-6.00\ \text{D}$ 的近视眼患者,矫正视力往往达不到 1.0;$-10.00\ \text{D}$ 以上的近视患者,矫正视力达到 1.0 者较少。病理性近视眼和继发性近视眼患者的矫正视力与原发疾病相关,即使佩戴很高度数的负球镜或接触镜矫正,也不能把视力提高到正常,特别是在中年以后,表现为看远不清、看近也差。

(二) 视野

单纯性近视的周边视力(视野)情况,以往未见有较大量的详细观测资料介绍,故无确切结论,但一般多认为无明显异常。近年来由于方法学的发展,对近视的视野变化有了一些新的发现与认识,但主要观察对象是病理性近视。至于单纯性近视的视野,也有人指出,虽然眼底不见有明显变化,但视野已有可能改变,主要表现为周边视野缩小,早期多见于颞侧。视野是否改变以及变化程度,一般认为决定于屈光度数,尽管不少近视的周边视力(视野)可能已有异常,但临床上常被忽略。病理性近视由于存在一定的眼底病变,可能会出现相应的视野改变,甚至当视网膜及脉络膜结构的改变还未在检眼镜下被发现时,就可能影响光感受器,从而影响视野(图 2-1-4)。

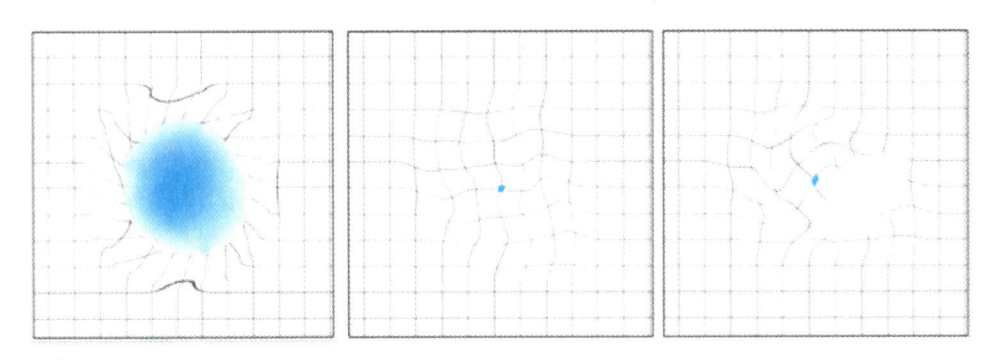

图 2-1-4　病理性近视出现视野中心模糊不清、黑影、暗点视野扭曲、视野缺损

（三）色觉

近视患者所呈现的色觉异常分先天性与后天性。后天性者为继发性，见于视网膜络膜病变，被认为是病理性近视的合并症之一，故这类继发性色觉异常，在单纯性近视较少出现。病理性近视由于出现近视性视网膜脉络膜病变，可出现继发性色觉异常。病理性近视患者可有不同程度的蓝色觉及黄色觉异常，而当黄斑及其周围脉络膜视网膜变性时，红色觉也可障碍。色觉异常程度与屈光度高低及眼底病变程度严重度有关，也与晶状体的密度改变有关。

（四）光觉

近视患者的光敏感性可能降低，多呈低常反应，但明显差别主要是见于年龄较大者。采用黄斑照明试验发现，恢复时值在所有近视都有可能延迟。病理性近视的光敏感性可能降低，多呈低常反应。采用黄斑照明试验发现，光敏感度值上升、恢复时值延迟。病理性近视光敏感度下降，与眼轴长度、屈光度大小有关，能较敏感地反映黄斑功能。近视暗适应功能有无损害意见不一。低中度近视一般均属正常，但通常随屈光度增加而逐渐下降。病理性近视的暗适应功能也可异常，甚至可表现为不同程度的夜盲表现。暗适应异常的程度与近视屈光度数有关。病理性近视暗适应异常的主要原因可能归咎于脉络膜、视网膜的病变。

（五）对比敏感度

对比敏感度是一种人眼在不同空间明亮对比下的分辨物像的能力，已知中度以下的近视一般多无明显异常。病理性近视的对比敏感度曲线多表现为异常，常见的异常有：高频区敏感性下降明显；中高频段显著降低，曲线的高峰频率"左移"，全频段显著降低，曲线高频端的截止频率"左移"等。

（六）立体视

近视患者多有良好的双眼同视功能，但若有屈光参差、近视伴有弱视及明显散光等情况，则可能出现立体视异常。有学者测定立体视阈值发现，高度近视立体视阈值高于中度近视，中度近视立体视阈值高于低度近视。屈光参差＞2.00 D、像差＞5％者，因双眼视网膜上的像大小不等，清晰度不一致，立体视阈值会受影响。采用同视机随机点立体图及全息立体视觉检查仪测定发现，关于立体视锐度的总正常率，低中度近视均较高。有些近视立体视功能降低主要是由视力下降导致。

（七）调节、辐辏功能

有学者研究发现，近视者AC/A的平均值高于非近视者，且随近视度数增加而有增高趋势，说明近视的调节与集合的不协调，迟发性近视表现有较高的反应性AC/A值。－6.00 D以下的近视患者不戴眼镜或不常戴眼镜时的AC/A与近视屈光度呈正相关。当近视眼看近处物体，A与C之间发生矛盾时，为了保持双眼单视功能，解决联合运动关系失调的办法有两种：一是增加调节，以接近辐辏；二是减少辐辏，以求与调节相称。如此，前者可加重调节负荷，甚至诱发痉挛，从而加深近视，因此青少年儿童近视应尽早矫治。后者可导致眼肌肌力不平衡，引起视疲劳，甚至有可能放弃一眼的集合作用，而致眼位偏外，随着时间的增加，外隐斜量增加，有可能由外隐斜变成显性外斜视。

（八）视疲劳

虽然近视患者不像远视患者出现明显的视疲劳现象，但是在近视患者中出现视疲劳现象也比较多见。通常来说，单纯性近视眼由于其调节近点较近而不需要使用调节，矫正视力也好，因此出现视疲劳现象的较少。如果单纯性近视合并散光、屈光参差等情况，当没有进行屈光矫正时会容易出现视疲劳现象。在轻度近视患者中有时也会出现视疲劳现象。这是由于近视患者的调节与集合之间不可避免的矛盾所引起的，原因在调节、辐辏功能中已经介绍。

高度近视患者易于产生视疲劳现象。相对来说，高度近视眼的远点和近点之间的距离很近，即调节范围很小。没有矫正的近视眼患者视近时，即使被观察物体有轻度的距离变化，也要使用较强的调节力才可将物体看得清楚。因此，这种近视眼眼睛经常处于紧张的调节状态，因而易于引起视疲劳现象。调节与集合功能不协调，引起了肌性视疲劳，常常会主诉头痛、视物不舒服等。近视眼过矫或者眼镜瞳距异常，也会产生视疲劳现象。

与单纯性高度近视一样，病理性近视患者表现为不能持久视物，可伴有眼痛、头痛、恶心、失眠等，有的患者甚至不能接受佩戴眼镜矫正。严重者以眼干涩、眼周痛、前额痛、后颈痛、眩复视、恶心呕吐等为主要症状，以看书、写字、近距离工作、光线不好、工作持续时间太长为诱发因素。在病理性近视中，同样存在着调节与集合的不协调，故也有调节紧张性视疲劳或肌肉痉挛性视疲劳，但发生率较单纯性中、低度近视要少，相对远视眼则更少。

（九）生物电反应

应用视觉电生理仪测定人眼生物电活动，可作为观察近视视功能的指标，常规方法有视网膜电图（electroretinogram，ERG）、眼电图（electro-oculogram，EOG）及视觉诱发电位

(visual evoked potential,VEP)等。近视患者的 ERG 波动电位的平均波幅比正常人低。近视眼屈光度越高,降低越明显,但波形通常与正常眼无异。有学者报告,低中度近视眼 ERG 与正常眼无明显差别,ERG 峰时不变,表明视网膜神经电活动传递正常。VEP 检查表明,视力已矫正的低中度近视的黄斑功能是正常的,而且从视网膜节细胞到枕皮层的视觉通道无障碍。病理性近视的 EOG 改变可表现为 Arden 比的降低、光峰电位和暗谷电位绝对值的降低等。病理性近视患者的 ERG 波动电位的平均波幅比正常人低,屈光度越高,降低越明显。b 波降低及潜时延长与视功能下降程度一致,a 波变化也很明显,但多有波动,b/a 比值随屈光度增加而变大。

(十) 眼底改变

眼底的变化是近视患者最重要、最多见的临床症状。单纯性近视因眼轴延长,引发黄斑区结构变薄与功能降低,从而成为日后多种继发性病变的基础。近视的病理意义不在于屈光异常本身,而在于以眼底为主的眼部病变,其特征性的改变如豹纹状、弧形斑等亦可见于单纯性近视。眼底异常的发生率很高,约有一半以上的单纯性近视可见不同形式及不同程度的特征性表现。随着现代检查方法及诊断技术的发展,对于近视患者眼底病变的认识不断深入,还有了不少新的发现。

1. 豹纹状眼底

豹纹状眼底是近视眼眼底改变的常见特征,出现率很高,指近视眼由于眼球向后延长,视网膜的血管离开视盘后即变细、脉络膜血管亦相应变细变直,同时由于色素上皮层营养障碍,浅层色素消失,故脉络膜血管暴露更加明显,形成似豹纹状的眼底。豹纹状眼底的出现率高达80%,而当眼轴明显增长、近视度数更高时,出现率可超过90%。

[彩图]

正常眼底和
豹纹状眼底

2. 视盘

视盘外形受视神经(通过视神经管路径)的影响,通常视神经管路径呈直角,而近视患者的视神经则斜向颞侧。通常近视患者的视盘较大,多呈卵圆形,长轴垂直,且随屈光度增加而更长、更大,面积多超过 3 mm²,而正常眼平均为 2 mm²+0.5 mm²,可稍倾斜,鼻侧隆起,颞侧平坦,边界部分不清,与弧形斑相连。近视患者视盘平均横径 155 mm±0.5 mm,直径1.75 mm±0.5 mm。根据视盘形态,可对近视的发展变化进行预测。

3. 近视弧形斑

近视弧形斑是指近视眼视盘周围的脉络膜在巩膜伸张力量的牵引下,从乳头颞侧脱开,使其后面的巩膜暴露,形成白色的弧形斑。如眼球继续延长,可扩张到视盘四周,最终形成环形斑。弧形斑是近视眼特征性表现之一,可见于约一半(49.4%~55.09%)的单纯性近视患者,80%居视盘颞侧,大小不一,多数相当于 1/6~1/2 视盘直径,大者甚至可超过一个视盘直径,延至黄斑区。近视弧形斑明显随屈光度增加而增多,近视轻度者为59.75%、中度者为 92.78%,高度者为 95.45%。

4. 黄斑部变化

黄斑区是近视眼眼底变化的好发部位,一旦病变,视力受损明显。近视眼黄斑区的病变主要有色素紊乱、变性、萎缩、出血、新生血管、裂孔等。黄斑区有无病变及病变程度,直接决定着近视眼视觉功能的好坏。单纯性近视患者的黄斑区大多可以保持正常状态,但是病理性近视患者黄斑部发病率很高。病变表现多样,功能受损明显。通常与年龄、性别、轴长和屈光不正程度明显相关。单纯性近视患者亦有可能出现脉络膜视网膜病变,如Fucks斑、漆裂纹样病变及多样变性病灶,包括裂孔等,但发生率很低,且一般不如病理性近视患者严重、典型。

[彩图]

病理性近视眼底及引起的视网膜脱落

病理性近视眼黄斑病变有多种,如漆裂纹样条纹、黄斑红变、黄斑出血、Fuchs 斑、黄斑部变性萎缩、黄斑部视网膜裂孔等,也可因玻璃体后脱离、玻璃体后极部视网膜劈裂、黄斑区非孔源性视网膜脱离引起。突然视力丧失多由于黄斑区视网膜下出血造成,如果不伴脉络膜新生血管,视网膜下出血吸收后,视力能自行改善。进一步检查可以发现患者视野损害、对比敏感度下降、近点前移、立体视觉丧失等。

(十一) 其他临床表现

病理性近视也可发生玻璃体变性或液化导致玻璃体混浊,从而引起明显的飞蚊症(图2-1-5)。表现为患者眼前出现黑影,黑影的形状繁多,如尘状、线状、蛛网状、蛇形等,或浓或淡,可单眼也可双眼发生,随眼球运动而上下飘动,且往往伴有眼前光芒及闪光等感觉。当高度近视患者主诉眼前黑影及闪光感短期内增多或视线被遮蔽等情况时,往往有明显的病理性意义,应予以重视,散瞳彻查眼底,这经常是视网膜脱离的早期表现。病理性近视患者还可出现一些其他的视觉异常,如重影、小视,发展至晚期,由于眼底发生一系

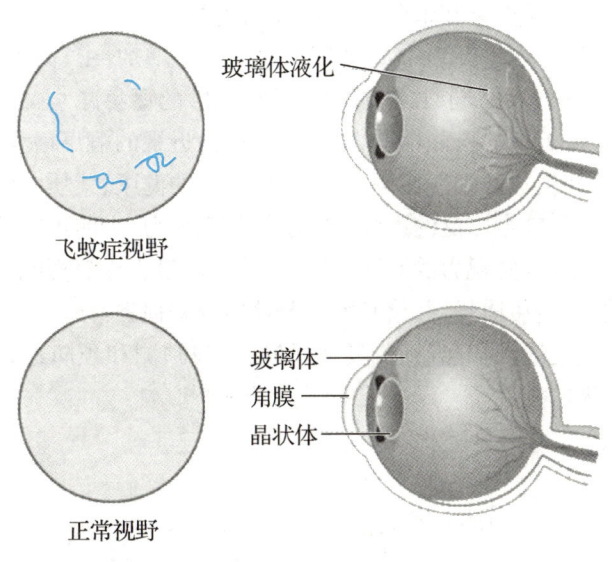

图 2-1-5 高度近视眼出现的飞蚊症示意图

列的改变,这些患者会出现明显的视物变形、中心暗点,还可能有色觉异常表现。病理性近视患者还有一些症状与表现,可能与心理原因有关。由于病理性近视对视觉与心理造成的重大危害,以及对其病因、发病机制及有效的防治还存在着许多空白,因此必须对此病加强研究,并引起足够重视。

四、近视的危害

对于已形成的近视,迄今医学尚无有效的治愈方法,而近视本身以及由近视引发的各种并发症却严重威胁着人类的视觉健康和国民的健康素质。

近视可造成裸眼远视力减退。在世界上大部分国家和地区,近视都是造成裸眼远视力减退的主要原因。在我国学生中,绝大部分裸眼远视力减退是由近视造成的。

多数的近视患者,尤其是低中度近视患者,远视力减退可用佩戴合适的眼镜加以矫正。但实际上,由于经济条件或配镜条件限制等种种原因,相当多的近视患者并没有配眼镜,或是佩戴的眼镜不合适,因此远视力不良的状况影响了工作、学习和生活。世界卫生组织"视觉2020"行动发现很多近视者实际上并没有佩戴眼镜。我国农村的5~15岁严重远视力减退者中,仅有29%的人群戴镜,城市近视患者戴镜率较高,但也还有34%的人群尚未戴镜。

近视不仅造成远视力减退,病理性近视及其并发症常可造成严重视力损害,且不能用镜片矫正。因此即使以矫正视力为准,在盲目及低视力中,近视也是重要原因之一。在全国各地眼科门诊及住院患者的盲目原因统计中,近视致盲者占0.6%~4.1%,平均为2.2%。此外在病理性近视引起的并发症中,仅视网膜脱离一项,即占盲目原因的0.26%~2.3%,平均为1.15%,其中约半数为高度近视即0.6%。两项合计,病理性近视及其引起的视网膜脱离,约占总盲目原因的2.8%。

因此,近视的危害并不只是人们主观感觉上的"只是多戴一副眼镜"这么简单,中、高度近视眼患者眼底退行性损害和永久性视力损害的并发症或病理性近视造成的眼底损伤才是最需关注的问题。现如今,随着近视发病率的逐年增加,中、高度近视人群的比例也在逐年增高,人群总数加大。同时,随着近视发病年龄的逐年减小,近视可发展的时间跨度增大,最终形成高度近视的可能性增大,出现病理性近视的概率增大。

此外,近视的家族聚集性和遗传倾向,对整体民族的健康、素质,社会的健康状态以及个体的生命质量均具有较为广泛的影响。近视性的低视力、失明可以发生在任何年龄段,越来越多的年轻人受到丧失视力的威胁,其所导致的双眼、单眼盲和低视力已严重影响了这一人群的视觉质量、生活质量,并给其家人及社会带来损失。

关注近视的发生发展,研究近视的发病机制,寻找预测和预防近视的方法,对于整个社会的进步具有积极的意义。

五、高度近视

(一)定义

高度近视指近视度数在-6.00 D以上的屈光不正状态。但要注意区分高度近视和病理性近视,因为屈光度稍高于-6.00 D的近视并非都是病理性近视。病理性近视通常屈光度较高,单纯性近视通常屈光度较低,因此也有人用高度近视和中、低度近视分别代表病理性近视与单纯性近视。但区分病理性近视与单纯性近视的标准是有无眼底病理变化;而区分高度与中、低度近视的标准是近视屈光度,两者并不等同,很难用某一屈光度作为病理性近视与单纯性近视的分界线。因此严格地说,高度近视并不是病理性近视的同义词。但从实际工作出发,临床上病理性近视的眼底变性与年龄有关,已发展至有明显眼底变性者较易确诊,但尚未完全发展的病理性近视就很难确诊。在流行病学或遗传学分析时都要求用一个固定的定量标准进行分类,因此尽管两者不是同义词,但文献中仍常用高度近视代表病理性近视。

最近的流行病学调查显示,全球约有1.63亿人患有高度近视(占总人口的2.7%),而预计到2050年,这一数字将会增长到9.38亿(占总人口的9.8%)。在区域分布上,亚裔人群的高度近视患病率远高于非亚裔人群。非亚裔人群中,青年人的高度近视患病率为2.0%~2.3%,中老年人的高度近视患病率为1.6%~4.6%;而在亚裔人群中,青年人的患病率则达到6.8%~21.6%,中老年人的患病率为0.8%~9.1%。我国是一个典型的高度近视高发国家,而且我国青少年的高度近视患病率在6.69%~38.4%,呈现出年轻化趋势。高度近视常导致永久性视力损害,甚至失明,目前已成为我国第二大致盲原因。

(二) 分类

高度近视分为两类:一类是单纯性高度近视,其近视度数高,但成年以后可趋于稳定,并且不伴有导致不可逆视觉损害的眼底病变;另一类是病理性近视,表现为近视终生进展,可出现不可逆的视觉损害和眼底病变,并伴有眼轴不断地过度增长(>26.5 mm)。

(三) 症状

1. 单纯性高度近视的症状

(1) 视力下降:大部分患者远视力下降的程度和视近清晰的距离均与屈光度数有关,近视度数越高,远视力下降越明显,视近清晰距离越近,但矫正视力尚正常。

(2) 飞蚊症:玻璃体变性、液化形成的漂浮物投影在视网膜上引起黑影飘动的感觉,似有蚊虫在眼前飞动,可随年龄增长而增多。

(3) 视疲劳:多见于伴有散光、屈光参差的近视,可表现为过度用眼后出现重影、闪光感、畏光、眼干、眼痒、眼异物感、眼部酸胀等。

2. 病理性高度近视的症状

在单纯性高度近视症状的基础上,表现为更严重的视功能损害,详见本任务第三部分近视的临床表现中病理性近视部分。

六、近视发生、发展的相关因素

关于近视眼的病因至今仍在争论,目前尚未完全明确。但一般认为,近视眼的发生、发展可归结为遗传与环境两个主要原因。

环境因素中目前已知的主要为近距离工作。很久以来，人们就认为近视的发生与学习和近距离工作有关。近30年内，由于众多流行病学调查显示近视的发生与近距离工作密切相关，加上近年在以黄种人为主的东亚国家中教育事业的发展，近视的发生率急剧上升，这样的变化显然很难用遗传因素解释。加上动物实验显示视近或用佩戴负球镜片模拟视近可引起实验性近视。我国流行病学调查显示单纯性近视的发生与家族的近视史有关；此外，双生子研究不但显示了单纯性近视的发生与环境和遗传因素都有关，还对环境与遗传因素的比重做定量计算，因此多数学者也承认了遗传因素的作用。目前在单纯性近视的病因上，已不再是遗传学派与环境学派势不两立的争论，多数学者都承认单纯性近视的发生与环境及遗传因素都有关系，且主要的研究内容已是环境与遗传因素在单纯性近视中所起作用的比重、各自的机制以及两者相互的关系。

（一）遗传因素

大量调查表明，近视具有一定的遗传倾向，常可见家族聚集性，父母双方或一方近视，孩子发生近视的可能性会增大。早年有学者认为单纯性近视可能为单基因遗传，认为其遗传方式可能为常染色体显性遗传或隐性遗传，还有人认为可能是以不规律的显性遗传为主。但近年研究认为无法用单基因遗传解释，一般认为是多基因遗传。目前发现，超过500个基因与近视有关。

1. 家族聚集现象

长久以来，已有大量流行病学调查显示近视的发生有一定的家族聚集现象。单纯性近视的亲代、同代和子代中发生近视者较多。有研究显示，双亲均为近视者，子代近视的发生率（59.4%）明显高于双亲之一为近视者（40.6%），而双亲之一为近视者，子代近视的发生率又明显高于双亲均无近视者（30.5%）。前瞻性研究发现，在研究开始时父母近视组和父母非近视组的两组孩子均没有近视，但是他们的眼轴长短却存在统计学的差别，而且父母近视组的孩子今后近视者的患病率也比非近视组要高得多。还有研究表明，亲代有近视者，子代近视进展较快。双生子中有近视的儿童，近视发生率都较高，可能因为同胞处于同一时代，用眼习惯相近，环境因素的相似程度高于亲子关系。

2. 种族差异

近视眼的发生与种族有关。不同国家和地区、不同种族人群的近视眼患病率差别很大。例如，黄种人的近视眼患病率最高，白种人次之，黑种人最低。欧洲犹太移民较英国、德国等本地人的近视眼患病率要高。以各人种中青年（15～20岁）的近视发生率为例，在黄种人为主的国家（中国、日本和新加坡），现已高达50%～85%；在白种人为主的国家（欧洲和北美洲）为20%～35%；在南亚白种人为主的国家（印度）和西裔为主的国家（南美洲）为10%～20%；而在以黑种人为主的国家（非洲），则可低至10%以下，说明不同种族的近视发生率有明显差异。

3. 双生子研究

双生子研究是判断环境与遗传因素在决定一种性状或疾病所起作用的重要方法。在双生子患近视眼的研究中，角膜屈光力、眼轴长度与屈光不正的遗传性相似，并且它们之间的差异为同卵双生较异卵双生更小。有学者研究发现,人眼屈光状态与近视的遗传指数与不同的国家和时代有关。在环境和近视发病率比较稳定的西方国家,其遗传指数一般在70%～75%,遗传因素所起的作用较大。在我国改革开放年代,学生学习努力,每天近距离工作时间较长,环境因素所起作用相对较大,遗传指数比西方略低,在60%左右。

4. 病理性近视

病理性近视主要是由遗传造成的。很久以来,眼科已有较多的家系报告,其遗传方式有常染色体隐性遗传、常染色体显性遗传、X连锁隐性遗传等。

(二) 环境因素

人们早就认为视近可以引起近视,长期近距离用眼者的近视发生率较高,这也是我国青少年近视高发的主要原因。如果再叠加上环境照明不佳、阅读字迹过小或模糊不清、持续阅读时间过长、缺乏户外活动等因素,会促使近视的发生与发展。

1. 学习年限

以色列学者研究发现,兵役体检的对象(16岁)中,学习年限长者(12年以上),其近视发生率比学习年限短者高出近一倍。我国近视科研工作者在北京的调查中发现,40岁以上人群中,文化程度为大学、中学、小学与文盲者,其平均屈光度分别为－0.89 D、－0.29 D、＋0.24 D与＋0.92 D。

2. 读写时间

有学者在上海学生中的调查显示近视发生率与每天读写时间密切相关。在年龄相同的学生中,每天课余读写时间为1～2小时、3小时、4小时及以上者,近视发生率分别为28%、39%与55%,相差非常显著。新加坡的一项调查显示,每周读写时间超过20小时的学生,发生近视的机会明显高于读写时间在20小时以下者。

3. 职业

不同职业人群的近距离工作量不等,近视发生率也不同。有学者在丹麦和英国的调查都显示从事近距离工作量大的工种,如办公室文员、排字工人等的近视发生率明显高于从事一般体力劳动者。长期从事需要近距离工作的职业者,即使已是成年人,仍可发生近视。

4. 城乡差别

近视眼的患病率有着明显的城乡差别。城市学生的近视眼患病率明显高于农村学生。城市学生的作业负担重,近距离工作负荷较重;城市建筑拥挤,强化了近距离刺激。而农村近视眼患病率低除了近距离工作较少以外,还可能与农村的视觉空间较城市开阔、有较多的绿色植物有关。

5. 时代变迁

人类历史上有过几次重大的社会变动,都伴以近视患病率明显的波动。如一些地区的原住民近视发生率较低,教育普及后,在一代人中就出现近视发生率的明显上升。例如,二战结束,教育恢复正常后,学生近视患病率急剧上升。

6. 动物实验

为探讨环境因素对近视眼形成的影响,国内外部分学者将幼小动物放在人工设计的特殊视觉环境中喂养,用以观察环境对眼球发育的影响。例如,限制动物的视觉空间,让幼年猴长期注视近处,可引起实验性近视;笼养猫的近视发生率也较高。

7. 形觉剥夺

有学者将本法用于小鸡,成功地诱发了近视,并发现用透光眼罩也有同样作用,称为形觉剥夺性近视。在树鼠、豚鼠等哺乳类动物中也可用本法引起实验性近视。此类模型的建立,对形觉剥夺性近视的发生机制及视觉信号在近视中所起作用,有重大的推动作用。但对于人类,由形觉剥夺引起的近视十分罕见,仅偶见于幼年时重度上睑下垂或屈光间质混浊,如角膜瘢痕和白内障等引起的继发性近视。因此,形觉剥夺作为一种引起近视的环境因素,在人类近视的起因中并不占重要地位。

8. 营养

营养与近视的关系颇有争论。早年的观点认为营养不足可引起近视。还有人认为维生素缺乏可引起近视,有关的维生素有维生素 A、维生素 D。

9. 全身和眼部疾病

早年文献中认为某些全身性疾病,如结核、梅毒、儿童期的发热性疾病(如荨麻疹等)和感病灶(鼻窦炎、扁桃体类)等可能与近视的发生或加重有关。

七、近视防控

近视的发生发展机制及其防治方法的研究一直是眼科学与眼视光学研究的重要课题,在此简要介绍,后文会详细探讨。

现阶段主要的近视预防措施包括:

(1) 建立屈光发育档案。

(2) 减少近距离工作,增加户外活动时间。户外活动与儿童近视发病率的降低有关;也有研究表明,可穿戴移动设备对青少年近视情况有明显的干预、监测作用。

(3) 养成良好用眼及卫生习惯。

常见的近视防控手段包括以下几个方面。

1. 佩戴角膜塑形镜

多项研究显示佩戴角膜塑形镜可有效减缓近视眼眼轴增长,减缓量约为0.15 mm/a,近视控制效力中等(0.25~0.50 D/a),可延缓 35%~60% 近视进展。

2. 佩戴多焦点软性角膜接触镜

大量研究表明,多焦点软性角膜接触镜相较于单光框架眼镜和单焦点软性角膜接触镜,能有效延缓近视度数及眼轴的增长,屈光度进展减缓0.2~0.3 D/a,眼轴增长减缓0.1 mm/a。因此,国际近视研究院(International Myopia Institute,IMI)和《亚洲近视管理共识》均将多焦点软性角膜接触镜列为近视控制的推荐方法。

3. 佩戴渐进多焦框架镜

亚洲儿童青少年佩戴渐进多焦框架镜后,眼轴延缓量平均为 0.05 mm/a,屈光度数延缓量平均为 0.17 D/a,近视控制效力弱。

4. 佩戴双光棱镜

亚洲儿童青少年佩戴双光棱镜后,眼轴延缓量平均为 0.09 mm/a,近视程度延缓量平均为 0.34 D/a,近视控制效力中等。

5. 佩戴周边离焦设计框架眼镜

亚洲儿童青少年佩戴周边离焦设计框架眼镜后,眼轴延缓量平均为 0.05 mm/a,近视程度延缓量平均为 0.12 D/a,近视控制效力弱。

6. 佩戴多点近视离焦框架眼镜

亚洲儿童青少年佩戴多点近视离焦框架眼镜后,眼轴延缓量平均为 0.16 mm/a,近视程度延缓量平均为 0.28 D/a,近视控制效力中等。Bao 等的 2 年随机对照试验发现,佩戴非球面微透镜设计框架眼镜,近视屈光度进展延缓 55%,眼轴增长延缓 51%(每天佩戴时间 12 h 以上),近视屈光度进展延缓 67%,眼轴增长延缓 60%。

7. 利用视网膜对比度理论

Rappon 等的双盲随机对照临床试验发现,佩戴点扩散技术设计的新型框架眼镜,通过降低视网膜对比度,近视屈光度进展延缓 74%,眼轴增长延缓 50%。

8. 使用低浓度阿托品滴眼液

低浓度阿托品滴眼液泛指浓度低于 1% 的阿托品滴眼液。与未使用药物相比,0.01% 阿托品滴眼液使 6~12 岁儿童青少年近视增长平均减缓 60%~80%,近视降低约 0.53 D/a,眼轴减缓量为 0.15 mm/a,近视控制效力中至强,推荐使用浓度为 0.01%。

9. 近视管理技术的联合应用

联合应用方案指一种光学策略联合药物方案,而非 2 种及 2 种以上的光学控制方案的结合。多个研究显示,联合应用的近视控制方案相较单一方案对眼轴控制效力显著提高,可最大限度提高当前方案的近视控制效力。

任务小结

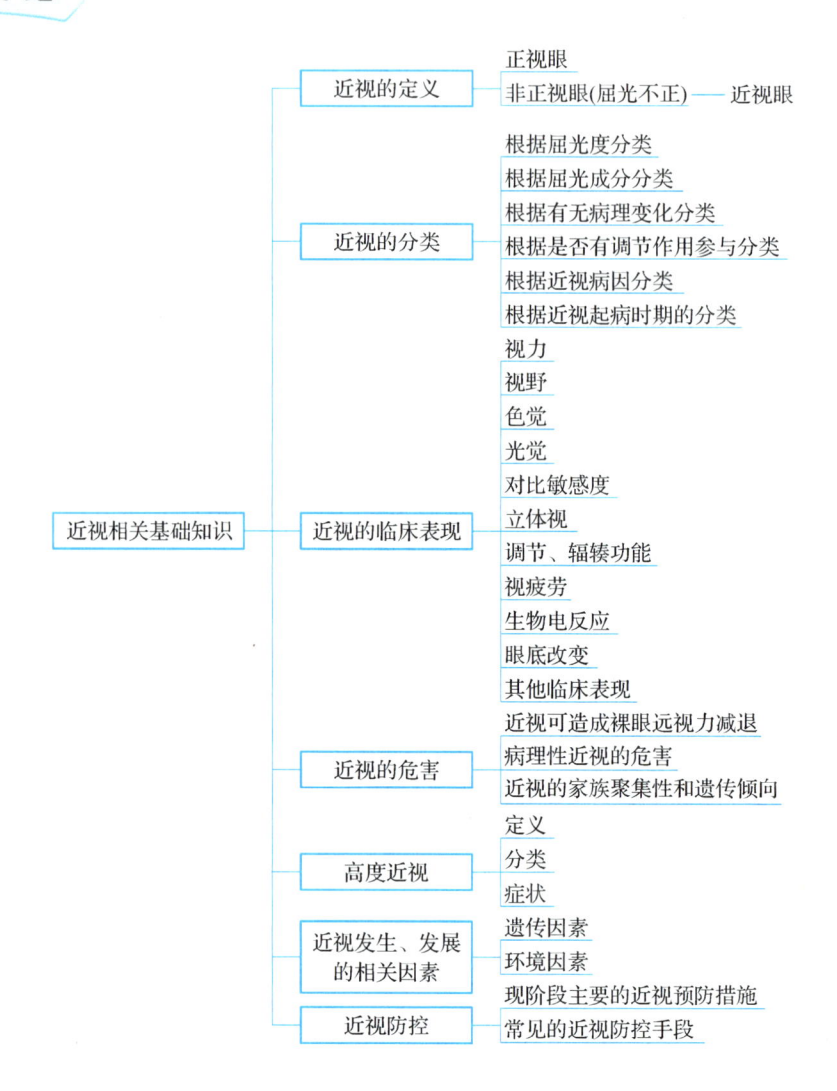

近视相关基础知识
- 近视的定义
  - 正视眼
  - 非正视眼(屈光不正) —— 近视眼
- 近视的分类
  - 根据屈光度分类
  - 根据屈光成分分类
  - 根据有无病理变化分类
  - 根据是否有调节作用参与分类
  - 根据近视病因分类
  - 根据近视起病时期的分类
- 近视的临床表现
  - 视力
  - 视野
  - 色觉
  - 光觉
  - 对比敏感度
  - 立体视
  - 调节、辐辏功能
  - 视疲劳
  - 生物电反应
  - 眼底改变
  - 其他临床表现
- 近视的危害
  - 近视可造成裸眼远视力减退
  - 病理性近视的危害
  - 近视的家族聚集性和遗传倾向
- 高度近视
  - 定义
  - 分类
  - 症状
- 近视发生、发展的相关因素
  - 遗传因素
  - 环境因素
- 近视防控
  - 现阶段主要的近视预防措施
  - 常见的近视防控手段

任务考核

1. 近视的分类方法有哪几种？
2. 单纯性近视的临床表现有哪些？
3. 病理性近视的临床表现有哪些？
4. 近视的危害有哪些？
5. 高度近视与病理性近视有何异同？
6. 造成单纯性近视的因素有哪些？
7. 常见的近视防控方法有哪些？

任务二　近视相关知识拓展

任务目标

知识目标：
1. 熟悉远视的定义、形成原因、分类及临床表现。
2. 熟悉散光的定义、形成原因、分类及临床表现。
3. 熟悉屈光参差的定义、形成原因、分类及临床表现。
4. 熟悉斜视的定义、形成原因、分类及临床表现。
5. 熟悉弱视的定义、形成原因、分类及临床表现。

能力目标：
1. 能看懂远视、散光、屈光参差检查结果，正确进行眼的屈光状态判断与绘图分析，为顾客提供远视、散光、屈光参差相关咨询服务。
2. 能看懂斜视、弱视的检查结果，为顾客提供斜视、弱视相关问题咨询服务。
3. 能为顾客提供屈光不正矫治及斜视、弱视治疗相关建议与指导。

思政目标：
通过本任务学习，引导和帮助学生对远视、散光、屈光参差、斜视、弱视进行较为全面的学习，能够为顾客提供全面科学的咨询与指导，助力健康中国。

任务导入

案例： 男，12岁，主诉看黑板不清，前来咨询检查。
裸眼视力：OD 0.8　　OS 0.2
电脑验光：OD +1.50　OS +4.75+1.50×90
请问：该顾客为何种异常？诊断标准是什么？若要做精确诊断，还需哪些检查？

任务内容

一、远视

（一）定义

远视指当眼调节静止时，平行光线经过眼屈光系统的屈折，在视网膜后面会聚成像

(图2-2-1)。

理解和掌握远视的定义,需要理解和抓住以下三个关键点:

1. 眼睛在调节静止状态下,不动用调节力。
2. 眼睛注视无穷远处的物体,即入射光线为平行光。
3. 在视网膜后面会聚成像,而在视网膜上是模糊的虚像。

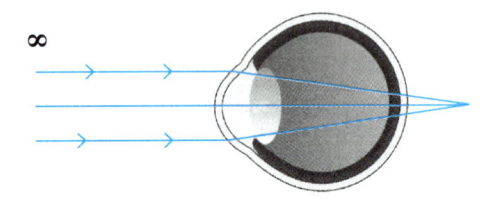

图2-2-1 远视眼屈光状态

(二) 形成原因

远视的形成主要受到两大因素的影响,即眼轴长度过短以及屈光系统的屈光力过小。在探讨其病因时,可以将其分为生理性和病理性两类。

生理性病因主要是眼轴长度过短,这种情况在婴幼儿中尤为常见。

病理性病因则相对复杂,主要包括两大类疾病。一类是影响眼轴长度的疾病,如眼内肿瘤、眼眶肿块、球后新生物、球壁水肿、视网膜脱离等。这些疾病可能导致眼轴长度发生变化,进而引发远视眼。另一类是影响眼球屈光力的疾病,如扁平角膜、糖尿病、无晶状体眼等。这些疾病可能导致眼球的屈光力发生变化,同样会引发远视眼。

远视眼的形成与眼轴长度和屈光力的变化密切相关,而这些变化又可能由多种疾病导致。对于远视眼的诊断和治疗,需要综合考虑患者的具体情况和可能的病因。

(三) 分类

远视从不同的角度出发,有多种分类方法。

根据屈光度分类:低度远视、中度远视、高度远视。

根据调节作用对远视症状的影响分类:隐性远视、显性远视、全远视。

根据有无病理变化分类:生理性远视、病理性远视。

根据形成原因分类:屈光性远视、轴性远视。

1. 根据屈光度分类

低度远视:≤+3.00 D

中度远视:+3.00~+5.00 D

高度远视:>+5.00 D

2. 根据调节作用对远视症状的影响分类

(1) 隐性远视:隐性远视是一个通过计算获得的值。睫状肌在调节放松的情况下(此时测得显性远视),仍然可存在生理性紧张,只有在进一步使睫状肌麻痹,才能暴露出这部分被生理性紧张所代偿的远视,即隐性远视。

(2) 显性远视:显性远视指在无睫状肌麻痹验光过程(即常规验光)中可以表现出来的远视。显性远视就等于最佳矫正视力最大正镜度数。显性远视包含绝对性远视和能动性远视。

绝对性远视:绝对性远视指睫状肌调节所无法代偿的远视,这部分远视必须戴眼镜才能矫正。绝对性远视就等于常规验光中最佳矫正视力最低正镜度数。

能动性远视:能动性远视是一个通过计算获得的值,常规验光过程中(即往镜架上依次加镜片,但不散瞳),睫状肌全程存在生理性紧张,但睫状肌的调节经历了从最大调节(此时测得绝对性远视)到调节放松(此时测得显性远视),在这一过程中发生的变化(即往镜架上增加的镜片总度数)为能动性远视。

能动性远视＝显性远视－绝对性远视＝最佳矫正视力最大正镜度－最佳矫正视力最低正镜度

(3) 全远视:全远视是隐性远视和显性远视的总和。通过充分的散瞳处理,可以获得患者的全远视屈光度数。

例:一远视病人,右眼远视力为0.4。验光过程如下:

R:+2.00 DS=1.0(最佳矫正视力最低正镜度,绝对性远视为+2.00)

R:+4.50 DS=1.0(最佳矫正视力最高正镜度,显性远视为+4.50)

再增加镜片的度数则远视力下降,此时用阿托品麻痹睫状肌放松调节后,检影验光:

R:+5.50 DS(全远视为+5.50)

隐性远视＝全远视－显性远视＝+1.00

能动性远视＝显性远视－绝对性远视＝最佳矫正视力最大正镜度－最佳矫正视力最低正镜度＝+2.50

3. 根据有无病理变化分类

(1) 生理性远视:生理性远视指学龄前儿童因生长发育尚未成熟,眼轴长度尚未达到成人水平,导致眼睛前后轴较短,从而产生的远视现象。这是一种正常的生理现象。

(2) 病理性远视:病理性远视是一种异常的或病理性的眼部发育状况,表现为眼的发育不良或发育异常。病理性远视不仅会对眼的正常发育产生不良影响,还可能导致恶性循环,进一步加剧眼部问题。这种不良影响与远视的度数及双眼屈光度数的差异呈正比,即远视度数越高,双眼度数差异越大,对眼的生长发育的影响也就越严重。

4. 根据形成原因进行分类

(1) 屈光性远视:屈光性远视指眼轴长度正常,由于屈光介质异常或各介质间组合异常使得眼屈光系统的屈光力过小造成的。这种情况有一时性的,亦有永久性的。由曲率半径异常引起的远视被称为曲率性远视,由屈光指数异常引起的远视被称为屈光指数性远视(图2-2-2)。

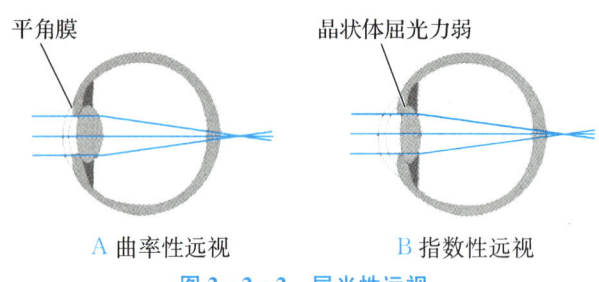

图 2-2-2 屈光性远视
A 曲率性远视　　B 指数性远视

曲率性远视：曲率性远视是由于眼屈光系统中任何屈光介质（包括角膜、晶状体等）的表面弯曲度较小，屈光力减小所形成的。先天性平角膜、由外伤或角膜疾病所致的角膜弯曲度减小均属此类。这种曲率性远视中只有很少的角膜能保持完全球形，因此几乎都合并着不同程度的散光。

屈光指数性远视：屈光指数性远视是由于屈光介质的屈光指数降低，屈光力减弱而形成的。主要见于年老时所发生的生理性变化、糖尿病患者在治疗中引起的病理变化等导致的晶状体屈光指数降低。

（2）轴性远视：轴性远视是由于眼轴短使平行光线进入屈光系统后在视网膜后会聚成像造成的（图 2-2-3）。

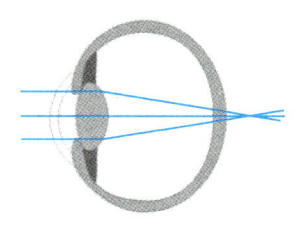

图 2-2-3　轴性远视

人类初生时，眼轴平均长度约为 17.3 mm，因此婴儿普遍呈现出远视眼的生理特征。随着生长发育，眼轴长度逐渐增加，至成年时，人眼应呈现正视或接近正视的状态。然而，在眼的发育过程中，受到内在遗传或外界环境因素的影响，眼球发育可能受阻，导致眼轴长度未能达到正视眼的标准，从而形成轴性远视眼。轴性远视眼的眼轴缩短程度通常较小，很少超过 2 mm。根据眼屈光学的计算，每缩短 1 mm 眼轴，大约相当于 +3.00 D 的屈光变化，因此，超过 +6.00 D 的远视眼较为罕见。

尽管如此，也存在高度远视的情况，其度数可高达 +24.00 D，且部分眼睛并未伴随其他病理性改变。在病理性发育过程中，如小眼球等情况，远视程度可能会超过 +24.00 D。此外，眼轴变短也可能由病理因素引起，如眼肿瘤或眼眶炎性肿块导致眼球内陷和变平，球后新生物和球壁组织水肿使视网膜黄斑区前移，以及更为严重的视网膜剥离引起的移位，后者甚至可能使视网膜触及晶状体的后表面，导致屈光度的显著变化。

（四）临床表现

轻度远视一般无明显临床表现，对近视力和远视力无明显影响。中、高度远视会引发视力减退、视疲劳等症状，并伴随眼部变化。在视觉发育期内，部分严重者可能发展为弱视或斜视。症状的严重程度与患者的年龄及屈光度密切相关。因此，远视患者应尽早进行诊断与治疗，以避免潜在视力问题的发生。

1. 远视与调节的关系

经调节，低度远视容易被克服，对视力影响较小，远、近视力通常表现为正常。当远视度数超过正常生理性范围时，视力会显著下降，对视觉发育产生不良影响，可能形成弱视。远视患者在观察近处和远处物体时，均需要较多的调节，尤其在观察近处物体时更为明显。持续的调节活动可能引发视疲劳，表现为看书不能持久、字迹模糊、眼胀等不适症状。若持续的调节得不到有效缓解，则可能进入一种假性近视状态，即看远处物体不清楚，而看近处物体相对较好。

2. 远视与眼位的关系

眼位异常的情况在远视患者中较为常见。由于远视患者需要使用较大的调节力，导致集合作用相对增强，因此更容易出现内隐斜或内斜视的情况（图2-2-4）。根据临床统计，远视性屈光不正导致内斜视的发生率明显高于近视性屈光不正。

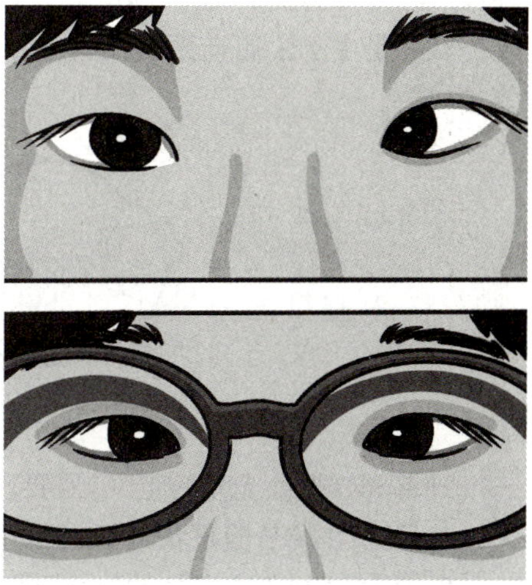

此外，远视患者的眼球通常较小，前房较浅。当两眼远视度不等时，斜视多发生在屈光度较大的一侧眼睛。对于中、高度远视眼患儿，眼底改变也较为显著，其视盘一般较小，色红，有时边界不太清晰，类似于视神经乳头炎的症状。但这并非真正的炎症，临床上称之为假性视神经乳头炎。

图2-2-4 远视引起的屈光调节性内斜

[彩图]

高度远视表现出的假性视神经乳头炎

3. 远视与年龄的关系

小于6岁时，低中度远视患儿通常不会表现出明显的症状，这是因为他们的眼睛调节功能较好，且近距离用眼的需求较少。而高度远视的患儿，通常在体检时发现，或者因为伴有明显的斜视症状而被察觉。

年龄处于6到20岁之间时，儿童对近距离用眼的需求会逐渐增大。特别是在10岁左右，由于阅读量的增加和阅读字体的变小，患儿开始出现自觉症状。

进入20到40岁的年龄段，远视患者近距离阅读时可能会出现眼酸、头疼等视疲劳症状。部分病人甚至可能会提前出现老花眼的现象，这是由于随着年龄的增长，眼睛的调节功能逐渐减退所致。

当年龄超过40岁时，眼睛的调节功能会进一步下降，导致视物模糊和视疲劳症状明显加重，这可能会严重影响患者的日常生活。在这种情况下，通常需要佩戴眼镜进行矫正。

二、散光

（一）定义

散光指当眼放松调节时，平行光线经过眼屈光系统的屈折，不能在视网膜上形成焦点，而是在空间不同位置形成前后两条焦线和最小弥散圆的一种屈光状态（图2-2-5）。这种像散光束称为史氏光锥（Sturm光锥）（图2-2-6）。这种屈光状态是由于眼屈光系统的两个子午线上的屈光力量不等造成的。

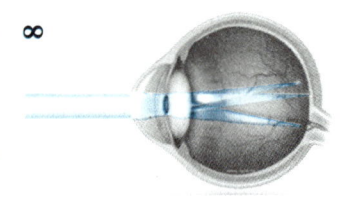

图 2-2-5　散光眼屈光状态

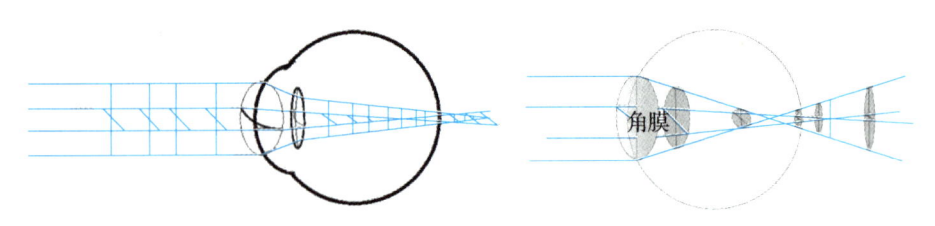

图 2-2-6　史氏光锥（Sturm 光锥）

理解和掌握散光眼的定义，需要理解和抓住以下三个关键点：

1. 眼睛在调节静止状态下，不动用调节力。
2. 眼睛注视无穷远处的物体，即入射光线为平行光。
3. 不能会聚形成焦点，在空间不同位置形成前后两条焦线和最小弥散圆，视网膜上是模糊像。

人眼的屈光系统普遍包含轻度的散光成分，这导致光线无法精确聚焦在视网膜上，进而影响视力表现，并可能引发视觉障碍。散光度数的分布变化较大，大部分人（85%）的散光度数低于 1.00~1.25 DC。当散光度数超过这一范围时，视力会有较为明显的下降。在非病理性的散光眼中，顺规散光超过 6.00 DC、逆规散光超过 2.50 DC 的情况较为罕见。虽然存在散光度数较高的情况，甚至可能高达 18.00~20.00 DC，但这些情况通常伴随着角膜创伤或角膜圆锥等眼部疾病。

（二）形成原因

眼屈光系统各屈光介质的表面若存在弯曲度不一致的情况，将引发局部屈光力的改变，进而导致光学中心偏移，这些因素均可造成散光现象。具体来说，散光眼的形成原因大致分为三类：角膜曲率变化、光心偏离和屈光指数差异。

1. 曲率性散光

散光一般来自角膜和晶状体，以角膜散光为主。角膜散光通常是先天性的，用角膜曲率计或角膜地形图可以测量。人眼几乎都存在不同程度的角膜散光，散光一般在 0.50 D 左右，被认为是生理性的。随着年龄的增加，这种生理缺陷有减小的趋势。

此外，圆锥角膜等角膜病变、眼外伤、角膜切口手术等也会产生曲率性散光。

2. 光心偏离性散光

因晶状体的位置轻度偏斜，或晶状体离开光学系统的轴线而产生光心偏离性散光。

3. 屈光指数性散光

由于晶状体不同区域的屈光指数有少量差异，而造成相应区域的屈折率也有差异，这样产生的散光称为指数性散光，该类型的散光属生理性的。

（三）分类

散光从不同的角度出发，有多种分类方法。

根据散光的形成原因分类：曲率性散光、光心偏离性散光、屈光指数性散光。

根据散光来源分类：角膜散光、残余散光、全散光。

根据强弱主子午线是否垂直相交（可用镜片矫正）分类：规则散光、不规则散光。

规则散光根据强主子午线方向（负柱镜轴向）分类：顺规散光、逆规散光、斜向散光。

根据屈光状态（成像位置或焦线）分类：单纯散光（单纯近视散光、单纯远视散光）、复性散光（复性近视散光、复性远视散光）、混合散光。

1. 根据散光的形成原因分类

散光的类型主要包括曲率性散光、光心偏离性散光和屈光指数性散光。这些专业术语准确描述了散光的不同成因和表现形式，有助于我们更深入地理解和诊断散光问题。

（1）曲率性散光：曲率性散光源于眼球屈光介质表面弯曲度的不均匀分布，尤其常见于角膜。鉴于眼球的生理特性，角膜自然呈现出横椭圆形的形态，这导致了角膜在垂直子午线方向和水平子午线方向的曲率半径存在差异。因此，垂直方向的屈光力常常大于水平方向的屈光力，从而出现轻度的角膜散光现象（图 2-2-7），其度数一般不超过 0.5 D。这种散光现象通常不会对视力产生明显影响，因此被认为是生理性的散光。据相关研究报道，生理性散光在婴幼儿群体中广泛存在。

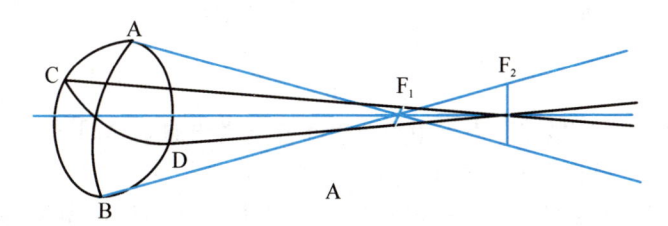

图 2-2-7 角膜散光，AB 方向屈光力大，CD 方向屈光力小

（2）光心偏离性散光：晶状体位置明显偏斜、外伤引起的晶状体半脱位等都会造成光心偏离性散光。

当晶状体位置发生偏斜时，光线的折射路径将发生改变，导致光线无法准确聚焦在视网膜上，从而引发散光。晶状体位置偏斜可能由多种原因造成，如先天发育异常、眼部疾病、眼外伤等。这种情况下，患者通常会感到视力模糊、视力下降、眼睛疲劳等。

外伤引起的晶状体半脱位也是导致光心偏离性散光的重要原因（图2-2-8）。晶状体半脱位是指晶状体的一部分位置发生改变，而另一部分则保持在原位。这种情况下，晶状体的形状和折射率都会发生变化，导致光线的折射路径发生异常，从而引发散光。外伤引起的晶状体半脱位通常是由于眼部受到强烈冲击或挤压造成的，如车祸、跌倒等事故。

[彩图]

光心偏离性散光和屈光指数性散光

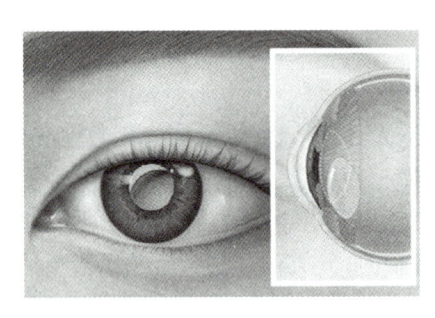

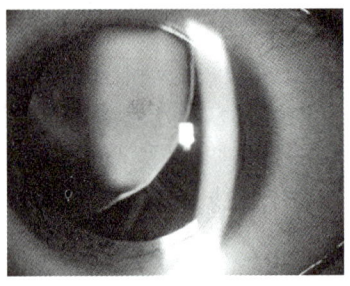

图2-2-8　晶状体半脱位导致光心偏离性散光

（3）屈光指数性散光：屈光指数性散光大多源于晶状体各区域屈光指数的变化。例如，白内障等常见眼病患者的晶状体常出现非均匀性变化，进而引发各类散光现象（图2-2-9，书后附有彩图）。

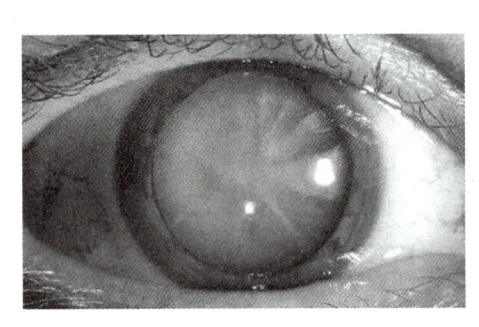

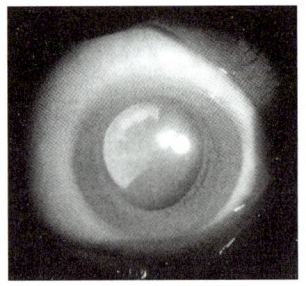

图2-2-9　白内障导致屈光指数性散光（后附彩图）

2. 根据散光来源分类

（1）角膜散光：角膜散光是由于角膜前表面各子午线曲率不同导致，最常见的是垂直弯曲度较水平者大（与眼睑经常压迫有关）。

（2）残余散光（亦称晶体散光）：残余散光可由其他屈光因素所致，如晶状体弯曲异常、位置倾斜、各部屈光指数不一致等引起。

（3）全散光：全散光为角膜散光与残余散光之和。

3. 根据强弱主子午线是否垂直相交（可用镜片矫正）分类

（1）规则散光：规则散光指眼屈光系统屈光力最大和最小的两条径线（也称主子午线）相互垂直成直角，其余径线屈光力大小呈正弦的平方递变的散光，通过镜片矫正可获得较好的视力。

（2）不规则散光：不规则散光指屈光系统各个屈光面不光滑，造成各径线的屈光力不一致,或同一径线上各部分的屈光力也不一致,且无规律可循。这种散光常见于圆锥角膜、角膜外伤或由于炎症遗留的瘢痕、晶状体悬韧带的缺损、翼状胬肉、虹膜粘连、晶状体脱位、圆锥角膜或者白内障手术等造成。因为不能形成前后两条焦线,常规镜片矫正不能获得良好的矫正视力。

4. 规则散光根据强主子午线方向(负柱镜轴向)分类

规则散光根据强主子午线方向(负柱镜轴向)可分为三类,如图2-2-10所示。

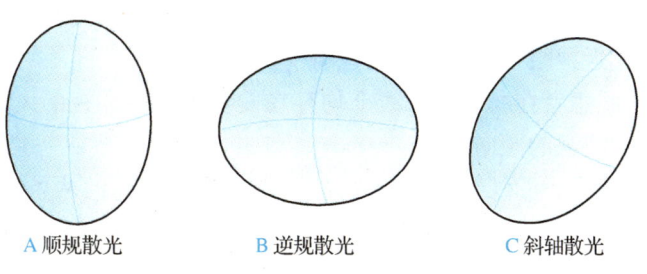

A 顺规散光　　B 逆规散光　　C 斜轴散光

图 2-2-10　规则散光

（1）顺规散光:顺规散光指两条主径线分别位于垂直和水平方向(±30°),且垂直主径线屈光力大于水平主径线屈光力的散光。由于正常角膜垂直方向径线的屈光力大于水平方向径线的屈光力,故这类散光符合角膜生理常态,所以习惯上称为顺规散光。

（2）逆规散光:逆规散光指两条主径线分别位于垂直和水平方向(±30°),且水平主径线屈光力大于垂直主径线屈光力的散光。由于这类散光不符合角膜生理常态,强主径线在角膜的水平方向,所以习惯上称为逆规散光。

（3）斜轴散光:当两条主径线分别位于 45°和 135°方向或附近,这类散光称为斜轴散光。

[彩图]

· 规则散光和不规则散光的角膜地形图
· 散光类型(根据屈光状态分类)

5. 根据屈光状态(成像位置或焦线)分类

根据屈光状态,散光可分为单纯散光、复性散光、混合散光。对这些状态进行细分,按前后焦线与视网膜的位置关系可分为5种:单纯近视散光、单纯远视散光、复性近视散光、复性远视散光、混合散光。

单纯近视散光:一条焦线落在视网膜上,另一条焦线落在视网膜前导致的散光。
单纯远视散光:一条焦线落在视网膜上,另一条焦线落在视网膜后导致的散光。
复性近视散光:两条焦线都落在视网膜前导致的散光。
复性远视散光:两条焦线都落在视网膜后导致的散光。
混合散光:一条焦线落在视网膜前,另一条焦线落在视网膜后导致的散光。

(四) 临床表现

在临床中,散光眼的主要症状表现为视力下降和视疲劳。

1. 视力下降

（1）散光眼患者的视力减退在最高子午线上尤为显著。

（2）对于高度散光眼患者，矫正效果往往不尽如人意，尤其是成年后才开始佩戴眼镜的患者，更难达到满意的矫正视力水平。

（3）高度远视散光眼患者，在观察远处和近处物体时，均会出现模糊不清的情况，这导致视力得不到有效锻炼，容易引发弱视。相比之下，近视眼和近视散光眼虽然远视力较差，但近视力正常或接近正常，日常生活和工作中经常需要使用近视力，这为视近功能提供了锻炼机会，因此近视眼很少发生失用性弱视。

（4）高度散光眼患者在所有子午线上均存在发生失用性弱视的风险，而弱视一旦形成，患者可能会出现斜视的倾向。

（5）混合散光眼患者的视力变化较为复杂，特别是当散光的两条主子午线上屈光力基本相等时，通常会表现为远视力和近视力均有所下降。这类病例可能除了视力降低外，无其他明显的眼内外病变表现，即使在主观验光过程中使用试镜片也难以找到明确的线索。在临床中，只有通过检影法才能做出准确的诊断。根据检影结果再进行主观验光，可能有助于提高患者的视力，但混合散光常常伴有不同程度的弱视，即使检影结果准确，也难以保证每个病例的视力都能恢复到正常范围。

（6）散光眼的视力降低程度与散光度数密切相关。总体而言，相同度数的远视散光和近视散光对视力的影响基本相同，但相较于相同度数的近视或绝对远视，其对视力的影响较小。

2. 视疲劳

散光眼患者的视网膜上无法形成清晰完整的物像，这导致患者需要不断调整调节功能以试图获得清晰的视觉感受。然而，这种持续的调节过程极易引发视觉疲劳。为改善视力，散光眼患者通常会采用半闭眼裂的方式，通过眼睑的微小裂隙来遮挡部分光线，从而使物体看起来更加清晰。然而，这种持续的精神集中和视觉努力会进一步加剧视觉疲劳和视觉干扰症状。

当散光眼的轴位发生倾斜时，患者可能会习惯性地偏向一侧头部，以减少物像的变形。这种习惯在幼儿期可能发展为斜颈。值得注意的是，显著的自觉症状通常出现在视力状况较好的患者身上。随着散光程度的增加，如果主观努力无法补偿，那么患者可能会出现明显的视力下降，而视觉疲劳的症状可能变得不明显，甚至完全消失。

三、屈光参差

（一）定义

屈光参差指两眼的屈光状态不一致，即屈光度不同。临床上根据两眼屈光度差值的大小将屈光参差又分为生理性屈光参差和病理性屈光参差。全国儿童弱视斜视防治学组（1985）提出了统一试行诊断标准，即两眼屈光度相差为球镜＜1.50 D，或柱镜＜1.00 D者为生理性屈光参差；两眼屈光度相差为球镜≥1.50 D，或柱镜≥1.00 D者为病理性屈光参差。国外的大多数研究都将屈光参差定义为双眼的等效球镜差≥1.00 D。

人的双眼屈光状态多数情况下存在差异,完全一致的情况较为罕见。近年来,屈光参差的发病率随着年龄的增长而逐渐上升,这是一种特殊的屈光不正,对双眼视觉质量的形成具有显著影响。屈光参差给人们的学习和生活带来了诸多不便,同时在进行矫正时也会遇到一些难以解决的特殊问题。因此,专业人员一直致力于研究和完善屈光参差的处理方法。目前,常规的矫正方法包括框架眼镜和接触镜。此外,还可采用准分子激光手术等治疗方法。

(二) 形成原因

屈光参差的成因主要有三个方面。

1. 发育过程中形成的屈光参差

在眼的发育进程中,眼轴长度逐渐增长,远视储备逐渐减少,而近视度数则呈现出不断进展的特点。当两眼的发展进度出现不均衡,如眼轴长度的发育出现不平衡,致使主导眼的近视程度较为严重、眼轴较长等情况,均可能出现屈光参差。

研究发现,屈光参差与眼部的一些特定变化存在关联。随着计算机辅助的角膜地形图的问世,人们得以更加精确和定量地研究角膜的各项参数。刘祖国等学者运用角膜地形图对 35 只轻、中度近视眼的角膜进行了观察,并与 35 只正常眼进行了对比分析,结果显示,近视眼的角膜屈光度相较于正视眼显著增加。马群等借助角膜地形图也发现近视眼角膜屈光度比正视眼高。调查结果显示角膜中央最大屈光力,最小屈光力及平均屈光力的差异在无屈光参差组、低度及中高度屈光参差组基本相同,提示双眼近视程度不等并非由于角膜屈光力不同。

李军等学者检测了 1 336 只眼的屈光状态和屈光构成因素,发现随着近视程度的加深,玻璃体腔径会进行性延长,并且玻璃体腔径与眼轴之间呈现出同步变化,两者之间存在显著的相关性。McBrien 和 Adams 也曾对 166 名临床显微医生的屈光状态和屈光构成进行了深入研究,发现由正视眼发展为近视眼或原有近视程度加深的个体,均表现出玻璃体腔径和眼轴的显著延长。

2. 先天性的屈光参差

出生时就有明显的两眼眼轴发育不平衡或两眼的屈光状态不相对称,称为先天性的屈光参差。

3. 后天性的屈光参差

眼外伤、角膜病变、白内障手术等造成的屈光参差。

(三) 分类

屈光参差从不同的角度出发,有多种分类方法。

根据屈光性质分类:同种屈光参差、异种屈光参差。

根据屈光类型分类:单纯性屈光参差、复性屈光参差、混合性屈光参差、单纯散光性屈光参差、复性散光性屈光参差、相对性屈光参差。

1. 根据屈光性质分类

（1）同种屈光参差：两眼屈光性质相同但程度有差异的屈光参差，称为同种屈光参差，如一眼为－2.00 DS，另一眼为－6.00 DS。

（2）异种屈光参差：两种屈光性质不同的屈光参差，称为异种屈光参差，如一眼为－2.00 DS，另一眼为＋6.00 DS，或者一眼为－2.00 DS，另一眼为－1.50 DC。

2. 根据屈光类型分类

（1）单纯性屈光参差

单纯近视性屈光参差：一眼为正视眼，另一眼为近视眼。如图 2-2-11 所示，左眼近视，右眼正视。

单纯远视性屈光参差：一眼为正视眼，另一眼为远视眼。如图 2-2-12 所示，左眼正视，右眼远视。

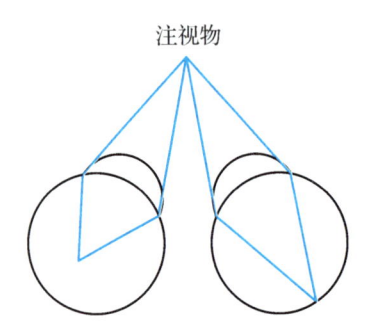

图 2-2-11　单纯近视性屈光参差

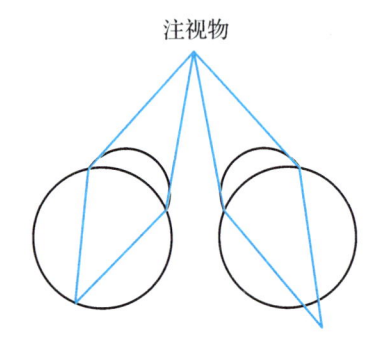

图 2-2-12　单纯远视性屈光参差

（2）复性屈光参差

复性近视性屈光参差：两眼均为近视眼，但程度不等。如图 2-2-13 所示，两眼均为近视，但程度不同。

复性远视性屈光参差：两眼均为远视眼，但程度不等。如图 2-2-14 所示，两眼均为远视，但程度不同。

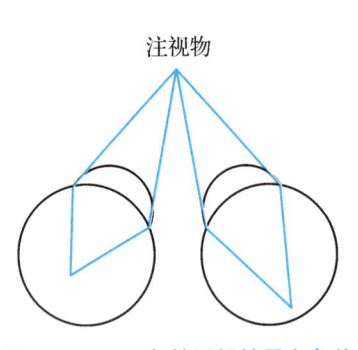

图 2-2-13　复性近视性屈光参差

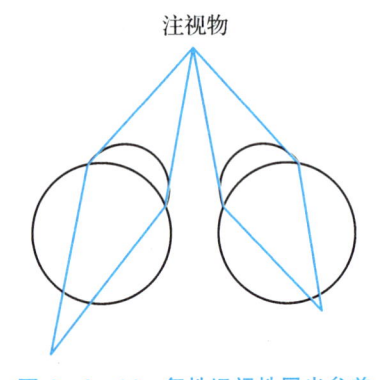

图 2-2-14　复性远视性屈光参差

(3) 混合性屈光参差

混合性屈光参差，即一眼为近视眼，另一眼为远视眼。如图 2-2-15 所示，左眼近视，右眼远视。

(4) 单纯散光性屈光参差

单纯散光性屈光参差一眼为正视眼，另一眼为近视性散光眼、远视性散光眼或混合散光眼。如图 2-2-16 所示，左眼正视，右眼为混合散光。

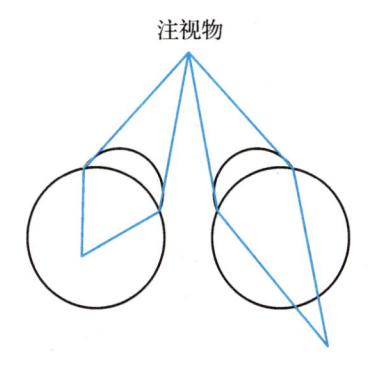

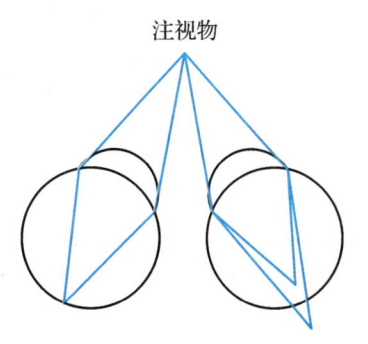

图 2-2-15　混合性屈光参差　　　图 2-2-16　单纯散光性屈光参差

(5) 复性散光性屈光参差

复性散光性屈光参差，即两眼均为散光眼，但散光性质或程度不等。如图 2-2-17 所示，左眼为单纯近视散光，右眼为混合散光。

(6) 相对性屈光参差

由于两眼眼轴长度不等引起的特殊类型的屈光参差称为相对性屈光参差，即两眼的屈光度数相等，但眼轴长度不等，从而导致双眼屈光成像在视网膜上的物像大小不等。如图 2-2-18 所示，两眼均为正视眼，但左眼为长轴低曲（眼轴 25 mm，角膜屈光力 40 D），右眼为短轴高曲（眼轴 23 mm，角膜屈光力 46 D）。

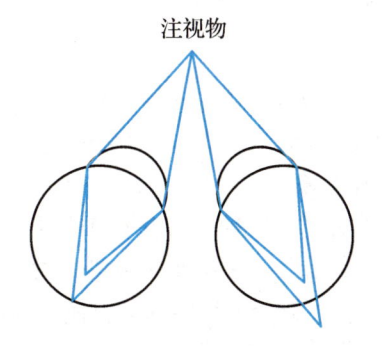

图 2-2-17　复性散光性屈光参差　　　图 2-2-18　相对性屈光参差

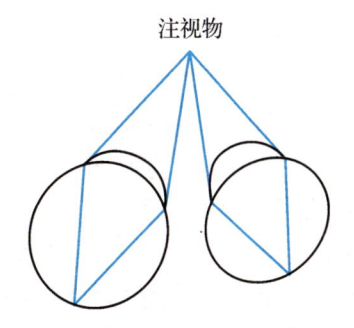

(四) 临床表现

1. 视疲劳

屈光参差导致的视疲劳现象源于两眼的调节矛盾和成像大小不等。首先，由于两眼屈光状态的差异，物像在不同眼中的聚焦位置不同，而双眼的调节能力是均衡且同步的，这就产生了调节疲劳。其次，屈光参差使得双眼视网膜上的成像大小存在差异，进而在双眼融像时产生困难，导致中枢性视疲劳的出现。然而，当两眼屈光参差度数较大时，视力较差的眼往往处于失用状态，这反而可能使视疲劳症状变得不明显。

2. 双眼单视功能障碍

双眼单视功能障碍常见于两眼屈光参差较大的情况。通过光学成像计算与分析，当两眼的屈光差距达到 0.25 D 时，会导致视网膜上成像的大小差异达到 0.5%。值得注意的是，人眼对于两眼视网膜影像的差异承受能力有限，最大不超过 5%，即两眼的屈光参差最大耐受度为 2.50 D。一旦屈光参差超过这一阈值，由于两眼视网膜上成像大小的显著差异，双眼的像将无法融合，进而引发双眼单视功能的障碍。这种情况下，患者可能出现复视或单眼抑制的现象，造成立体视觉的破坏。

3. 交替注视

交替注视指看远时用一眼、看近时用另一眼的交替用眼现象，常见于一眼为正视眼、另一眼为轻度近视眼的单纯近视性屈光参差者，或一眼为轻度远视眼、另一眼为轻度近视眼的混合性屈光参差者。

交替注视一般发生在两眼的屈光参差度数较高而且融像已不可能者。交替注视特别易于发生在两眼视力都好的病例中。例如，一眼为正视眼（或轻度远视），而另一眼为近视眼，在这种情况下，患者常采取避难就易的办法，即视远时用正视眼（或轻度远视），视近时用近视眼。这种办法，既不用调节，也不用集合，所以患者通常感觉很舒适，习惯于这种用眼方法者减轻了因为调节和集合的矛盾所产生的视疲劳症状。

4. 屈光参差性弱视

在视觉发育关键期，由于两眼屈光参差的异常视觉经验，导致度数较高眼容易被抑制，造成度数高的眼最佳视力低于正常，或双眼视力相差 2 行以上，临床检查无可见的器质性病变，度数高的眼形成弱视，称为屈光参差性弱视。

屈光参差性弱视如果不予治疗，还会变为外斜视。这种弱视是由于长期未被使用所引起，称为失用性弱视。这种有失用性弱视倾向的病例，若在幼年就把屈光不正予以纠正，并开展视觉训练，努力使用所保留的那部分视力，则大多数病例的斜视是可以预防的。

一般来说，当双眼远视性屈光不正，球镜屈光度数相差 ≥1.50 DS，或柱镜屈光度数相差 ≥1.00 DC，屈光度数较高眼均有可能形成弱视，应引起高度重视，及时进行检查矫治。

5. 斜视

屈光参差若已形成一眼知觉性弱视，该弱视眼因为不能注视目标而发生分离，常形成知觉性外斜视。屈光参差本身不会引起斜视，大多是屈光参差引起的失用性弱视导致。

四、斜视

(一) 斜视的基础知识

1. 眼外肌

眼外肌是控制眼球运动的肌肉,属于横纹肌。每只眼有 6 条眼外肌,包括 4 条直肌和 2 条斜肌(图 2-2-19)。直肌分别为上直肌、下直肌、内直肌和外直肌。斜肌分别是上斜肌和下斜肌。其中有 5 条肌肉起于总腱环,分别为上直肌、下直肌、外直肌、内直肌、上斜肌,下斜肌起于上颌骨内上方、鼻泪管上端开口的颞侧浅窝。

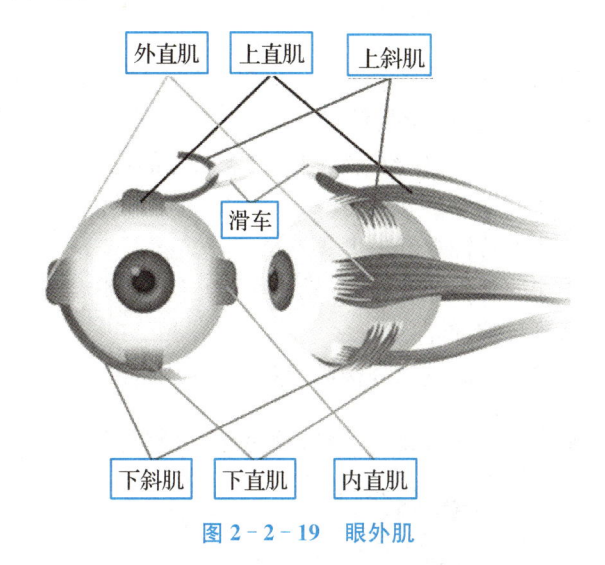

[彩图]

眼外肌

图 2-2-19 眼外肌

2. 眼外肌的神经支配

在人体复杂的神经系统中,脑神经扮演着至关重要的角色。脑神经共有 12 对,其中 5 对与眼睛的功能紧密相关(表 2-2-1)。这 5 对脑神经不仅负责眼睛的基本功能,还参与了眼球的运动和视觉感知过程。

表 2-2-1　12 对脑神经及其主要作用

顺序	脑神经	主要作用
第Ⅰ对	嗅神经	嗅觉
第Ⅱ对	视神经	视觉
第Ⅲ对	动眼神经	支配上直肌、下直肌、内直肌、下斜肌、上睑提肌、瞳孔括约肌、睫状肌、集合运动
第Ⅳ对	滑车神经	支配上斜肌
第Ⅴ对	三叉神经	支配面部、鼻、口腔黏膜、咀嚼肌

续 表

顺序	脑神经	主要作用
第Ⅵ对	外展神经	支配外直肌
第Ⅶ对	面神经	支配面部表情肌、泪腺、舌下腺、颌下腺、舌前 2/3 的味觉、外耳道感觉
第Ⅷ对	前庭耳蜗神经	听觉、听觉平衡
第Ⅸ对	舌咽神经	舌后 1/3 的味觉、咽部感觉、咽肌和腮腺的分泌
第Ⅹ对	迷走神经	支配咽、喉及内脏的运动
第Ⅺ对	副神经	支配胸锁乳突肌、斜方肌运动
第Ⅻ对	舌下神经	支配舌肌

这 5 对与眼睛有关的脑神经分别是视神经、动眼神经、滑车神经、外展神经和面神经。其中,视神经负责将眼睛接收到的光线信息转化为神经信号,传递给大脑进行解析和识别。而动眼神经、滑车神经和外展神经则共同控制着眼球的运动,确保人们能够准确地注视和跟踪目标。面神经负责面部肌肉的运动和感觉,包括眼睑的闭合和眼泪的分泌等。这些功能对于保护眼睛和维持视觉舒适度具有重要意义。

参与眼外肌神经支配的脑神经有三对:动眼神经(第Ⅲ对脑神经)、滑车神经(第Ⅳ对脑神经)和外展神经(第Ⅵ对脑神经)。

动眼神经(第Ⅲ对脑神经)由三部分构成(图 2-2-20),每部分的作用如下:

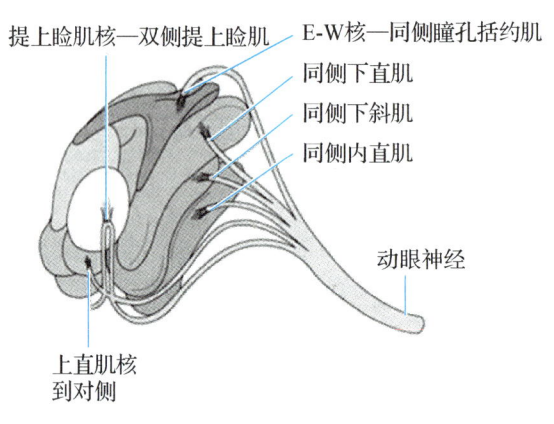

图 2-2-20 动眼神经的作用

外侧核——运动纤维:支配上直肌、下直肌、内直肌、下斜肌及上睑提肌。

缩瞳核——副交感纤维:支配瞳孔括约肌和睫状肌。

中核——中核发出的纤维到两眼内直肌:支配眼球集合运动。

滑车神经(第Ⅳ对脑神经)属运动神经,支配上斜肌。滑车神经病变后,如滑车神经麻痹,上斜肌得不到有效控制,会失去对眼球向外拉扯的力量,表现出眼球下转、外转受限,还会伴有复视。

外展神经(第Ⅵ对脑神经)属运动神经,支配外直肌。外展神经病变后,譬如外展神经麻痹，外直肌得不到有效控制，会失去对眼球向外拉扯的力量，表现出眼球内斜，不能外转，还会伴有复视。

3. 眼外肌控制眼球运动

（1）内直肌：内直肌从总腱环出发后，沿眶内壁向前走行，附着在距角膜缘 5.5 mm 处的巩膜上。内直肌收缩时，其功能使眼球内转，且仅有水平方向内转的作用力。

（2）外直肌：外直肌从总腱环出发后，沿眶外侧壁内侧向前走行，跨过下斜肌的附着点，附着在距离角膜缘 6.9 mm 处巩膜上。外直肌收缩时，其功能使眼球外转，且仅有水平方向外转的作用力。

（3）上直肌：上直肌从总腱环出发后，紧靠上睑提肌下方向前、上、外走行，附着在距角膜缘后 7.7 mm 的巩膜上，与视轴约成 23°夹角。眼球在原在位时，上直肌的主要作用是使眼球上转，次要作用是使眼球内转及内旋。Y 轴方向的力使眼球上转，X 轴方向的力使眼球内转，上直肌肌止点的颞侧端较鼻侧端距离角膜缘远，因此还有内旋的作用。当眼球外转 23°时，上直肌与视轴平行，此时仅有使眼球上转的作用；当眼球内转 67°时，肌肉平面与视轴垂直，主要作用为使眼球内旋，次要作用为使眼球内转，但没有了上转作用。

（4）下直肌：下直肌从总腱环出发后，沿眶下壁向前、下、外走行，附着于距角膜缘 6.5 mm 处的巩膜上，下直肌走行方向与上直肌大致相同，与视轴约成 23°夹角。眼球在原在位时，下直肌的主要作用是使眼球下转，次要作用为使眼球内转和外旋。Y 轴方向的力使眼球下转，X 轴方向的力使眼球内转，由于下直肌肌止点的颞侧端较鼻侧端距离角膜缘远，因此还有外旋的作用。当眼外转 23°时，下斜肌与视轴平行，此时仅有使眼球下转的作用；当眼球内转 67°时，肌肉的平面与视轴垂直，则主要作用为使眼球外旋，次要作用为使眼球内转，但没有了下转作用。

（5）上斜肌：上斜肌虽起自眶尖，但其肌腱穿过滑车向后、向外转折，肌肉平面与视轴成 51°夹角。眼球在原在位时，上斜肌主要作用是使眼球内旋，次要作用是使眼球下转、外转。当眼球内转 51°时，上斜肌与视轴平行，此时只有使眼球下转的作用；当眼球外转 39°时，上斜肌肌腱的平面与视轴垂直，主要作用是使眼球内旋，次要作用为使眼球外转，但没有了下转作用。

（6）下斜肌：下斜肌从上颌骨内上方、鼻泪管上端开口的颞侧浅窝处出发后，向外、上、后方向在眶下壁与下直肌之间走行，附着于外直肌眼球面和黄斑区前方的巩膜上。下斜肌走行方向与上斜肌滑车后部分大致相同，与视轴成 51°夹角。眼球处于原在位时，下斜肌的主要作用是使眼球外旋，次要作用为使眼球上转及外转。当眼球内转 51°时，下斜肌与视轴平行，此时只有使眼球上转的作用；当眼球外转 39°时，下斜肌肌肉与视轴垂直，此时主要作用为使眼球外旋，次要作用为使眼球外转，但没有了上转作用。

表 2-2-2　眼外肌的主要作用、次要作用及第三作用

肌肉	主要作用	次要作用
内直肌	内转	/
外直肌	外转	/
上直肌	上转	内旋、内转
下直肌	下转	外旋、内转
上斜肌	内旋	下转、外转
下斜肌	外旋	上转、外转

4. 主动肌、协同肌、拮抗肌和配偶肌

（1）主动肌：使眼球向某一特定方向运动的主要肌肉称为主动肌，如右眼外转，主动肌为外直肌。

（2）协同肌：同一眼协助主动肌完成某一方向眼球运动的肌肉称为协同肌。

眼球外转时，外直肌为主动肌，上斜肌和下斜肌为协同肌。

眼球内转时，内直肌为主动肌，上直肌和下直肌为协同肌。

眼球上转时，上直肌为主动肌，下斜肌为协同肌。

眼球下转时，下直肌为主动肌，上斜肌为协同肌。

眼球内旋时，上斜肌为主动肌，上直肌为协同肌。

眼球外旋时，下斜肌为主动肌，下直肌为协同肌。

（3）拮抗肌：同一眼与主动肌运动方向相反的肌肉称拮抗肌或对抗肌。有三对主要拮抗肌：水平运动——内直肌与外直肌；垂直运动——上直肌与下直肌；旋转运动——上斜肌与下斜肌。

（4）配偶肌：为了保持双眼单视，两眼间的眼外肌相互合作，双眼具有相同作用且互相配合的肌肉称配偶肌。双眼共有六对配偶肌（图2-2-21）。

右转：右眼外直肌与左眼内直肌。

左转：左眼外直肌与右眼内直肌。

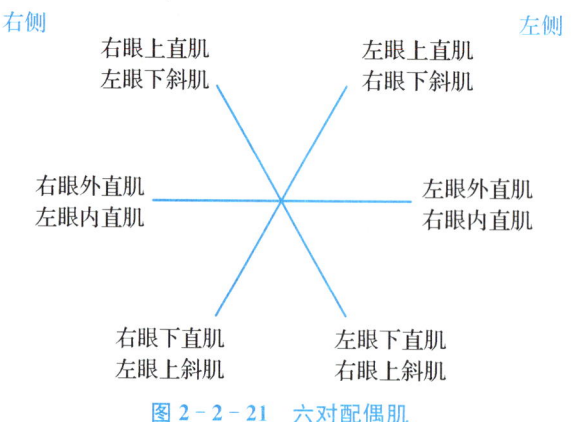

右侧　　　　　　　　　　　　左侧

右眼上直肌　　　左眼上直肌
左眼下斜肌　　　右眼下斜肌

右眼外直肌　　　左眼外直肌
左眼内直肌　　　右眼内直肌

右眼下直肌　　　左眼下直肌
左眼上斜肌　　　右眼上斜肌

图 2-2-21　六对配偶肌

右上转：右眼上直肌与左眼下斜肌。
右下转：右眼下直肌与左眼上斜肌。
左上转：左眼上直肌与右眼下斜肌。
左下转：左眼下直肌与右眼上斜肌。

5. 眼球运动的特征与近反射

很多研究者和临床工作者都强调眼球运动与阅读之间的关联性，而眼球运动障碍与阅读有显然的关联性，因此有大量相关的研究，其中有两种基本观点。

一是眼球运动障碍可导致阅读能力低下。研究发现不熟练阅读者比正常阅读者的注视时间和返回时间要长。扫视运动、注视和返回运动，是阅读时三种重要的眼球运动。

二是阅读障碍和语言能力不足的患者，会出现随机的不熟练的眼运动，可见阅读困难本身也会导致错误的不协调的眼运动。

实际上，综合上述两种观点可能更为正确。在某些病例中，注视和扫视能力异常影响了儿童正常阅读和理解；而在另一些病例中，眼运动功能不足可能是阅读能力低下的反映。

眼球运动功能主要是通过眼外肌协同作用，保证双眼始终保持目标成像在视网膜黄斑中心凹，从而保证双眼单视的建立。眼球的运动根据其追踪目标的位置及距离可分为同向运动和异向运动。

（1）5种眼球运动特征

同向运动：双眼在追踪运动中的物体时，眼球会向同一个方向转动，以保证目标始终落在视轴焦点上，双眼这种向同方向转动的行为称为同向运动（图2-2-22）。

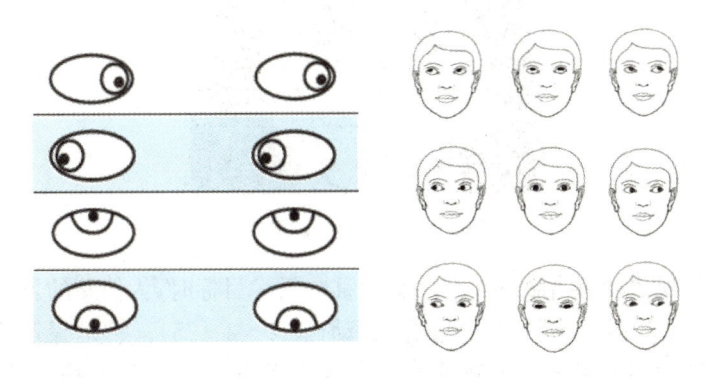

图2-2-22 同向运动

异向运动：双眼由注视远距离目标转换为注视近距离目标或注视由远至近移动的目标时，双眼会同时向内转动（集合）；当眼睛由近向远转换注视时，双眼又会向外展开（散开），这种双眼向相反方向运动的行为称为异向运动（图2-2-23）。

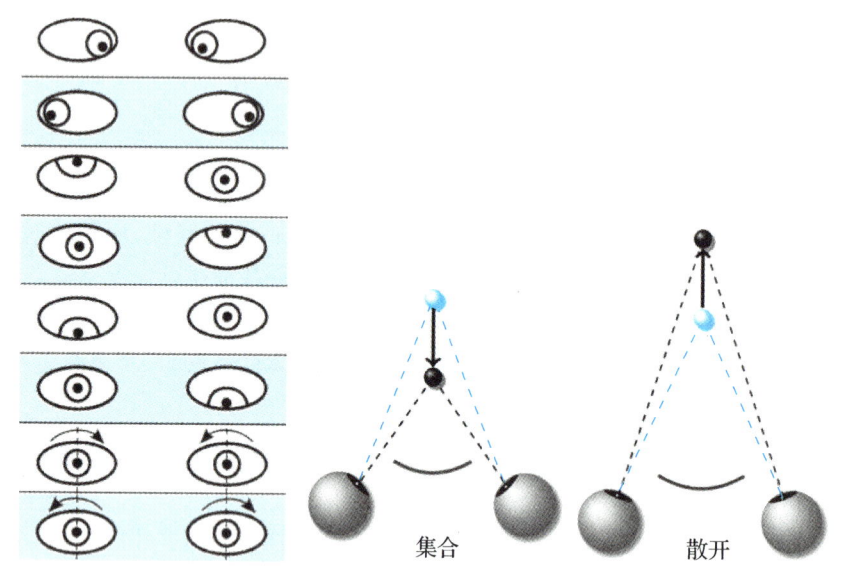

图 2-2-23 异向运动

注视运动:注视运动指将眼的黄斑中心凹对准注视目标(图 2-2-24),是由视觉兴趣和注意力刺激产生,其维持时间为 150~400 ms。注视期间,保持对注视目标稳定的固视并不是绝对没有眼球运动。注视时有三种类型的眼动产生:快速的颤动、微扫视和慢速的漂移。

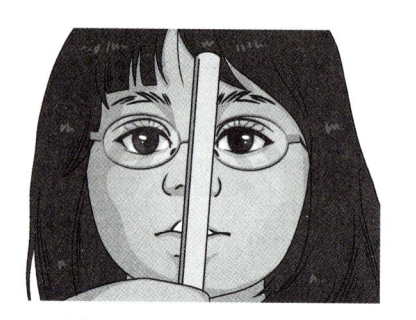

图 2-2-24 注视运动

扫视运动:扫视运动指当眼球从某一目标移向另一目标时,为使新的目标迅速地投射到黄斑中心凹上,而出现的一种快速的同向运动(图 2-2-25)。它是骤发的急速的眼位转动,能使视线快速对准目标。扫视是不连续地、跳跃地从一个位置移向另一个位置,可以间接地代表眼外肌的力量。视觉目标、听觉、本体觉和想象性目标都可以刺激产生扫视运动。扫视运动分为随意性扫视运动、反射性扫视运动和自发注视性扫视运动。扫视运动的潜伏期极短,速度极快,准确度高,但疲劳时其准确性下降。

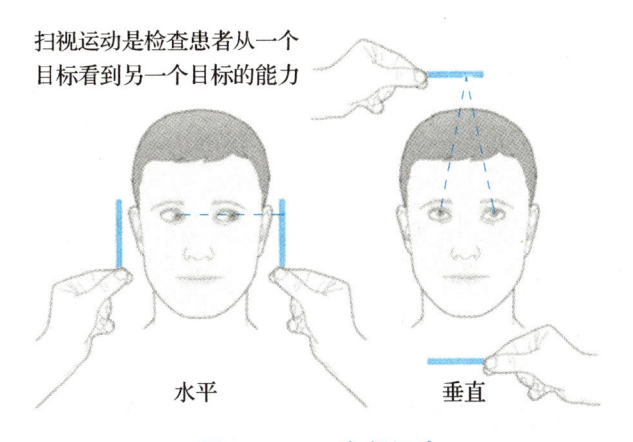

扫视运动是检查患者从一个
目标看到另一个目标的能力

水平　　　　　垂直

图 2-2-25　扫视运动

跟随运动：跟随运动指当运动的物体被视觉所感知，为了使物像不离开黄斑中心凹，维持其注视状态，眼球运动呈追随状态，随着目标的移动而移动（图 2-2-26）。跟随运动仅与运动物体有关，而声音、运动感和想象运动均为无效刺激。由于跟随运动仅与运动物体有关，所以它不同于扫视运动，与阅读学习关系不大，但是在体育运动和驾驶等活动中却起到重要的作用。

为了检查患者平稳的跟随运动情况，会要求其眼睛跟随做弧形运动的目标

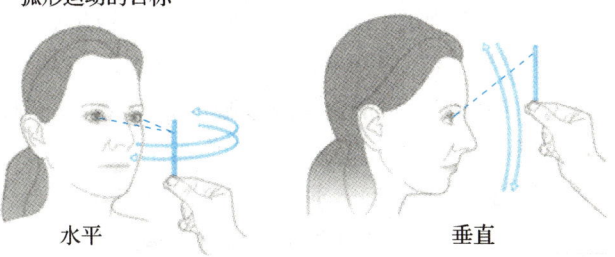

水平　　　　　垂直

图 2-2-26　跟随运动

（2）近反射

近反射是指当双眼由远向近注视时，出现的调节、集合和瞳孔缩小三联反射，又叫近反射三联动（图 2-2-27）。

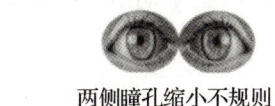

两侧瞳孔缩小不规则

瞳孔对光无反应　　　瞳孔迅速反应

图 2-2-27　近反射三联动

调节:为了保证视网膜像的清晰度。
集合:为了保证双眼单一视。
瞳孔缩小:为了提高像的质量。

(二) 定义

斜视是指一眼注视时,另一眼偏离目标,双眼视轴呈分离状态。斜视患病率约为3%。正常人双眼的眼位有偏斜的倾向,但能够通过融合机制控制时称为隐斜;如融合机制不能控制,则双眼表现为间歇性或恒定性偏斜状态,称为显斜(图2-2-28)。

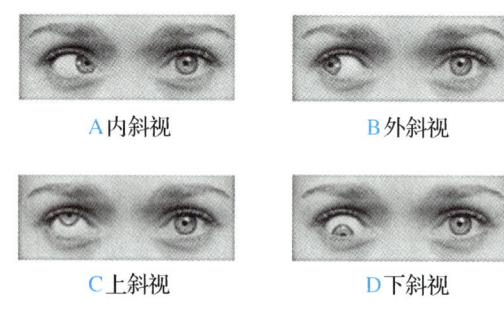

A 内斜视　　　　B 外斜视

C 上斜视　　　　D 下斜视

图2-2-28　显性斜视

斜视的发病机理复杂,但主要原因多与眼肌功能异常、视觉中枢发育不良等因素相关。斜视的存在会破坏双眼视轴的平行性,导致双眼视觉信号的融合障碍,从而影响双眼视功能的正常发育。在儿童期,双眼视觉发育尚未成熟,因此斜视的影响尤为显著。如果在这个阶段不及时进行干预和治疗,可能会导致双眼视觉发育的永久性损害,甚至影响到患者的生活质量。

大部分斜视是在儿童期发病,影响正常的双眼视觉的发育。如果能在儿童期及时发现并正确治疗,大部分患者可以获得功能性治愈。需要强调的是,儿童期的斜视治疗不仅能改善患者的外观,更重要的是能保护患者的双眼视觉发育,预防永久性视觉损害。

如果斜视未能在儿童期得到及时的治疗,那么成年后的治疗效果可能会大打折扣。虽然手术仍然可以进行,但此时的治疗主要侧重于改善外观,对于双眼视觉功能的恢复可能有限。因此,对于斜视的治疗,早期发现、早期治疗的重要性不言而喻。

(三) 形成原因

斜视的病因复杂,涉及眼睛调节功能、融合功能障碍,调节与集合(辐辏)因素,解剖因素(如眼肌发育不良、眼肌力量不均衡、眼球位置异常等),神经兴奋异常(如脑部疾病、脑损伤、癫痫等都可能影响视觉神经系统的正常兴奋)及家族遗传等多种学说。部分斜视患者具有明显的家族聚集发病的特点,具体病因目前尚不明确。有的婴儿出生时就存在斜视,有些出生几个月后出现斜视,有些是长大后或成人后出现的。成人斜视多由于后天发生神经系统的疾病、颅脑外伤、眼外伤、颅内或眶内的炎症、肿瘤、病毒感染等导致。

儿童斜视常见于以下情况：

（1）先天性神经肌肉发育不良，有的人甚至眼外肌天生缺少或畸形。

（2）染色体变异、基因疾病，如唐氏综合征。

（3）家族或父母中有人患斜视。

（4）婴幼儿生产过程异常，如难产、宫内窒息、产钳助产或剖宫产等因素可对眼部产生损害，使得支配眼球的神经、肌肉发生异常。

（5）儿童具有明显的屈光异常，如远视眼、近视眼、散光等。

（6）其他后天疾病，如麻疹病毒感染累及眼肌。

（四）分类

斜视从不同的角度出发，有多种分类方法。

根据眼位偏斜的方向分类：内斜视、外斜视、垂直斜视、旋转斜视、混合型斜视。

根据眼位偏斜能否被融合机制控制分类：隐斜、间歇性斜视、恒定性斜视。

根据发病年龄分类：婴儿型斜视或先天性斜视、获得性斜视。

根据注视情况分类：单眼性斜视、交替性斜视。

根据眼球运动和斜视角有无变化分类：共同性斜视、非共同性斜视。

本节重点阐述内斜视和外斜视的分类及相关定义。

1. 内斜视

内斜视的分类如图 2-2-29 所示。

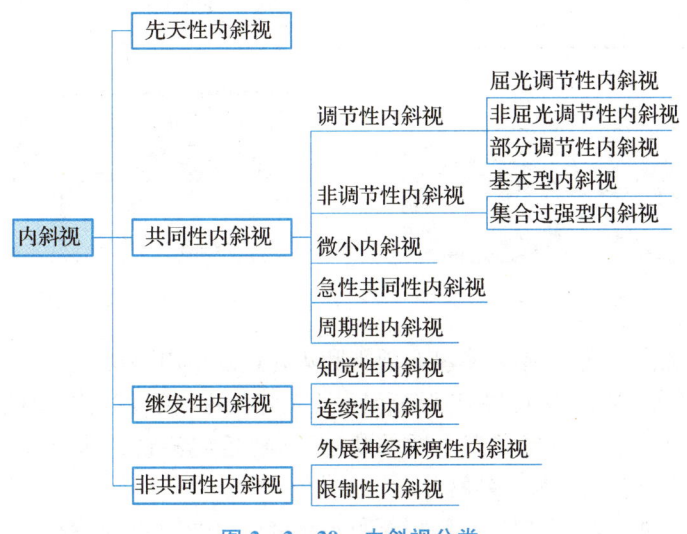

图 2-2-29 内斜视分类

（1）先天性内斜视：婴儿型内斜视是出生 6 个月以内发现的显性非调节性内斜视，也称作婴儿型内斜视（图 2-2-30）。

（2）共同性内斜视：包括调节性内斜视、非调节性内斜视、微小内斜视、急性共同性内斜视、周期性内斜视。

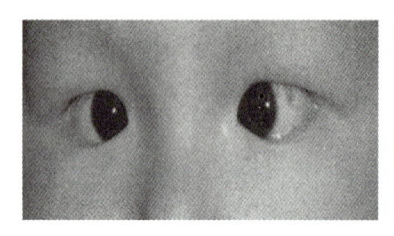

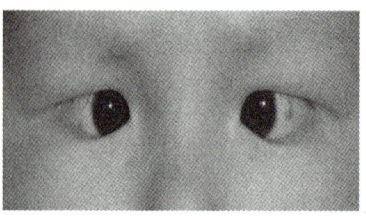

图 2-2-30　先天性内斜视（婴儿型内斜视）

① 调节性内斜视：调节与集合之间存在着内在的联动关系，由于增加调节力或异常的高 AC/A 比值导致集合过量所产生的内斜视称为调节性内斜视（图 2-2-31）。调节性内斜视包括屈光调节性内斜视、非屈光调节性内斜视、部分调节性内斜视。

屈光调节性内斜视：充分睫状肌麻痹或者完全矫正远视性屈光不正后，内斜症状消失或者变为内隐斜者为屈光调节性内斜视。

非屈光调节性内斜视：视近内斜视斜视角大于视远斜视角，产生原因是一定的调节产生过量的调节性集合运动的斜视，称作非屈光调节性内斜视，也称高 AC/A 性内斜视。病因为调节与调节性集合的一种异常联动效应。

部分调节性内斜视：充分麻痹睫状肌或者佩戴全矫眼镜后，原有内斜视减少但仍残留一部分内斜视者为部分调节性内斜视（图 2-2-32）。

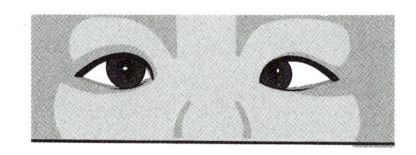

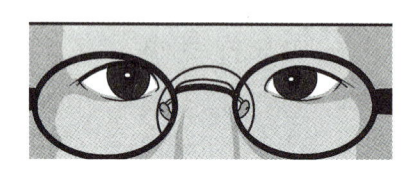

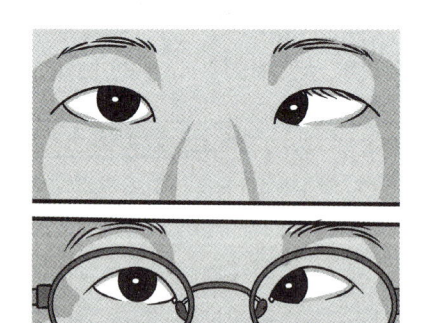

图 2-2-31　调节性内斜视　　图 2-2-32　部分调节性内斜视

② 非调节性内斜视：包括基本型内斜视和集合过强型内斜视。

基本型内斜视：基本型内斜视与调节因素无关，远、近斜视角相等，AC/A 正常。

集合过强型内斜视：屈光状态全矫的状态下，视近内斜视角大于视远内斜视角，且 AC/A 正常，称为集合过强型内斜视。

③ 微小内斜视：微小内斜视一般指单眼小角度（<10$^\triangle$）的内斜视。

④ 急性共同性内斜视：急性共同性内斜视是一种呈急性发作的后天获得性内斜视，发病时患者可立刻感觉双眼水平同侧复视。

⑤ 周期性内斜视：周期性内斜视是指内斜症状出现有一定的周期性，一般为隔日出现，没有内斜表现时有较好的双眼单视功能。

(3) 继发性内斜视包

① 知觉性内斜视：婴儿时期由于各种原因（屈光参差、外伤、角膜病变、先天性白内障、眼底病变、视神经萎缩等）引起患眼视力严重障碍，双眼融合机制完全受损而导致的内斜视为知觉性内斜视（图2-2-33）。知觉性内斜视中大部分是单眼视力丧失，也有部分是双眼视力丧失，较严重的一眼会表现为知觉性内斜视。

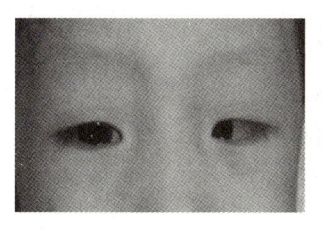

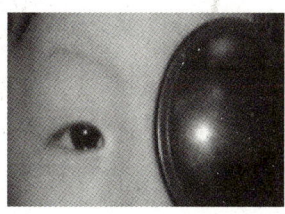

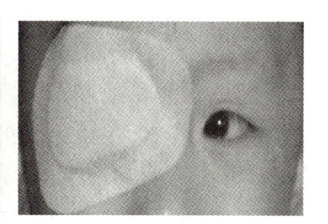

图2-2-33　知觉性内斜视

② 连续性内斜视：连续性内斜视见于外斜视手术后，又称手术后的内斜视。

(4) 非共同性内斜视

① 外展神经麻痹性内斜视：外展神经麻痹性内斜视是由于先天性或后天性因素使得支配眼球运动的外展神经发生病变所引起的外直肌完全或部分性麻痹所致的眼位向内偏斜，其偏斜角度因不同注视方向、距离及注视眼而有所不同，同时伴有不同程度的眼球运动障碍。

② 限制性内斜视：限制性内斜视是由于眼外肌牵拉的机械作用，限制了眼球向相反方向转动而产生的斜视和复视。常见的有眼眶爆裂性骨折、甲状腺相关性眼病和高度近视所引起的限制性斜视。

2. 外斜视

外斜视的分类如图2-2-34所示。

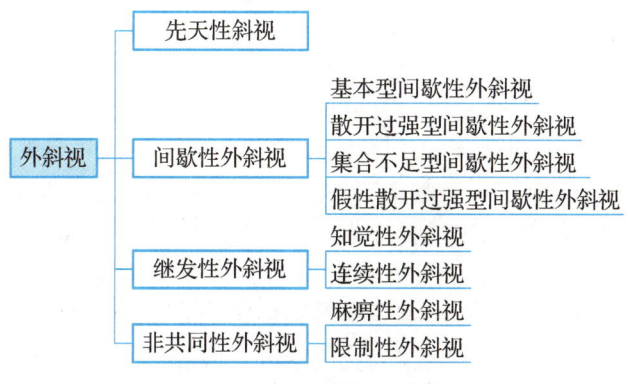

图2-2-34　外斜视分类

(1) 先天性外斜视：出生后1年内发生的大角度恒定性外斜视，称为先天性外斜视（图2-2-35）。

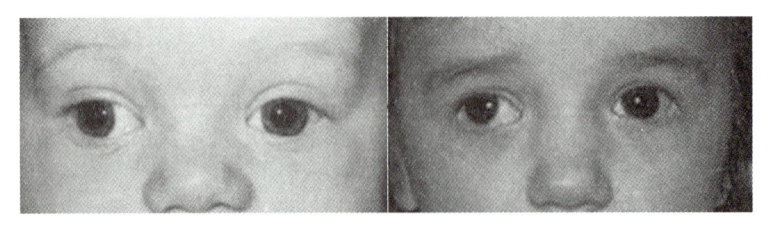

图 2-2-35 先天性外斜视

（2）间歇性外斜视：间歇性外斜视指由于双眼集合和发散功能失去平衡，形成一种介于外隐斜和恒定性外斜视之间的过渡型外斜视（图2-2-36）。患者需要通过融合机制控制双眼正位，在精神不集中、疲劳等状态下表现出显性外斜视。

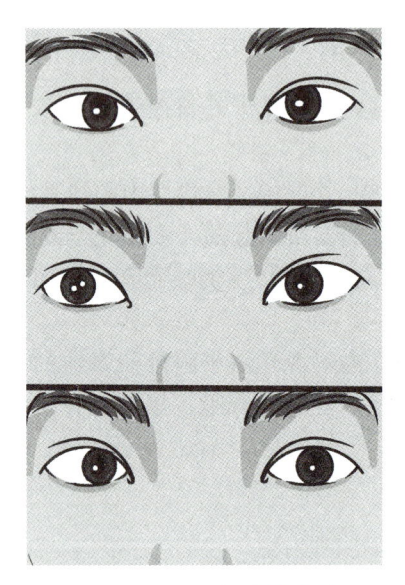

图 2-2-36 间歇性外斜

基本型间歇性外斜视：视远斜视角、视近斜视角基本相等（≤10$^\triangle$）。

散开过强型间歇性外斜视：视远斜视角大于视近斜视角，两者斜视角相差≥15$^\triangle$。

集合不足型间歇性外斜视：视近斜视角大于视远斜视角，两者斜视角相差≥15$^\triangle$。

假性散开过强型间歇性外斜视：初次检查时视远斜视角大于视近斜视角，但当单眼遮盖1小时后检查，视远斜视角、视近斜视角大致相等。

（3）继发性外斜视：包括知觉性外斜视、连续性外斜视、残余性外斜视等。

① 知觉性外斜视：知觉性外斜视指由各种病因（如屈光参差性弱视、先天性白内障、角膜白斑、视神经萎缩、眼外伤等）引起的单眼视力下降或者丧失而呈恒定性外斜视，斜视角通常较大。

② 连续性外斜视：内斜视矫正术后或无双眼视功能的内斜视患者，由于双眼融合功能不足而渐变为外斜视，称为连续性外斜视。

（4）非共同性外斜视：非共同性外斜视主要有麻痹性外斜视和限制性外斜视两种，其中最常见的非共同性外斜视是动眼神经麻痹性外斜视。

① 动眼神经麻痹性外斜视：动眼神经麻痹性外斜视是由于先天性或后天性因素使得支配眼球运动的动眼神经发生病变，从而引起内直肌完全或部分性麻痹所致的眼位向外偏斜。其偏斜角度因不同注视方向、距离及注视眼而有所不同，同时伴有不同程度的眼球运动障碍。

② 限制性外斜视：限制性外斜视指由于眼外肌牵拉的机械作用，限制了眼球向相反方向转动而产生的斜视和复视。常见的有头部闭合性外伤、眼眶外伤所引起的限制性外斜视。

（五）临床表现

斜视对视觉造成的影响包括单眼抑制、复视、混淆视、立体视丧失，同时斜视还影响美观。

单眼抑制：指当图像从一眼传出后，抑制或阻止其传输到知觉层面（图2-2-37）。病理性抑制是由斜视性的眼位偏斜所致，此种抑制可以是发育期大脑为避免复视的代偿。生理性抑制是阻止生理性复视到达知觉层面的一种机制，临床上分为中心抑制和周边抑制。中心抑制指的是避免斜视眼到达黄斑中心凹的物像形成知觉的一种机制，目的是阻止出现混淆。周边抑制是通过阻止认知落在偏斜眼周边视网膜上的物像而消除复视的一种机制。

复视：即视物成双，是获得性的视轴偏斜所致。外界物体的影像投射到一眼的黄斑中心凹，同时投射到另一眼的黄斑中心凹以外的区域，即同样的物体在主观空间有两个不同的位置（图2-2-38）。

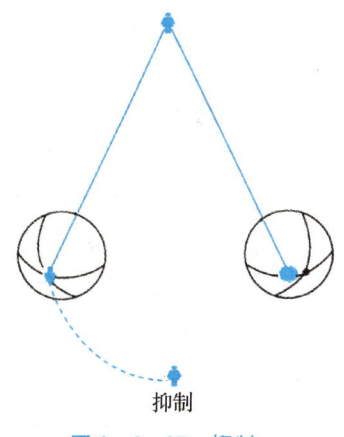

图2-2-37 抑制

混淆视：发生斜视以后，外界的两个不同物体分别投射在双眼视网膜黄斑中心凹上，两个不同物体的物像在视皮质无法融合，称为混淆视（图2-2-39）。

图2-2-38 复视

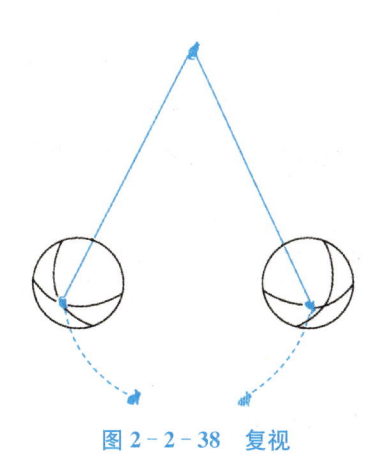

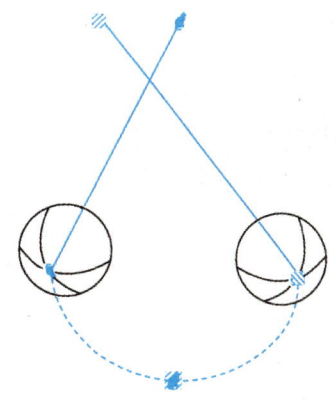

图2-2-39 混淆视

五、弱视

(一) 定义

《中国儿童弱视防治专家共识(2021年)》对弱视给出以下定义:在视觉发育期,由于单眼斜视、未矫正的屈光参差、未矫正的高度屈光不正、形觉剥夺引起的单眼或双眼最佳矫正视力低于相应年龄的视力为弱视;或双眼视力相差2行及以上,视力较低眼为弱视。

弱视是一种与视觉系统发育相关的疾病,主要发生在幼儿期,是由于在视觉发育过程中,某些因素的干扰、阻碍与抑制导致视觉细胞未能得到有效刺激,进而引发了视功能发育障碍与退化。这种障碍涉及形觉、色觉、光觉以及空间立体视觉等多个方面。弱视的患病率在学龄前儿童及学龄儿童中约为1.3%~3%,且多数情况下为单侧发病,但也有可能双侧受累。

人类的视觉系统在出生时并未完全发育成熟,而是存在一个视觉功能发育阶段,即视觉系统发育的敏感期。这个阶段大约从出生持续到12岁左右。3岁以内是人类视觉系统发育最快、对环境变化最为敏感的时期,这一时期被称为视觉发育的关键期。在这一阶段,视觉系统对于异常的视觉刺激表现出高度的敏感性,如短暂的单眼形觉剥夺就可能引发重度弱视。因此,视觉功能发育的重要时期同时也是弱视治疗的最佳时期。早期诊治对于弱视的预后具有显著影响,越早进行诊治,弱视的预后效果通常越好。若错过了视觉发育的关键期或敏感期再进行治疗,往往难以恢复视力及双眼视功能,可能导致终生缺陷。

婴幼儿视力是逐步发育成熟的,根据儿童视力发育规律,3~5岁儿童视力的正常值下限为0.5,6岁及以上儿童视力的正常值下限为0.7,6~8岁儿童视觉发育成熟。当视力低于以上参考值,或两眼最佳矫正视力相差2行或更多者疑似弱视。

临床工作中诊断弱视应注意以下两点:① 诊断儿童弱视时,一定要先进行系统检查,排除眼部器质性改变;同时,应发现导致弱视的相关因素,不能仅凭视力异常的指标即诊断弱视;② 根据儿童视力发育规律,对于3~7岁儿童诊断弱视时不宜以视力低于0.9作为依据,而应参考相应年龄的视力正常值下限。

(二) 机制

弱视的发病机制有两个:视觉发育关键期形觉剥夺和双眼异常的交互作用。不同类型的弱视均与这两种因素有关(表2-2-3)。在敏感期内,将导致弱视的两个病因都解除后,视觉发育才能逐渐恢复正常。

表2-2-3 不同类型弱视的发生机制

类型	双眼异常的相互作用	形觉剥夺
斜视	+	-
屈光参差	+	+
屈光不正	-(部分伴有屈光参差者为+)	+
单侧形觉剥夺	+	+
双侧形觉剥夺	-	+

临床工作中,多数弱视患儿同时存在多种发病原因,必须认真分析,找出主要原因,才能正确诊断,处理得当。

(三) 分类

弱视从不同的角度出发,有多种分类方法:
按病因分类:斜视性弱视、屈光参差性弱视、屈光不正性弱视、形觉剥夺性弱视。
按弱视程度分类:轻度弱视、中度弱视、重度弱视。
按注视性质分类:中心注视性弱视、非中心注视性弱视。

1. 按病因分类

(1) 斜视性弱视:单眼斜视形成的弱视称为斜视性弱视。患者在视觉发育期发生(过)斜视,斜视导致两眼视轴不平行,同一物体的物像不能同时落在两眼视网膜对应点上,而是落在注视眼黄斑部和斜视眼黄斑部以外的视网膜上,两个物像引起复视;与落在注视眼黄斑上的物像完全不同的另一物体的物像落在斜视眼的黄斑上,这就引起视觉混淆。斜视引起的复视和视觉混淆(尤其是后者)会使患者感到极度不适,大脑视皮层主动抑制由斜视眼黄斑传入的视觉冲动,斜视眼黄斑部功能长期被抑制。这种由于眼位偏斜产生的异常双眼相互作用,使得斜视眼的黄斑中心凹

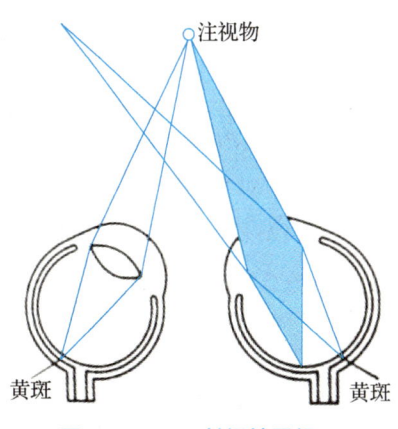

图 2-2-40 斜视性弱视

受到抑制形成斜视性弱视(图 2-2-40)。单眼性斜视多形成弱视(最常见的是内斜视),交替性斜视一般不形成斜视性弱视。

斜视性弱视患者也可能伴有屈光参差、屈光不正。屈光度比较大的一只眼往往是斜视眼,斜视眼产生弱视,两只眼的视力之差往往≥2 行。由于感觉适应的因素,斜视性弱视的治疗比屈光性弱视困难。

斜视性弱视一般发病早(早于 2 岁)、持续时间长;恒定性、单眼斜视易发生弱视,程度较重;内斜视比外斜视发生弱视者多,程度较重;斜视程度与弱视程度无关,小角度和微小斜视易被忽视,偏心注视和异常视网膜对应是斜视性弱视的治疗难点。

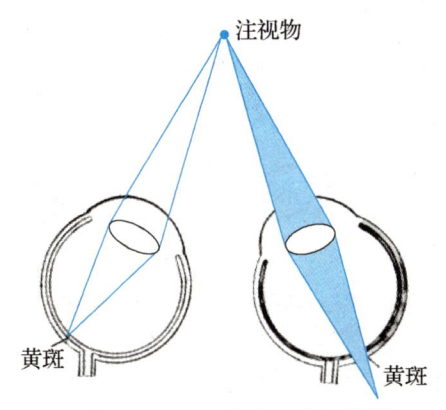

图 2-2-41 屈光参差性弱视

(2) 屈光参差性弱视:屈光参差性弱视是由于视觉发育过程中受累眼成像不清以及两眼竞争抑制作用引起(图 2-2-41)。当两眼球镜相差≥1.50 DS,柱镜相差≥1.00 DC 即可以使屈光度较高一眼形成弱视。由于屈光参差太大,同一物体在两眼视网膜形成的物像清晰度不等,屈光不正即便获得矫正,屈光参差所造成的两个物像的大小仍然不等,致使双眼物像不易或不能融合。屈光不正程度

较低的眼提供相对清晰的视网膜像,在视皮层水平竞争的过程中,逐渐变成优势眼,物像模糊的一只眼竞争失利,最终沦为弱视眼。

斜视性弱视患者也可能伴有屈光参差,特别是内斜视患者常伴有远视性屈光参差,这类弱视被称为混合性弱视,也就是屈光参差和斜视两个病因混合形成的弱视。

两只眼屈光参差的大小不同,弱视的发病率不同,弱视的深度也不同。有研究发现,远视参差≥3.50 D,有100%可能发展成为弱视,远视参差≥2.00 D,有50%可能发展成为弱视;近视参差≥6.50 D,有100%可能发展成为弱视,近视参差≥5.00 D,有50%可能发展成为弱视,但要区分高度近视和病理性近视,病理性近视造成的视力低下是因为眼底病造成的,不可诊断为弱视。屈光参差度数越大,弱视患病率越高,弱视的程度越重。屈光参差性弱视在远视和散光参差患者中多见(约占97%),单侧高度远视儿童较单侧高度近视者更易得屈光参差性弱视。屈光参差性弱视多为中心凹注视或旁中心凹注视,如果患者眼位正,但体检缺失或不及时,该类弱视不易发现。如早发现、早治疗,预后较好。

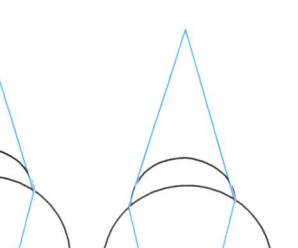

图2-2-42 屈光不正性弱视

(3) 屈光不正性弱视:屈光不正性弱视一般为双眼弱视,多发生于未佩戴过矫正眼镜的高度屈光不正患者,远视屈光度数≥5.00 DS和(或)散光度数≥2.00 DC可增加形成弱视的危险性,双眼矫正视力相等或接近(图2-2-42)。一般在佩戴矫正眼镜3~6个月后确诊。屈光不正性弱视是由于先天性远视或散光度数较高,在发育期间未能及时矫正,使所成的像不能清晰聚焦于黄斑中心凹,造成了广义上的形觉剥夺阻碍了视功能正常发育,因此形成弱视。当散光≥2.00 DC,由于一个方向的视网膜上光线不能聚焦导致成像模糊,尤其在幼年的阶段没有及时进行光学矫正,就会导致视觉发育异常。

在临床上最多见的是复性远视性散光和混合散光导致的弱视。临床经验指出,散光与同等度数的远视或近视相比,前者出现弱视的概率高,而且治疗过程也比较长。

(4) 形觉剥夺性弱视:由于视觉发育期内屈光间质混浊(如先天/外伤性白内障、角膜混浊等)、先天性上睑下垂遮挡视轴、不适当的遮盖、医源性遮盖或眼睑缝合等形觉剥夺因素所引起的单眼或双眼弱视称为形觉剥夺性弱视(图2-2-43)。它是由于剥夺了黄斑形成清晰物像的机会,形觉刺激不足而形成弱视。形觉剥夺性弱视是最严重的,也是最少见的一种弱视。形觉剥夺性弱视形成所需要的时间比形成斜视性弱视、屈光不正性弱视等其他类型的弱视的时间要短,婴幼儿即便短暂地遮盖单眼也可能引起剥夺性

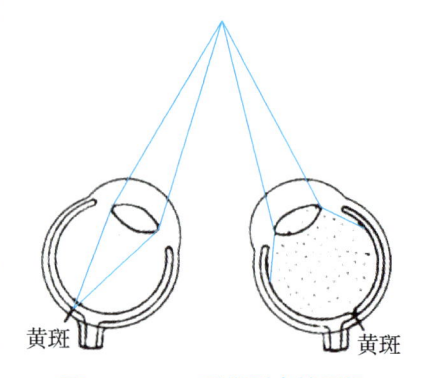

图2-2-43 形觉剥夺性弱视

弱视。形觉剥夺性弱视可以是单侧或双侧性的。单侧者更加严重，常伴有继发性内斜或外斜。

形觉剥夺性弱视的严重性与多个因素密切相关，包括剥夺的程度、发生的年龄、持续的时长以及是单眼还是双眼受影响。

剥夺程度越严重，弱视程度越重。例如，高密度的先天性白内障，尤其是当混浊位于晶状体中央且直径超过 3 mm 时，往往会导致重度弱视的出现。

形觉剥夺发生的年龄越早，弱视发病的风险越高，程度越深。临床研究表明，3 岁前的婴幼儿若遭受形觉剥夺，其后果尤为严重。相比之下，6 岁后发生的白内障对视力发育的影响则相对较小。

剥夺持续的时间也是决定弱视程度的重要因素。以先天性高密度白内障为例，出生后 3 个月内进行白内障摘除术，视力恢复通常较为满意；然而，若手术推迟至 2 岁之后，视力恢复的效果则可能极为不佳。这进一步证实了剥夺时间越长，弱视程度越深，视力恢复的难度也越大，甚至可能难以完全恢复。

2. 按弱视程度分类

按照最佳矫正视力的高低，一般把各种弱视划分为轻、中、重三个不同的级别。

（1）轻度弱视：最佳矫正视力为 0.6~0.8。

（2）中度弱视：最佳矫正视力为 0.2~0.5。

（3）重度弱视：最佳矫正视力≤0.1。

弱视程度的区分对弱视的治疗有诸多意义。比如，根据弱视程度选择合适的治疗方法和合适的随访间隔；选择合适的遮盖或压抑强度；准确地估计弱视疗程和预后；在弱视治疗随访过程中有利于观察治疗效果；及时调整治疗方案，以期获得最佳的治疗效果。

3. 按注视性质分类

（1）中心注视性弱视

中心注视性弱视一般见于造成弱视的各种发病原因，发生较晚，黄斑部的注视功能发育较好，虽已有单眼弱视，但其单眼注视功能仍然正常。黄斑中心虽有较深暗点，但仍有一定的机动性，如以此弱视眼注视，仍能恢复部分功能。在弱视训练中，如果遮盖健眼进行弱视眼的强化训练，有望提高视力。

（2）非中心注视性弱视

相对于中心注视，非中心注视是用黄斑中心凹以外一个区域作为注视点。非中心注视一般见于弱视程度重者，或有明显眼位偏斜者。临床上针对斜视性弱视、屈光参差性弱视且弱视眼视力<0.3 者，有必要进行注视性质检查。

在诊疗该类患者时，要区分非中心注视与异常视网膜对应。异常视网膜对应是一种双眼视功能异常，表现为双眼同时注视时，非注视眼会采用黄斑以外的区域与注视眼的黄斑区相对应。如果遮盖注视眼，原非注视眼能够恢复正常注视，以黄斑区为注视点。而旁中心注视是一种单眼现象，表现为单眼的定位功能异常，由于黄斑部存在深度抑制，因此选择黄斑外有限距离的一点作为单眼的注视中心。当双眼同时使用时，此眼作为非注视眼时,可能会同时出现异常视网膜对应,但旁中心注视的注视点与非注视眼的异常视网膜对应点并不相同。对于非中心注视性弱视的治疗,其方法与中心注视性弱视的治疗有所不同。治疗的关键在于首先将偏心注视转变为中心注视,并在此基础上进行训练,因此治疗难度较大。

(四) 临床表现

1. 视力低下

弱视的核心临床特征表现为视力低下,且无法通过矫正手段恢复至正常水平。在评估视力状况时,必须确保最佳矫正视力是否与个体发育阶段的正常视力标准相符,以免将发育过程中的正常视力误判为弱视。

2. 拥挤现象

弱视眼在识别单个视标时表现出较高的能力,然而,在辨别排列成行的视标时,其能力则显著降低,此现象被称为拥挤现象。当视力表中每行仅包含一个字母时,称为单字母视力表。而每行包含多个字母,如五个字母时,该视力表则被称为行视力表。值得注意的是,弱视眼在识别行字体与单个字体时的差异显著。行字体视力越低,两者之间的差异越明显。这种差异是由邻近视标之间轮廓的相互干扰所导致。

在进行弱视检查时,应使用行视力表作为视力评估工具。标准对数视力表作为一种对数视力表,其特点在于每行视标数量一致,特别适用于弱视患者的视力评估,特别是对于重度或中度弱视患者,其检测结果更能反映患者的真实视力状况。相比之下,采用其他类型的视力表或单字母视力进行检测,可能会导致视力评估偏高。另外,将Snellen视力表作为评估弱视程度和治疗效果的依据,其适用性也存在一定局限性,特别是在重度弱视的情况下。因为Snellen视力表中视力0.1~0.3处每行仅包含1~3个字,由于字数较少,容易记忆,且不易引发拥挤现象,因此可能无法准确反映患者的实际视力状况。

在弱视的矫治过程中,为了精确监测患者的视力恢复情况,应采用行视力表进行评估。弱视治愈的标准是要使行字体视力变为正常。在治疗过程中,若患者能够正常识别单个字体,但行字体视力仍未达到正常标准,这表明治疗效果可能不佳,且所获得的视力改善可能难以长期维持。这两者之间的差距越大,预示着患者的预后状况越差;反之,若差距逐渐减小,则表明预后良好。治疗结束后,患者是否存在视觉拥挤现象,对于评估其预后情况具有重要的参考价值。

3. 注视性质

弱视眼中存在两种注视性质,即中心注视和非中心注视。部分弱视患者的中心凹注视能力可能有所减弱,或者他们可能使用中心凹以外的某一点进行注视,这种情况被称为非中心注视。对于非中心注视,又可以进一步细分为旁中心凹注视、旁黄斑注视、周边注视以及游走性注视等几种类型。这些分类有助于人们更深入地理解弱视眼的注视特性,为诊断和治疗提供更为准确的依据。

4. 立体视觉降低

立体视觉建立在双眼融合功能基础上，任何一只眼的视力降低，立体视觉都会受到不同程度的影响。斜视性弱视患者的一只眼出现抑制，立体视觉发育会受到严重影响；屈光参差性弱视患者的立体视觉也会受到不同程度的影响；屈光不正性弱视患者的立体视觉受到的影响比较小。

5. 对比敏感度（CSF）降低

视力表只是检测高对比度情况下视觉系统的分辨能力，而对比敏感度检查法是检测视觉系统对不同亮度、不同对比度、不同空间频率情况下的分辨能力，这种检查方法更容易显示弱视的知觉缺陷。弱视的对比敏感度下降，特别是高空间频率一端，表现得更为突出。弱视的视力与对比敏感度之间有线性关系，当视力降低时，对比敏感度也低下，曲线的高峰值向左移（向低空间频率端）。

6. 调节功能异常

弱视眼的调节功能异常通常表现为调节幅度降低、调节灵活度差以及调节性集合异常等。这些问题不仅会影响患者的视力清晰度，还可能导致眼部疲劳和其他视觉不适症状。调节幅度降低会使患者在阅读、写作或进行其他近距离活动时感到困难，甚至可能引发眼部疲劳和头痛。调节灵活度差的患者在快速切换不同距离的注视物体时，会感到眼睛无法迅速适应，从而出现视力模糊或重影等现象。调节性集合异常会导致患者在阅读或进行其他需要双眼协调的活动中感到视力模糊、重影或眼睛疲劳。针对这些调节功能异常，可以通过视觉训练来改善症状。

任务小结

1. 远视小结

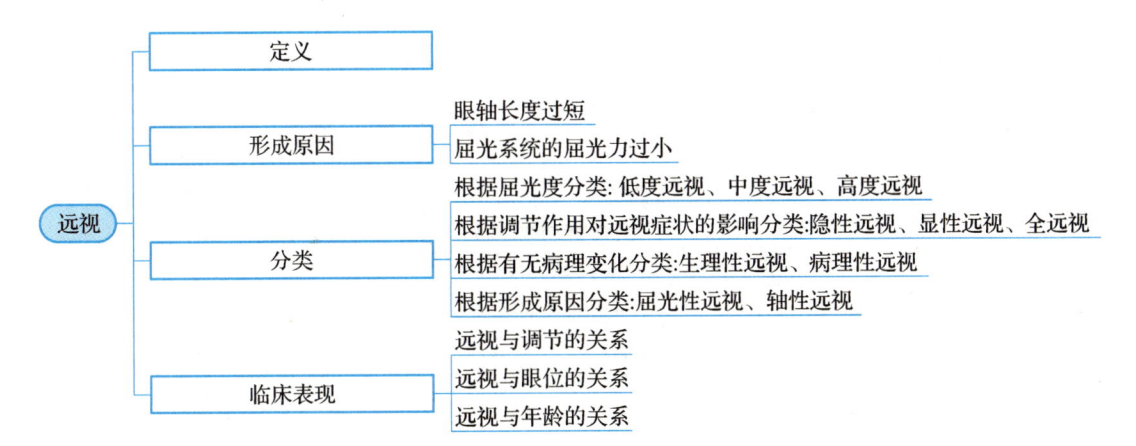

远视
- 定义
- 形成原因
  - 眼轴长度过短
  - 屈光系统的屈光力过小
- 分类
  - 根据屈光度分类：低度远视、中度远视、高度远视
  - 根据调节作用对远视症状的影响分类：隐性远视、显性远视、全远视
  - 根据有无病理变化分类：生理性远视、病理性远视
  - 根据形成原因分类：屈光性远视、轴性远视
- 临床表现
  - 远视与调节的关系
  - 远视与眼位的关系
  - 远视与年龄的关系

2. 散光小结

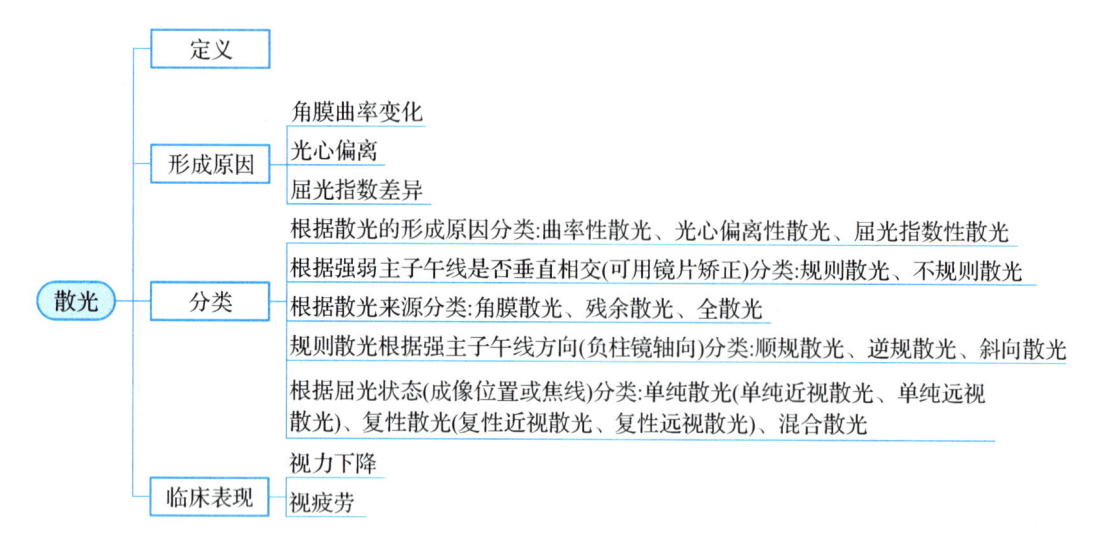

散光
- 定义
- 形成原因
  - 角膜曲率变化
  - 光心偏离
  - 屈光指数差异
- 分类
  - 根据散光的形成原因分类:曲率性散光、光心偏离性散光、屈光指数性散光
  - 根据强弱主子午线是否垂直相交(可用镜片矫正)分类:规则散光、不规则散光
  - 根据散光来源分类:角膜散光、残余散光、全散光
  - 规则散光根据强主子午线方向(负柱镜轴向)分类:顺规散光、逆规散光、斜向散光
  - 根据屈光状态(成像位置或焦线)分类:单纯散光(单纯近视散光、单纯远视散光)、复性散光(复性近视散光、复性远视散光)、混合散光
- 临床表现
  - 视力下降
  - 视疲劳

3. 屈光参差小结

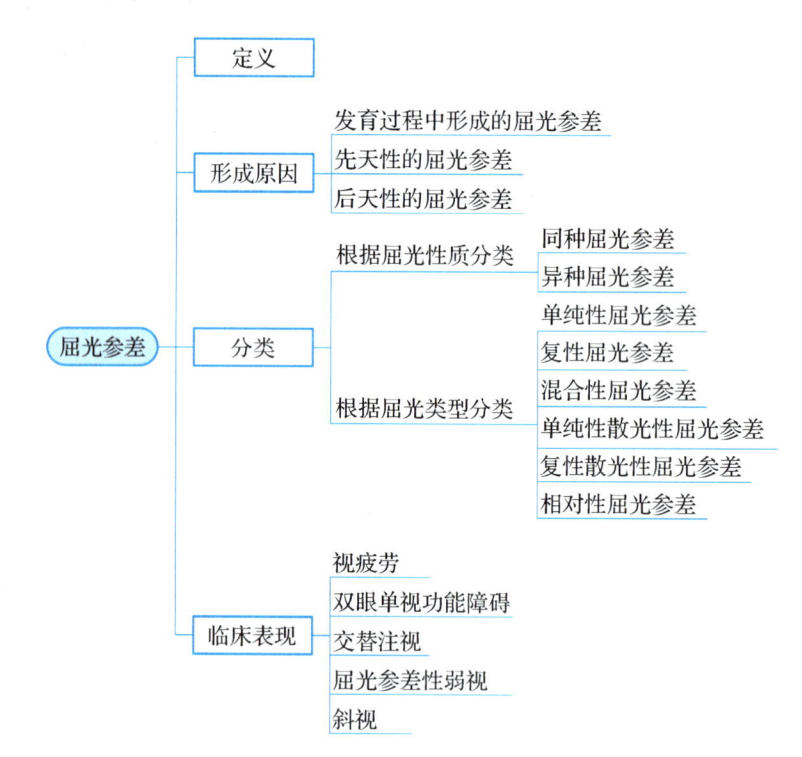

屈光参差
- 定义
- 形成原因
  - 发育过程中形成的屈光参差
  - 先天性的屈光参差
  - 后天性的屈光参差
- 分类
  - 根据屈光性质分类
    - 同种屈光参差
    - 异种屈光参差
  - 根据屈光类型分类
    - 单纯性屈光参差
    - 复性屈光参差
    - 混合性屈光参差
    - 单纯性散光性屈光参差
    - 复性散光性屈光参差
    - 相对性屈光参差
- 临床表现
  - 视疲劳
  - 双眼单视功能障碍
  - 交替注视
  - 屈光参差性弱视
  - 斜视

4. 斜视小结

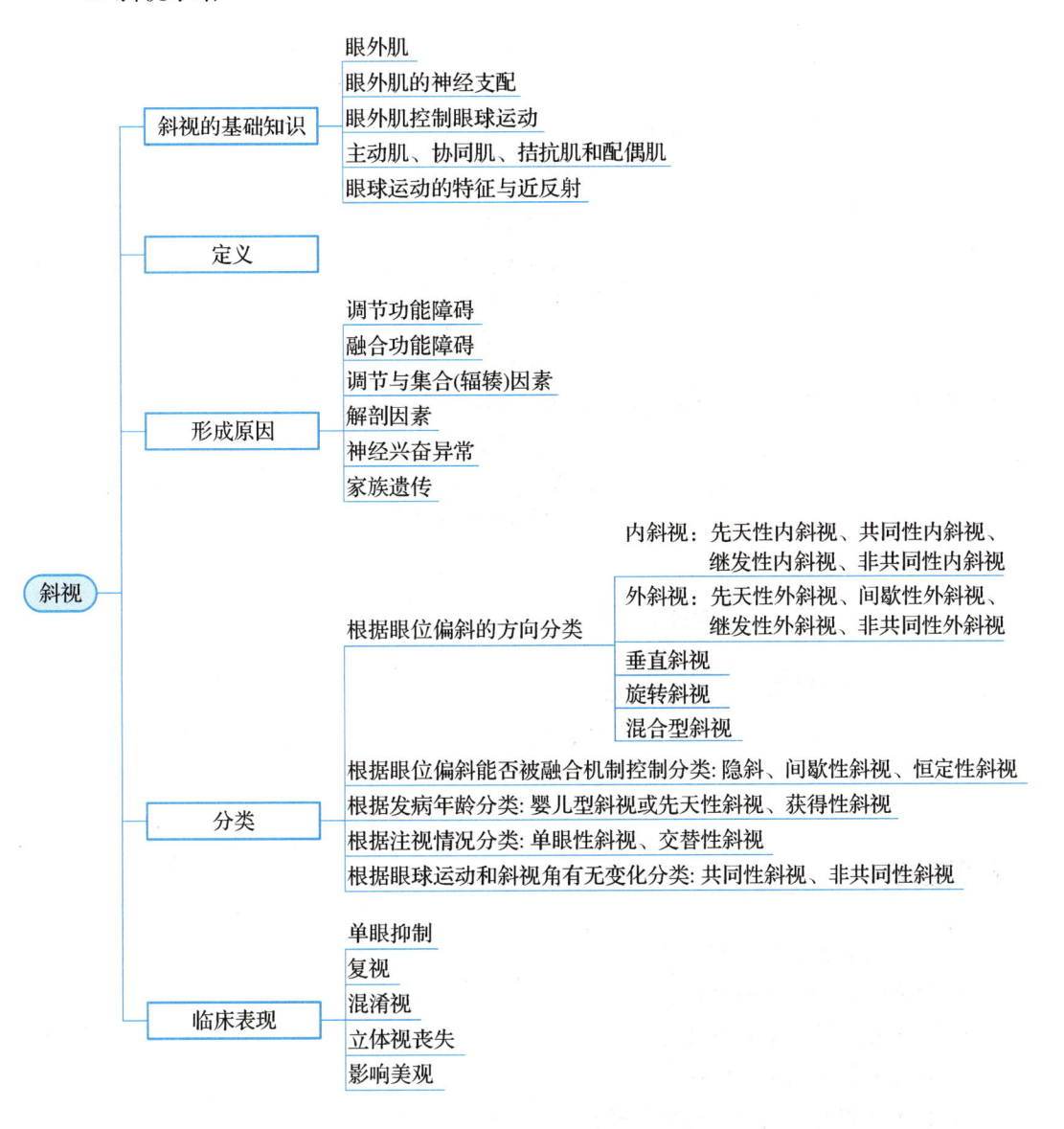

```
斜视
├── 斜视的基础知识
│   ├── 眼外肌
│   ├── 眼外肌的神经支配
│   ├── 眼外肌控制眼球运动
│   ├── 主动肌、协同肌、拮抗肌和配偶肌
│   └── 眼球运动的特征与近反射
├── 定义
├── 形成原因
│   ├── 调节功能障碍
│   ├── 融合功能障碍
│   ├── 调节与集合(辐辏)因素
│   ├── 解剖因素
│   ├── 神经兴奋异常
│   └── 家族遗传
├── 分类
│   ├── 根据眼位偏斜的方向分类
│   │   ├── 内斜视：先天性内斜视、共同性内斜视、继发性内斜视、非共同性内斜视
│   │   ├── 外斜视：先天性外斜视、间歇性外斜视、继发性外斜视、非共同性外斜视
│   │   ├── 垂直斜视
│   │   ├── 旋转斜视
│   │   └── 混合型斜视
│   ├── 根据眼位偏斜能否被融合机制控制分类：隐斜、间歇性斜视、恒定性斜视
│   ├── 根据发病年龄分类：婴儿型斜视或先天性斜视、获得性斜视
│   ├── 根据注视情况分类：单眼性斜视、交替性斜视
│   └── 根据眼球运动和斜视角有无变化分类：共同性斜视、非共同性斜视
└── 临床表现
    ├── 单眼抑制
    ├── 复视
    ├── 混淆视
    ├── 立体视丧失
    └── 影响美观
```

5. 弱视小结

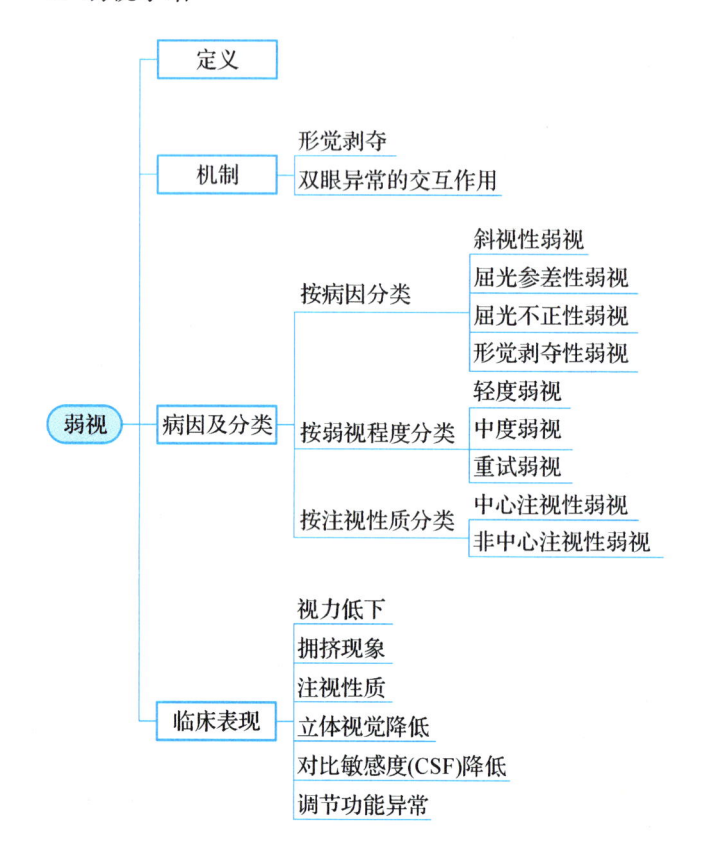

```
弱视 ─┬─ 定义
      ├─ 机制 ─┬─ 形觉剥夺
      │       └─ 双眼异常的交互作用
      ├─ 病因及分类 ─┬─ 按病因分类 ─┬─ 斜视性弱视
      │             │             ├─ 屈光参差性弱视
      │             │             ├─ 屈光不正性弱视
      │             │             └─ 形觉剥夺性弱视
      │             ├─ 按弱视程度分类 ─┬─ 轻度弱视
      │             │                 ├─ 中度弱视
      │             │                 └─ 重试弱视
      │             └─ 按注视性质分类 ─┬─ 中心注视性弱视
      │                               └─ 非中心注视性弱视
      └─ 临床表现 ─┬─ 视力低下
                  ├─ 拥挤现象
                  ├─ 注视性质
                  ├─ 立体视觉降低
                  ├─ 对比敏感度(CSF)降低
                  └─ 调节功能异常
```

任务考核

1. 远视的分类方法有哪几种？
2. 远视的临床表现有哪些？
3. 散光的分类方法有哪几种？
4. 散光的临床表现有哪些？
5. 屈光参差的分类方法有哪几种？
6. 屈光参差的临床表现有哪些？
7. 斜视的分类方法有哪几种？
8. 内斜视的分类方法有哪几种？
9. 外斜视的分类方法有哪几种？
10. 弱视的分类方法有哪几种？

项目三　近视的检查与处方原则

项目简介 »»»»

本项目按照工作程序分别介绍了屈光不正筛查、验光前的问诊与检查、验光检查、双眼视功能检查、近视的特殊检查、处方原则。本项目着重于对近视患者的整套检查及处方确定，强调在筛查阶段就应做好记录及预警提醒，通过问诊确定被检者的需求，通过初始检查排除眼部疾病并获取基本参数，并根据不同年龄段给予被检者合适的验光方法，并结合双眼视检查和特殊检查，通过以上检查数据结合被检者需求，给予被检者个性化的处方。本项目注重学习者实践技能的培养，更注重与前面眼科基础和屈光基础知识的结合与应用，应养成认真负责的工作态度和科学严谨的工作作风，不断提高沟通能力和综合分析能力。

项目分析 »»»»

本项目从岗位任务与职业能力分析出发，分为6个任务。结合工作岗位具体内容，培养学生近视检查的技术技能和处方原则。按照工作流程学习相关内容，进行屈光不正的筛查、病史采集与检查、验光检查、双眼视功能检查、近视特殊检查等内容的学习。通过本项目的学习，学生能够掌握近视的检查处理，规范进行近视的相关检查，根据患者相关情况给予个性化的处方，同时也为后续项目——近视防控策略奠定基础。

项目实施 »»»»

本项目围绕近视的检查与处方原则这一总体目标，结合临床工作流程，以项目引领、任务驱动，通过情景模拟、案例讨论与分析、理实一体、任务训练及考核评价、临床实践等多种教学方式，加强对此项目的理解与掌握，注重实践技能的学习和培养临床问题的处理能力。

项目导入 »»»»

近视发病率越来越高，目前矫正近视的主要方法是配镜，但配镜处方应该怎么给？用什么方法进行测量？与成人相比，儿童青少年验光还要注意些什么？除了验光还需要做什么检查？如何开展筛查并帮助家长和孩子及时发现近视？这些都是作为一名视光师应该关注并为患者提供的专业服务。下面具体来学习近视的相关检查及处方原则。

任务一　屈光不正筛查

任务目标

知识目标：
1. 掌握屈光不正筛查的方法。
2. 掌握屈光不正筛查的标准。

能力目标：
1. 能按标准操作进行筛查。
2. 会进行筛查记录并给予沟通建议。

思政目标：
通过本任务学习，引导学生进行规范筛查操作，并进行筛查后的沟通处理，整个过程要有爱心、耐心、细心、同理心、责任心。

任务导入

学校组织到一小学开展屈光不正筛查，你作为负责人如何完成此次筛查任务。

任务内容

规范化开展屈光不正筛查工作，是促进近视等屈光不正的群体性防控的重要切入点。在传统的裸眼远视力筛查方法基础上，应坚持科学性、实践性原则，统一屈光不正筛查操作方法、所用筛检指标和界值，并进行科学、规范的结果反馈。根据教育部、国家卫生健康委员会等八部门制定的《综合防控儿童青少年近视实施方案》中"儿童青少年近视筛查规范"的要求，参考中华人民共和国卫生行业标准《中小学生屈光不正筛查规范》(WS/T 663—2020)，本任务从屈光不正筛查的基本要求、筛查内容、筛查后的工作要求等方面进行介绍。

一、筛查的基本要求

屈光不正筛查的基本要求包括五个部分，分别为筛查机构、筛查人员、筛查场所、筛查仪器设备、筛查时间和频率。筛查机构应具备有效的医疗机构执业许可证，并具备符合要求的筛查人员。筛查人员应持有眼视光相关的国家执业医师、技师或护士资格证书，并接受相关的业务培训。筛查使用的仪器设备应通过相关部门审批和检测，并定期接受计量检定和校准。视力检查表应符合国家标准《标准对数视力表》(GB/T 11533—2011)的规定。屈光检测建议采用台式自动电脑验光仪,验光仪应符合标准《眼科仪器——验光仪》(ISO 10342:2010)的规定,筛查使用的仪器设备应通过相关部门审批和检测,并定期接受计量检定和校准。筛查场所应温度适宜并保持干净整洁,筛查场所面积大小及光照强度应满足 GB/T 11533—2011 中关于视力表使用的检查距离及照明要求,筛查频率不少于每学年一次。

二、筛查的内容

筛查包括四个部分,分别为裸眼远视力检查、屈光检测、主要眼病的识别、筛查结果的解读,戴镜者还需增加戴镜远视力检查。

(一) 裸眼远视力检查

1. 检查人员和器材准备

(1) 检查者应穿白大衣或工作服,戴好口罩及帽子,清洗双手。
(2) 检查前应准备好视力表、遮眼板和指示杆。
(3) 视力表悬挂高度应使视力表 5.0 行视标与受检者的双眼等高。
(4) 视力表应置于被检眼(结点)前方 5 米(即远视力表标准距离)处;或在被检眼(结点)前方 2.5 米处立一面垂直的镜子,以确保经反射后的总距离为 5 米。镜中的视标图像必须无明显变形。
(5) 视力表应采用人工照明,如用直接照明法,照度应不低于 300 lx;如用后照法(视力表灯箱或屏幕显示),则视力表白底的亮度应不低于 200 cd/m^2。液晶视力表显示的视标亮度可以调节,可调节亮度范围为 80~320 cd/m^2,整个视标显示区域内背景亮度变化应不超过 30%。
(6) 视力表应避免阳光或强光直射,照明力求均匀、恒定、无反光、不眩目。

2. 检查要求

裸眼远视力采用实测值,检查方法符合 GB/T 11533—2011 和《学生健康检查技术规范》(GB/T 26343—2010)的规定。

(1) 检查视力前应向受检者讲解检查视力的目的、意义和方法,取得合作,并询问是否正佩戴有隐形眼镜(包括软镜和硬镜),如有,应文字注明在记录表上(见表3-1-2 和表3-1-3)。佩戴眼镜者(包括隐形眼镜)应摘掉眼镜,检查裸眼视力。为了在筛查的同时做好后续眼健康服务,戴镜者(包括隐形眼镜)应查戴镜视力。
(2) 检查时受检者不应眯眼、斜视、偷看、往前探身,检测人员应随时注意监督。
(3) 用遮眼板时,要提醒受检者不要压迫眼球,以免影响视力。
(4) 不宜在紧张视近工作、剧烈运动或体力劳动后即刻检查视力。
(5) 确认佩戴角膜塑形镜的受检者计入近视样本。

3. 检查方法

(1) 远视力检查须先右眼后左眼再双眼。嘱受检者用遮眼板遮盖一眼,检查者用指示杆从第一行的最大视标(4.0行视标)开始,自上而下逐行检查,要求受检者在3秒钟内说出或用手势表示该视标的缺口方向,受检者说对的最后一行视标所表示的视力即为受检者该眼的视力。

(2) 每行通过的标准是测出被检眼所能辨认的最小行视标(辨认正确的视标数应超过该行视标总数的一半),记下该行视标的视力记录值,即为该眼的视力。

(3) 如果受检者在5米处不能识别视力表4.0行视标,则让其逐渐向视力表走近,直至刚能识别4.0行视标为止。记录被检眼与视力表的距离,用4.0加上不同距离相应的校正值,记录为受检者的视力。例如,受检者在4米处刚能识别4.0行视标,4米处校正值为−0.1,则4.0−0.1=3.9,其被检眼视力记录为3.9。不同距离的视力校正值见表3−1−1。

表3−1−1 远视力表变距校正表

检查距离(略值)	校正值	记录的视力值
5米	0	4.0
4米	−0.1	3.9
3米	−0.2	3.8
2.5米	−0.3	3.7
2米	−0.4	3.6
1.5米	−0.5	3.5
1.2米	−0.6	3.4
1米	−0.7	3.3

若在小于1米处仍无法看清最大一行视标,则依次进行指数、手动、光感和光定位的测量。

4. 结果记录

视力检查记录采用5分记录法。

(二) 屈光检测

屈光检测应采用客观检查法,在非睫状肌麻痹条件下,使用台式自动电脑验光仪进行检测。注意事项如下。

(1) 每日筛查开始前,应采用标准模拟眼进行仪器矫正,并将柱镜值调至负值状态。

(2) 每只眼应测量3次,取平均值;如其中任意2次的球镜度数测量值相差大于等于0.50 D,则应进行额外的测量,再取平均值。平均值应保留两位小数。

(3) 戴镜者(包括隐形眼镜)摘去眼镜后再进行电脑验光。

(4) 对于调节能力特别强,多次检测数值波动大者,应当在记录表上注明。

(5) 屈光检测应采用实测值,不得用问卷、自报等方式获得。

(6) 检测时发现的异常情况需用文字备注说明。

（7）屈光度检查结果打印出来后，将结果粘贴在记录表的"电脑验光单粘贴处"，同时将左、右眼的屈光度均值记录到表格中的相应位置。

（三）主要眼病的识别

1. 当非睫状肌麻痹下电脑验光等效球镜 SE≤－0.5 D 且裸眼远视力＜5.0 时，判定筛查结果为近视。
2. 串镜检测的结果判定按照 GB/T 26343—2010 的规定。
3. 筛查过程中，筛查人员应同时积极识别中小学生远视、散光和其他眼部疾病，并及时转诊到具备有效的医疗机构执业许可证的医疗机构复诊。
4. 筛查人员应及时将筛查结果记录于屈光不正筛查结果记录表中。

（四）筛查结果的解读

屈光不正的筛查结果不具有诊断意义，需到具备有效的医疗机构执业许可证的医疗机构进一步检查以确诊。近视筛查的标准有两条：裸眼视力≤5.0 和非睫状肌麻痹下电脑验光等效球镜度数≤－0.50 D。即必须同时达到上述条件才筛查为近视。其中非睫状肌麻痹下电脑验光是指在不使用睫状肌麻痹剂滴眼液的情况下做电脑验光检查，这要求能看懂电脑验光单，如图 3-1-1 所示。电脑验光单中的常见符号的含义：

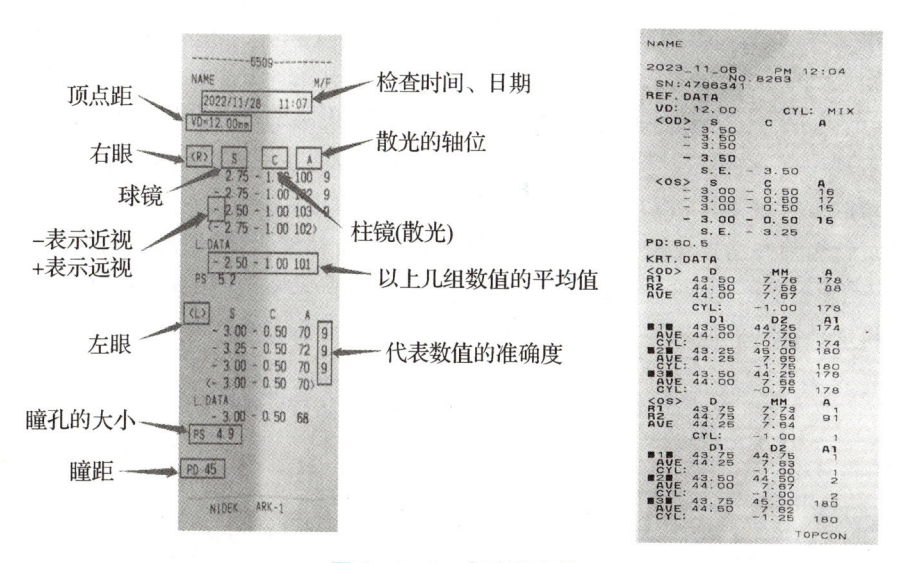

图 3-1-1　电脑验光单

VD：vertex distance，顶点距（镜眼距），即眼镜平面到角膜的距离，一般是 12 mm。
S：spherical，球镜度（近视或远视的度数），单位 D。
C：cylinder，柱镜度（散光度），表示眼球的总散光量，单位 D。
SE：spherical equivalent，等效球镜度为球镜度＋1/2 柱镜度，反映最小弥散环的位置，相当于把散光量折半为球镜度的表达方式，单位 D。
A：axis，散光轴位（散光的方向），单位度（°）。

VA：visual acuity，视力。

PD：pupillary distance 瞳距（两眼瞳孔之间的距离，单位 mm）。

R(right)或 OD：表示右眼。

L(left)或 OS：表示左眼。

R1：表示水平子午线上的角膜屈光度/角膜曲率半径，角膜屈光度的单位为 D，角膜曲率半径的单位为 mm。

R2：表示垂直子午线上的角膜屈光度/角膜曲率半径，角膜屈光度的单位为 D，角膜曲率半径的单位为 mm。

AVE：average，表示水平子午线和垂直子午线的角膜屈光度/角膜曲率半径平均值。

CYL：cylinder，表示角膜散光量，即水平子午线和垂直子午线的角膜屈光度之差，单位为 D。角膜散光量反映的是角膜的散光，不一定等于眼球的总散光量。角膜散光也有轴向，用"A"表示。

＋：表示远视性质。－：表示近视性质。

（五）筛查结果的注意事项

根据筛查标准，筛查出来的结果不能确诊近视，而是可能近视，在筛查中可能出现漏筛（是近视没筛查出来）或错筛（不是近视，筛查出近视）的情况。按《儿童青少年近视筛查规范》给 6 岁以下的儿童筛查会出现错筛，因为 6 岁以下儿童的视力值没有达到正常值1.0，电脑验光的屈光度因为有调节参与可能会出现近视化。由于诊断标准看的是等效球镜，当散光较高但等效球镜在－0.50 D 及以内，就会出现漏筛，但这种情况是需要矫正的。视力的主观检查，通过视认知训练可以提高裸眼视力，这在筛查时可能导致漏诊。此外，筛查针对的是近视筛查，若儿童出现斜视、远视、弱视等也应及早关注。筛查人员应为家长和儿童解读筛查结果并给予合适建议，同时做好筛查档案，将数据反馈给学校和政府部门（表 3－1－2 和表 3－1－3）。家长拿到筛查报告后到专业的机构复查确认，根据机构指导意见科学地进行近视防控。

表 3－1－2　0～6 岁儿童眼保健及视力检查回执单

编　　号：□□□□□□□□□□□□□□
儿童姓名：＿＿＿＿性别：＿＿＿＿出生日期：＿＿＿年＿＿＿月＿＿＿日
身份证号：□□□□□□□□□□□□□□□□□□
家长姓名：＿＿＿＿联系电话：＿＿＿＿

1. 儿童在本机构接受专项检查情况：

项目	6 月龄	24 月龄	36 月龄	4 岁	5 岁	6 岁
红光反射	□未查 □已查 0 未见异常 1 异常 右眼□ 左眼□	/	/	/	/	/

续 表

项目	6月龄	24月龄	36月龄	4岁	5岁	6岁
眼位检查	□未查 □已查 1 未见异常 2 眼位偏斜 3 其他____ □/□	□未查 □已查 1 未见异常 2 眼位偏斜 3 其他____ □/□	□未查 □已查 1 未见异常 2 眼位偏斜 3 其他____ □/□	□未查 □已查 1 未见异常 2 眼位偏斜 3 其他____ □/□	□未查 □已查 1 未见异常 2 眼位偏斜 3 其他____ □/□	□未查 □已查 1 未见异常 2 眼位偏斜 3 其他____ □/□
单眼遮盖厌恶试验	□未查 □已查 0 未见异常 1 异常 右眼□ 左眼□	□未查 □已查 0 未见异常 1 异常 右眼□ 左眼□	□未查 □已查 0 未见异常 1 异常 右眼□ 左眼□	/	/	/
屈光筛查	/	□未查 □已查 右眼 S__ C__ A__ 左眼 S__ C__ A__ (非睫状肌麻痹验光结果仅供参考) 0 未见异常 1 可疑屈光不正 2 其他 右眼□/□ 左眼□/□	□未查 □已查 右眼 S__ C__ A__ 左眼 S__ C__ A__ (非睫状肌麻痹验光结果仅供参考) 0 未见异常 1 可疑屈光不正 2 其他____ 右眼□/□ 左眼□/□	□未查 □已查 右眼 S__ C__ A__ 左眼 S__ C__ A__ (非睫状肌麻痹验光结果仅供参考) 0 未见异常 1 可疑屈光不正 2 其他____ 右眼□/□ 左眼□/□	□未查 □已查 右眼 S__ C__ A__ 左眼 S__ C__ A__ (非睫状肌麻痹验光结果仅供参考) 0 未见异常 1 可疑屈光不正 2 其他____ 右眼□/□ 左眼□/□	□未查 □已查 右眼 S__ C__ A__ 左眼 S__ C__ A__ (非睫状肌麻痹验光结果仅供参考) 0 未见异常 1 可疑屈光不正 2 其他____ 右眼□/□ 左眼□/□

注："S"为球镜数值;"C"为柱镜数值;"A"为散光轴位度数。

2. 儿童初筛检查结果异常及专项检查结果异常,在本机构复查或诊断结果:

_____

_____

3. 进一步转诊建议:□无 □有,转诊机构名称_____

医疗机构:_____

医师签名:_____

表3-1-3 中小学生屈光不正筛查结果记录表

屈光不正筛查结果记录
姓名_____ 出生日期____年____月____日 身份证号/学籍卡号_____ 性别____ 年级____ 班级____ 学校所在地____省(自治区)____区(县、市)学校____ 检查时间____年____月____日
请选择目前学生的戴镜类型(请打钩选择): □1. 框架眼镜 □2. 夜戴角膜塑形镜,度数(右)/(左)____/____ □3. 其他角膜接触镜,度数(右)/(左)____/____ □4. 不戴镜 □5. 其他

1. 远视力检测结果

	裸眼远视力	戴镜远视力
右眼		
左眼		

(请以5分记录法记录) 　　　　　　　　　填表人/医生签名_____

2. 验光仪检测结果

	球镜度数	柱镜度数	轴位
右眼			
左眼			

(球镜、柱镜填写请保留两位小数) 　　　　　填表人/医生签名_____

3. 串镜检测结果

	近视	远视	其他
右眼			
左眼			

(请在表内勾选) 　　　　　　　　　　　　　填表人/医生签名_____

其他特殊情况:_____

注:1. 戴镜视力指佩戴自己现有眼镜(包括框架眼镜和角膜接触镜)查得的视力水平。
2. 本次屈光检测在非睫状肌麻痹状态下进行,不具有诊断意义。
3. 学生个人信息及检查结果将进行严格保密。

三、屈光不正筛查后的工作要求

筛查结束后,应及时将检查结果反馈给所有受检学生及家长,并按照要求给出转诊建议。转诊技术流程图如图 3-1-2 和图 3-1-3 所示。此外,筛查人员应整理相关资料,建立和更新学生视力健康档案。有条件地区宜建立电子健康档案。筛查人员应对筛查结果进行记录,包括受检者基本信息(姓名、身份证号等)、双眼裸眼视力、双眼球镜度数、柱镜度数、轴位等结果。

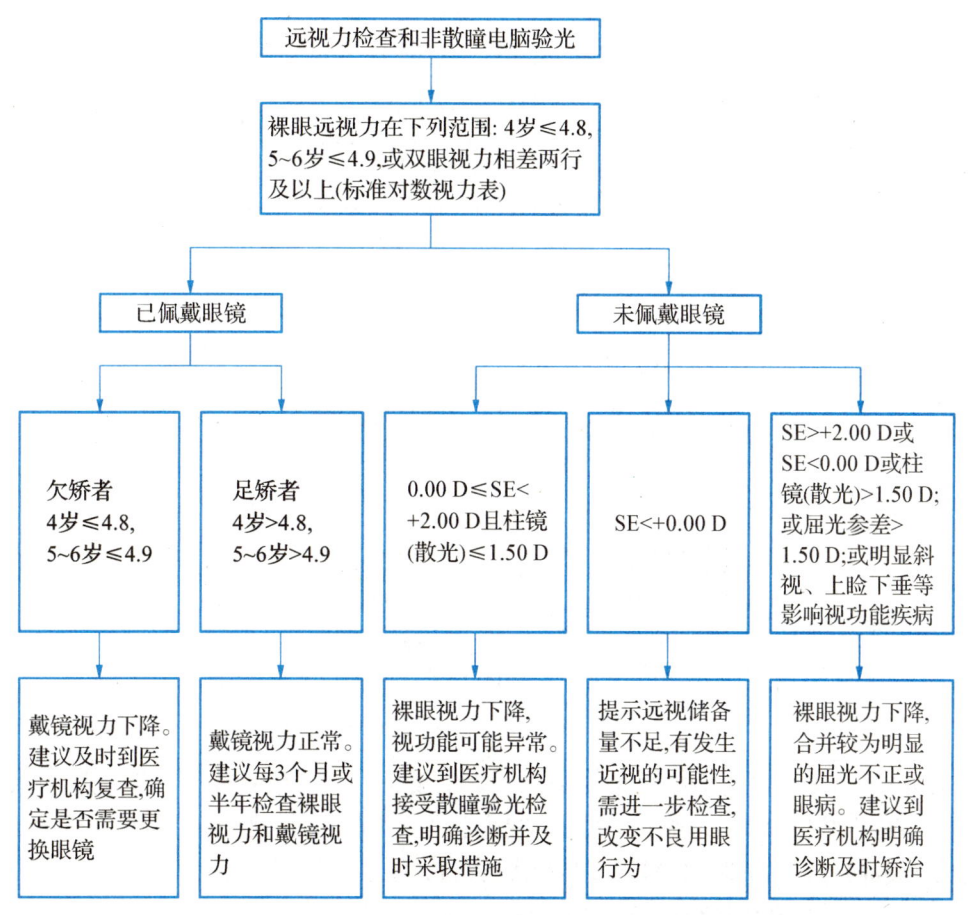

```
远视力检查和非散瞳电脑验光
        ↓
裸眼远视力在下列范围:4岁≤4.8,
5~6岁≤4.9,或双眼视力相差两行
及以上(标准对数视力表)
        ↓
   ┌────┴────┐
 已佩戴眼镜    未佩戴眼镜
   │            │
 ┌─┴─┐      ┌──┼──┬──────┐
欠矫者 足矫者  0.00D≤SE<   SE<+0.00D  SE>+2.00D 或
4岁≤4.8 4岁>4.8 +2.00D且柱镜              SE<0.00D 或柱
5~6岁 5~6岁>4.9 (散光)≤1.50D            镜(散光)>1.50D;
≤4.9                                    或屈光参差>
                                        1.50D;或明显斜
                                        视、上睑下垂等
                                        影响视功能疾病
  ↓     ↓       ↓           ↓            ↓
戴镜视力 戴镜视力 裸眼视力下降, 提示远视储备 裸眼视力下降,
下降。建 正常。建 视功能可能异常。量不足,有发生 合并较为明显
议及时到 议每3个月 建议到医疗机构 近视的可能性, 的屈光不正或
医疗机构 或半年检 接受散瞳验光检 需进一步检查, 眼病。建议到
复查,确 查裸眼视 查,明确诊断并 改变不良用眼 医疗机构明确
定是否需 力和戴镜 及时采取措施   行为         诊断及时矫治
要更换眼 视力
镜
```

图 3-1-2 学龄前儿童屈光不正筛查转诊技术流程图

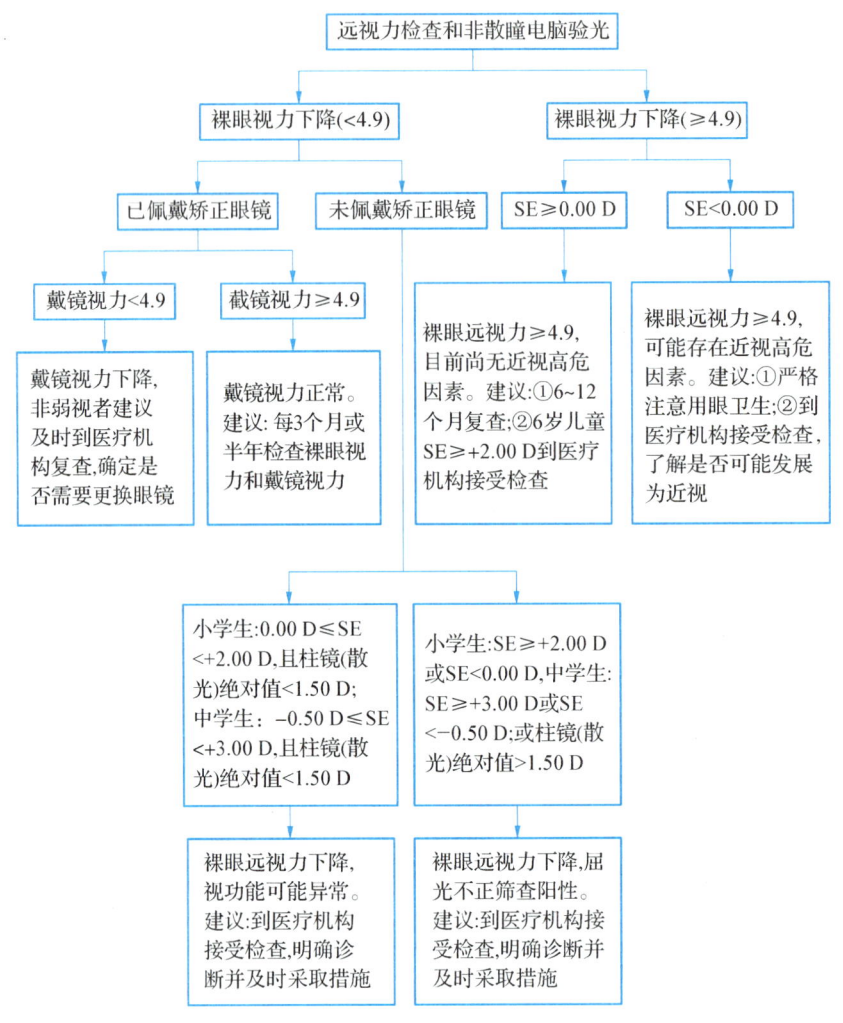

```
                    远视力检查和非散瞳电脑验光
                              │
          ┌───────────────────┴───────────────────┐
     裸眼视力下降(<4.9)                        裸眼视力下降(≥4.9)
          │                                         │
     ┌────┴────┐                              ┌─────┴─────┐
  已佩戴矫    未佩戴矫                      SE≥0.00 D    SE<0.00 D
  正眼镜      正眼镜
     │           │                              │            │
  ┌──┴──┐        │                              │            │
戴镜视力  戴镜视力                           裸眼远视力≥4.9, 裸眼远视力≥4.9,
 <4.9    ≥4.9                                目前尚无近视高危  可能存在近视高危
                                              因素。建议:①6~12  因素。建议:①严格
戴镜视力下降, 戴镜视力正常。                   个月复查;②6岁儿童 注意用眼卫生;②到
非弱视者建议  建议:每3个月或                   SE≥+2.00 D到医疗 医疗机构接受检查,
及时到医疗机   半年检查裸眼视                  机构接受检查       了解是否可能发展
构复查,确定是  力和戴镜视力                                       为近视
否需要更换眼镜
                     │
          ┌──────────┴──────────┐
     小学生:0.00 D≤SE        小学生:SE≥+2.00 D
     <+2.00 D,且柱镜(散        或SE<0.00 D,中学生:
     光)绝对值<1.50 D;         SE≥+3.00 D或SE
     中学生: -0.50 D≤SE       <-0.50 D;或柱镜(散
     <+3.00 D,且柱镜(散        光)绝对值>1.50 D
     光)绝对值<1.50 D
              │                      │
     裸眼远视力下降,           裸眼远视力下降,屈
     视功能可能异常。          光不正筛查阳性。
     建议:到医疗机构           建议:到医疗机构接
     接受检查,明确诊           受检查,明确诊断并
     断并及时采取措施          及时采取措施
```

图3-1-3 中小学生屈光不正筛查转诊技术流程图

筛查后,筛查机构应及时给出结果反馈,对需要进一步转诊复查的对象应发放《复查告知书》;检查结果判断为正常时,也应反馈给学生家长。同时,对所有受检学生和家长发放包括近视防控在内的眼保健科普知识宣传资料。

表3-1-4是复查告知书的参考格式。

表3-1-4 复查告知书参考格式

家长告知书
_____学校_____班级_____家长:您好!
经视力和屈光筛查,初步诊断您的孩子需要复诊,建议您带您的孩子尽快到正规的眼科医疗机构进行复查以明确诊断,检查项目建议包括:视力、睫状肌麻痹验光、主觉验光(插片验光)、矫正视力检查。
流程和注意事项:
(1) 检查时请带好本告知书、筛查结果记录表及孩子医疗保险卡前往医院。
(2) 请按接诊医生的指示进行相应检查。
×××疾病预防控制中心 ××××年××月

筛查不是确诊,因此当近视筛查报告通知结果为"阳性"时,应知道:

1. 到专业的眼科机构检查确认是否近视。具体可以通过屈光检查和视功能检查确认眼睛的屈光状态,必要时需要做睫状肌麻痹验光。建立儿童屈光发育档案,包括睫状肌麻痹验光、角膜曲率、眼轴、眼压、眼位的检查,对儿童近视做确诊,对是否需要配镜,如何配镜,配什么镜做进一步的准确判断。

2. 视力差不一定就是近视,不同年龄的正常视力下限是不同的,年龄越小,其正常视力下限越低。可以按"3、4、5、6、7"的口诀记忆,就是按小数视力(不是5分记录法)计算:3岁儿童视力下限为0.4,4岁儿童视力下限为0.5,5岁儿童视力下限为0.6,6岁儿童视力下限为0.7,如果视力低于相应的年龄标准才算视力低常。这在低龄儿童中要特别注意。所以如果按5.0(小数视力1.0)的筛查标准,在低龄儿童就会出现一些"假阳性"(不是近视而被筛查为近视)的情况。

3. 虽然视力差不一定是近视,但家长要重视。远视、散光、弱视,甚至眼部器质性病变等都会造成视力低常,当发现筛查有问题时要及时进一步检查,及时处理。

任务训练

(一) 实训准备

用物准备:视力表、电脑验光仪/屈光筛查仪。

(二) 实训注意事项

1. 选择合适环境和设备进行筛查。
2. 正确使用筛查设备、正确记录并为患者咨询宣教。

(三) 操作过程及评价标准

实训项目名称 __屈光不正筛查__　　限时_____　　得分_____

工作步骤	工作内容	分值	评分细则	得分
工作准备	1. 着装整齐仪表端庄 2. 准备器材	5 5	不符合要求全扣 少一样扣1分	
工作过程	1. 告知目的及注意事项 2. 视力筛查 3. 屈光筛查 4. 记录筛查结果并给予合适建议	10 20 25 30	不耐心细致扣10分,未解释全扣 问诊全面有效,每漏一项扣5分 检查全面细致,不准确扣5分 不耐心或不细扣10分,未解释全扣	
工作结束	器材、物品归位	5	器材不全全扣	
总评		100	态度不好,本项目不合格	

任务小结

1. 筛查内容包括视力、屈光度、常见眼病,并建立屈光档案。
2. 判断筛查结果,若有需要进行转诊。

任务考核

1. 视力筛查的注意事项有哪些?
2. 屈光筛查都包括哪些内容?

任务二　验光前的问诊与检查

任务目标

知识目标：
1. 掌握问诊的内容，各项内容采集的意义并进行分析。
2. 掌握验光前眼健康检查内容与方法，对检查结果进行分析判断。

能力目标：
1. 能进行问诊接待，通过问诊沟通搜集重要信息，并进行信息整理。
2. 会进行眼健康检查操作，并根据检查给予合适的进一步建议。

思政目标：
通过本任务学习，引导和帮助学生进行沟通问诊，整合被检者的需求，进行针对性的检查，要求学生规范操作检查并给出合适建议。

任务导入

案例： 某男童，8岁，家长主诉视物不清，前来咨询处理。

请根据家长及男童需求，进行验光前问诊及检查。

任务内容

一、验光前的问诊

验光前的问诊是非常重要的，通过问诊可以了解患者前来检查的原因、目的、期望。通过问诊，可以了解被检者的视觉需求、视觉和生活习惯、目前健康状况，发现与验光配镜所需要的必要信息，对下一步检查、诊断、处方有重要参考意义。

（1）一般资料：主要包括姓名、年龄、住址、电话等。

（2）主述：患者就诊的最主要原因，包括症状、体征、持续时间等。

（3）现病史：诱因与发病时间，病情经过，做过哪些检查和治疗，治疗效果如何等。

（4）既往史：尤其关注戴镜史，包括戴镜类型、戴镜时长、戴镜感受和习惯等。

（5）眼科及全身病史、家族史：如了解有无青光眼病史和家族史，对散瞳检查较为重要，闭角型青光眼病史患者不能轻易进行睫状肌麻痹验光；全身病史如糖尿病、高血压，可能会因眼底出血或其他并发症影响视力的矫正；了解药物过敏史可以预防发生护理液过敏;了解家庭成员近视状况有助于判断近视病因。有些时候还需要了解儿童围产期健康状况,如早产和低体重儿发生近视、弱视的可能性比正常儿童大。

(6) 日常生活习惯:根据生活习惯和需求可确定配镜处方和适合眼镜类型,还可询问用眼习惯、饮食习惯、用眼环境等。

二、眼部检查

(一) 视力检查

1. 视力检查相关基础知识

视力是判断眼睛状况的重要数据,视力包括裸眼视力和矫正视力、远视力和近视力、中心视力和周边视力、单眼视力和双眼视力、单字视力和满字视力等。正确检查并记录视力是极其重要的。检查视力是了解眼睛视功能最首要也是最简单、快捷的方法,视力的检测是在问诊后进行的一项必需的检查。视力检查所用视标有 E 字、C 字、字母、图案等,我国常用的视力表是 E 字对数视力表,其设计原理是"五分一分"原理。视力的记录方法有小数记录法、分数记录法、五分记录法。在视力筛查时,一般采用五分记录法。视力的检查与屈光度、照明、瞳孔大小、对比度、拥挤现象、年龄、心理因素、测量时间、视标辨认难易度有关,因此,测量视力时要考虑多种因素。一般认为正常视力值是 1.0,但如果测量视力是 1.0 就说明眼睛正常的想法是有问题的,一是因为不同年龄段的正常视力值有所不同,其测量评估方法也有差异;二是以下情况测量远视力值也可能正常:青年人的轻度远视、低度近视或顺规散光睐眼检查视力、青少年调节力充足的中度远视。因此,视力的检查虽然看似简单,但比较关键,也能为后续检查提供参考。

2. 视力检查步骤(以远视力检查为例)

(1) 按视力表要求距离测量

出示视力表,用遮盖板遮住左眼,先测右眼再测左眼再测双眼,被测者由大到小读出视标,鼓励尽量读出尽可能小的视标,直至一行中有半数的视标读错,该行的上一行就是该被测者的视力与该行读对的视标数之和,如 4.8^{+2}。

记录测试的实际值。例如,VA_{cc}:OD 5.0(1.0),OS 4.9(0.8)@D (cc 表示戴镜视力,sc 表示裸眼视力,OD 表示右眼,OS 表示左眼,D 代表远距)。

(2) 走近测量

如果被测者不能看到最大的视标,则让被测者走近直至能读出视标。

记录能看清最大视标的距离,换算成远距视力(小数记录法),按公式:视力=被检者与视力表距离÷(5 m)×0.1 计算。被检者与视力表距离的单位为 m。如被测者在 2.5 m 距离时看清设计距离为 5 m 的 0.1 视标,则该被测者的视力为 0.05。

(3) 指数检查

如果被检者在 1 m 甚至更近距离处都不能看到最大的视标,则进行指数检查。

检查者与被测者相对而坐,由近及远,让被检者辨认手指数量,直至能辨认的最远距离。记录格式如 30 cm/指数,或 30 cm/CF。

(4) 手动检查

如果被测者在眼前仍然不能辨认指数,需要进行手动检查,在 40 cm 处向被测者晃动手,询问能够觉察手动的最远距离。记录格式如 30 cm/手动,30 cm/HM。

(5) 光感和光定位检查

如果被检者不能辨认手动,需进行光感和光定位测量。检测手电离被检者 1 米,先测右眼,后测左眼。先进行光感测量,将手电光直接照在被检者眼前,问能否看到灯光。再进行光定位测量,被检者注视正前方并不能转动眼睛,分别将手电筒光置于正前方上中下、颞侧上中下、鼻侧上中下共 9 个方向,记录正确光定位的手电位置,能看见用"+"表示,不能看见用"−"表示。

记录如下:

光感　OD:LP(+)　OS:LP(−)

光定位　OD:LP
　　　　＋　＋　＋
　　　　＋　＋　＋
　　　　＋　＋　＋

3. 视力检查的注意事项

(1) 被测者不能眯眼,不能仰头或歪头,身体不能前倾。

(2) 非检查眼要遮盖严密但不能压迫眼球。如若遮盖不严密会导致检查结果不准确,尤其对于单眼视力低下的患者,易导致漏诊延误治疗时机。

(3) 对于儿童,应耐心,不配合者应多次检查,直至获得准确结果。

(4) 根据视力表要求设置房间灯光、距离、高度等。

(5) 不同年龄段要用合适的方法检查,对于视力的记录也要采用正确的记录方法。

(二) 色觉检查

1. 色觉相关基础知识

色觉,即颜色视觉,指人或动物的视网膜受不同波长光线刺激后产生的一种感觉。色觉涉及物理、化学、解剖、生理、生化及心理等学科,是一个非常复杂的问题。颜色是通过眼、脑和我们的生活经验对光的一种视觉效应,颜色有色调、亮度和饱和度三种属性,色觉取决于视网膜内的感受器和神经系统细胞的联系以及感受器本身特性。有许多学说尝试解释色觉现象,每种学说均有其优点,但尚没有一个学说能完美地解释生活中的各种色觉现象。其中人们较为重视的学说有 Young-Helmholtz 学说、Hering 学说和近代的"阶段学说"。

色觉异常,也称色觉障碍,指对各种颜色的心理感知不正常。色觉异常分为先天性色觉异常和后天性色觉异常。先天性色觉异常是一种 X 染色体连锁隐性遗传病,由于男性仅有 1 条 X 染色体,故此病的发病率男性远高于女性。后天性色觉异常是因为某些眼病、颅脑疾病、全身病变以及中毒所致,除色觉异常外,常合并视力、视野以及其他视功能障碍。根据异常的程度,色觉异常又分为色盲和色弱。色盲是不能辨别某些或全部颜色,色弱则是指辨别颜色能力降低,色盲以红绿色盲最常见,色盲和色弱以先天性因素为多见。

一些职业需要对颜色有正常的辨别能力，如美术、医学、化学、驾驶等，色觉检查是就业、入学、服兵役等体检的必查项目之一，色觉检查的目的在于确定有无色觉异常，并鉴别色觉异常的类型以及程度。色觉检查为主观检查，包括假同色图法、彩色绒线团法、色相排列法和色觉镜法等。

2. 色觉检查的步骤（以假同色盲本为例）

（1）检查距离约 50 cm，一般双眼同时进行。

（2）用示教图向患者说明如何识图。先检查被检者右眼，遮盖左眼。

（3）在检查图中选择几幅，辨认或用棉签在色盲本上画出形状，每幅图识别时间不超过 5 秒。

（4）记录所能阅读辨认的页数并记录所用色盲本的版本（由于每本色盲检查本的第一张图画是作为区别伪盲所用，而不是真正用于色觉检查，所以该页不能计算在内）。不能正确辨认为色盲，能辨认但困难或时间延长者为色弱。

例如，OD 12/12 Ishara；OS 12/12 Ishara。

3. 色盲本检查的注意事项

（1）视力　视力太差不能进行检查，屈光不正者可以戴镜检查，但不能戴有色眼镜。

（2）距离　不管色觉正常与否，视角及亮度大时，辨色能力均有所提高。所以距离近时，视角大，亮度高，图形与底色的色调差别明显；但如太近，色调与亮度的差别即不明显，图形反而不易辨认。距离远时，各色斑容易融合，图形辨认较容易；但如果太远，则色觉正常者亦不能读出。所以，各种检查图都规定了一定的检查距离，多为 0.5 m 左右。

（3）照明　最好能在自然弥散光下进行检查，最好由北窗照明，有些色盲图也可以在日光灯照明下进行。照明度不应低于 150 lx，以 500 lx 为宜。

（4）判读时间　每页图片判读时间规定在 2～3 秒内。为了取得正确的结果，必须对时间进行严格限制。因为色弱者往往能正确认出图案或数字，只不过是表现出辨别困难或辨认时间延长而已。

（5）其他　尽管单眼色觉异常非常少见，但确实存在。故希望有条件尽量两眼分别检查。另外，色盲图为色素色，容易褪色及弄脏，在检查时，不要用手触及图面。不用时应避光保存，如有污染及褪色，即不能使用。

（三）眼球运动

1. 眼球运动的基础知识

眼的功能包括知觉输入和运动输出，运动系统的功能是将视野转入到注视区域扩大观察范围；将注视目标投射到黄斑区并维持清晰成像；双眼协调形成单眼视。

广义的眼球运动包括眼球转动、聚散、眼睑运动、注视、扫视、追随、前庭眼反射和视动性眼球震颤。眼球运动异常多发生于近距离工作，如阅读、写作等视疲劳情况下。眼肌的主要作用是司理眼球运动，眼外肌的相关分类、作用及神经支配在项目二中已描述过，任何眼外肌本身问题或与之相关的脑神经问题都可以通过眼外肌的运动检查发现,检查眼外肌的运动可以对脑神经或控制它们的神经回路的健康情况进行筛查。

2. 眼球运动检查步骤

(1) 继眼位检查后进行,不需戴镜。

(2) 被检者头位不变,两眼跟随灯光,向不同注视眼位转动,并询问是否有重影、疼痛、不舒适。

(3) 灯光起始位,眼前 30~40 cm 正中央开始。然后移向其他位,在眼前九个方位依次移动灯光位置。整个过程还需要观察:眼球运动流畅度、跟随灯光的准确度和移动范围;若报告某象限有复像,需要进行精确的眼外肌测量分析。

(4) 记录:若正常,则记录为 SAFE。

S:smooth 平稳的——无波动

A:accurate 准确的——始终保持注视视标

F:full 完整的——全视野注视

E:extensive 广泛的——可达到检查极限

若异常,用文字具体记录,如眼球震颤、运动不稳、运动滞后等。

(四) 眼位检查

眼位检查可采用角膜映光法和遮盖试验进行测量。遮盖试验包括交替遮盖法和遮盖-去遮盖法两部分,交替遮盖法可确定正位还是斜视,但因在交替瞬间有融像,故不能区分显斜视还是隐斜。遮盖-去遮盖法可以区分显斜视与隐斜,还可判断斜视是恒定性斜视还是交替性斜视。

1. 交替遮盖测量方法

固视目标,遮盖右眼 2~3 s,迅速将遮盖板移至左眼,观察去遮盖瞬间右眼的移动方向。同样方法换一只眼进行。

重复前两个步骤几次。

2. 遮盖-去遮盖试验测量方法

(1) 检查左眼,遮盖右眼观察左眼,若左眼不动,则可能是正位或隐斜,去遮盖瞬间观察右眼,右眼不动为正位,右眼动为隐斜;若左眼动,则说明有斜视,需要判断是恒定性斜视还是交替性斜视,若去遮盖瞬间左眼动则为恒定性斜视,若去遮盖瞬间左眼不动则为交替性斜视。

(2) 检查右眼,方法同上步骤。

通过移动方向可以判断斜视类型,通过移动幅度可以判断斜视的大小,但这都是定性检查。对斜视的定量检查需要加棱镜测量,直至加棱镜测量眼球不动为止。眼球运动方向、眼球偏斜方向、所加棱镜方向关系如表 3-2-1。

表 3-2-1　根据眼球运动方向判断眼球偏斜方向和所加棱镜方向

眼球运动方向	眼位偏斜方向	所加棱镜方向
内	外斜(exo)	底朝内(BI)
外	内斜(eso)	底朝外(BO)
上	下斜(hypo)	底朝上(BU)
下	上斜(hyper)	底朝下(BD)

3. 记录

用"CT"或"cover test"表示该试验；sc 表示裸眼状态，cc 表示屈光完全矫正状态；D 表示远距离，N 表示近距离；eso 表示内隐斜，exo 表示外隐斜，RH 表示右眼上斜，LH 表示左眼上斜。如果偏斜属于斜视，用 R、L、ALT 分别表示右眼斜视、左眼斜视、交替性斜视；可使用棱镜进行中和，记录棱镜度。

正常值范围是：远距离，$1^{\triangle}$exo($\pm 1^{\triangle}$)；近距离，$3^{\triangle}$exo($\pm 3^{\triangle}$)。

(五) 立体视检查

1. 立体视觉检查基础知识

立体视是双眼辨别空间物体大小、前后距离、凹凸、远近的视功能，即人眼对外界物体三维空间的辨别能力。许多职业要求有良好的立体视觉，针对屈光不正、斜弱视等的矫正与治疗也是重要检查项目。立体视的检查方法很多，一般使用立体图配合偏光镜进行检查，常用的立体图有红绿立体图、Titmus 立体图等。

2. 检查步骤

(1) 在检查者近距离矫正镜片前加戴偏光镜。
(2) 被检者手持立体视检查本，距离 40 cm，双眼同时观看。
(3) 照明在后方，正对检查本。
(4) 被检者在习惯阅读位注视视标，分辨哪一个视标相对其他视标是漂浮在上方的。
(5) 继续辨认直到被检者连续给出两个错误答案。

3. 记录

应记录所用的立体图类型、测试距离和测试结果，正常成年人为 60″。

(六) 裂隙灯眼前节健康检查

1. 裂隙灯检查基础知识

裂隙灯显微镜是常用的眼科检查仪器，主要用于眼前部组织的检查，也可用于眼后部组织的检查。裂隙灯的主要结构分为裂隙灯系统和显微镜系统两部分。裂隙灯检查须在暗室中进行，常用操作方法有弥散光照射法、直接焦点照明法、镜面反射照明法、后部反光照明法、角膜缘散射照明法、间接照明法，最基本、最常用的是直接焦点照明法。裂隙灯检查对眼健康检查、角膜接触镜配适等有着极其重要的作用。

2. 裂隙灯检查步骤

调暗光线,调整座椅高度舒适就座,调节目镜屈光度及间距,各方向调整操纵杆使光线聚焦眼部,从右眼到左眼、由低倍到高倍、从颞侧到鼻侧、由外向内检查。

裂隙灯检查由外向内的基本检查顺序是:眼睑—睑缘—睫毛—泪器—睑结膜—球结膜—结膜囊—角膜巩膜缘—泪膜—角膜—前房—前房角—虹膜—瞳孔—后房—晶状体。

(1) 眼睑:观察眼睑的松紧度、眼缘是否正常,有无内翻、倒睫。

(2) 泪器:观察上下泪小点位置是否正常,挤压泪囊区有无分泌物溢出。

(3) 结膜:观察睑结膜有无充血、乳头、滤泡增生、结石等;球结膜有无充血、增生、翼状胬肉等。

(4) 角膜:观察角膜直径、角膜完整度、有无新生血管、上皮是否完整。

(5) 前房:观察前房深度、房水有无混浊。

(6) 虹膜:观察色泽纹理是否正常、有无粘连。

(7) 瞳孔:观察瞳孔大小、形状、位置、对光反射等。

(8) 晶状体:观察晶状体位置、透明度等。

(七) 眼压检查

眼压是眼内压(intraocular pressure,IOP)的简称,是眼球内容物对眼球壁的压力。成年人眼压的正常范围是 10 mmHg～21 mmHg,同一时间双眼的眼压差不大于 5 mmHg,同一只眼睛在 24 小时内波动范围不大于 8 mmHg(1 mmHg=1.33×10^2 Pa)。眼压的正常与否对后面判断能否睫状肌麻痹验光有重要意义。眼压测量包括指测法和眼压计测量,眼压计包括压陷式和压平式眼压计,其中压平式眼压计包括 Goldmann 压平式眼压计和非接触压平式眼压计,下面重点介绍非接触压平式眼压计。

1. 基本结构

非接触压平式眼压计主要结构包括测量系统、处理系统、控制部件等。

2. 测量压平式原理

非接触压平式眼压计的原理是利用一种可控制的气体脉冲,其压力线性增加将角膜压平一定面积,利用监测系统感受角膜表面反射光线,并记录角膜压到一定程度所需时间,换算成眼压 mmHg 值。

3. 测量方法(以非接触压平式眼压计为例)

开启眼压计测量开关。调整被检者座位及头位。保持固定视前方,被检眼处于监视屏幕中心。移动调焦手柄,使测量喷气口对准角膜中央,聚焦清晰,开始测量。

4. 注意事项

此测量方法在眼压小于 8 mmHg 及大于 25 mmHg 时可能出现偏差,若有固视不良、高度散光等导致误差较大,也不宜使用此方法。喷气口或测量窗以酒精清洁,不能用其他化学清洁剂。

任务训练

(一) 实训准备

用物准备:实训相关设备和用物准备。

(二) 实训注意事项

1. 根据操作流程进行实操训练。
2. 实训结果的正确记录与判断。
3. 实训结果与问诊表的结合。

(三) 操作过程及评价标准

实训项目名称　验光前的问诊与检查　　限时＿＿＿＿＿　　得分＿＿＿＿＿

工作步骤	工作内容	分值	评分细则	得分
工作准备	1. 着装整齐仪表端庄 2. 准备器材	5 5	不符合要求全扣 少一样扣1分	
工作过程	1. 告知检查目的及注意事项 2. 问诊 3. 检查 4. 沟通检查结果与建议	10 20 25 30	不耐心细致扣10分,未解释全扣 问诊全面有效,每漏一项扣5分 检查全面细致,不准确扣5分 不耐心或不细扣10分,未解释全扣	
工作结束	器材、物品归位	5	器材不全扣	
总评		100	态度不好,本项目不合格	

任务小结

验光前需要进行问诊和初始检查,初始检查包括视力、眼前节检查。

任务考核

1. 不同年龄段的患者视力检查的方法和评估方法有哪些?
2. 验光前检查内容有哪些?
3. 某视光门诊想全面细致地采集病史,请你为其设计一份问诊表。

任务三　验光检查

验光是眼科学与视光学临床实践中主要的检查手段之一，是一个动态的、多程序的临床诊断过程。从光学角度来看，验光是让位于无穷远处的物体通过眼前的矫正镜片及眼球屈光系统后恰好在视网膜上形成共轭像，即寻找远点并矫正的过程。

验光主要分为客观验光和主观验光两大类。客观验光是检查者能客观地检查出被检者屈光状况，不受被检者主观意识的影响，即可检出被检者屈光不正的方法，目前常采用电脑验光、检影验光两种方式。电脑验光简单快速，适用于快速获取客观屈光度并作为验光的起点或用于日常的眼保健筛查，电脑验光测量结果只能作为验光的初始数据，而不能作为最后的处方，最终需结合主觉验光和试戴。检影验光是检查者利用检影镜照亮被检眼，观察被检眼眼底视网膜的反射光，通过反射光的变化来判断被检眼的屈光状态和屈光度。主观验光需要被检者的主观配合，检查者通过在被检眼前加减镜片，根据被检者的视力应答情况，来判断其屈光不正的状态及度数。目前常用镜片箱插片验光、综合验光仪检查两种方式。插片验光法指在被检者眼前加减镜片，根据视力改善的情况，选择最适宜的镜片以矫正屈光不正的一种检查法。插片验光法作为一种最基本的验光方式，具有设备配备简单、操作简便等优点。综合验光仪是目前国际公认的、标准的验光设备。

验光主要包含以下三个阶段：初始阶段——该阶段为检影验光或电脑验光等客观验光，检影验光是该阶段的关键步骤，儿童眼部调节能力较强，不同年龄调节力不同，年龄越小调节力越强，因此该阶段对调节的控制极其重要。精确阶段——该阶段是对初始阶段数据进行检验的过程，综合验光仪是精调的重要工具，但儿童用插片验光法更为方便。验光师通过改变视标及镜片，根据被检者的反应调整屈光度以获得最佳的视觉效果。终结阶段——终结阶段不仅仅是一种检查或测量技能，还需要经验和科学判断的有机结合。该阶段的主要内容是试镜架试戴并最终处方确定。处方确定是个性化的，验光师必须权衡被检者所有信息，包括起始点、精调的结果和终点的测试结果；验光师也必须将所有的因素综合考虑，比如对被检者适应能力的评估，以及被检者的生活习惯和视觉需求等。

儿童青少年眼部的调节能力强，屈光状态变化大，儿童注意力时间短，检查合作差，因此对儿童青少年的验光有一些特殊的要求和技术方法，准确的验光是治疗的前提，正确及时的治疗对视觉功能也有积极作用。大多数儿童青少年的验光需要散瞳后进行，睫状肌麻痹验光流程如下：眼科医生检查—裂隙灯检查—眼底检查—眼压检查—开具睫状肌麻痹验光检查单—散瞳滴药—电脑验光—人工检影验光—散瞳后复查主观验光。下面就散瞳、电脑验光、检影验光、综合验光仪验光、插片验光进行讲解。

子任务一　睫状肌麻痹

任务目标

知识目标：
1. 掌握睫状肌麻痹注意事项。
2. 掌握睫状肌麻痹操作方法。

能力目标：
1. 能对是否合适睫状肌麻痹进行评估。
2. 会进行睫状肌麻痹操作，并对睫状肌麻痹相关事项进行沟通。

思政目标：
通过本任务学习，引导学生进行睫状肌麻痹前、后沟通，具有科学的认知与判断，按要求规范操作。

任务导入

案例： 某男童，6岁，家长主诉喜眯眼视物，想进行验光。

请根据家长需求，进行睫状肌麻痹验光。

任务内容

一、睫状肌麻痹验光的原因

家长带着孩子到医院验光配镜时，医生通常会让这些孩子去做"睫状肌麻痹验光"检查，家长可能会感到疑惑，孩子已经是近视，为什么还要睫状肌麻痹验光？

人的睫状肌就像弹簧，长时间近距离用眼可造成睫状肌持续收缩、痉挛，此时弹簧的弹性较差，持续看近处于收缩状态，看远无法放松，导致看远不清楚看近清楚的假性近视。若此时直接验光，易导致验光结果存在偏差，近视验光结果偏高，远视验光结果偏低；若按此验光结果配镜容易促进近视发展。这时通过药物或用眼行为的改变，缓解睫状肌的持续紧张状态，使睫状肌得到放松，测得的验光结果较为准确。因此，为获得准确的屈光度，屈光不正被检儿童需要充分麻痹睫状肌后再进行检影验光检查。如果睫状肌麻痹（即散瞳）后孩子看不清、歪头眯眼的症状消失了，视力变得很好，这是假性近视；若睫状肌麻痹后，孩子还是要戴上一副有度数的眼镜才能看清，就是真的近视了。睫状肌麻痹验光就是通过麻痹睫状肌而使调节功能减弱，检查出孩子真正的屈光度数。需要注意的是，不能把缓解睫状肌痉挛而降低的假性近视度数等同于真性近视。这种假性近视可以治疗、度数可以恢复。以真正的屈光度结果为基础，综合判断孩子的眼位、调节、集合功能等，才能给孩子验配合适的眼镜。

二、睫状肌麻痹剂及其浓度的选择

睫状肌麻痹剂(滴眼液或眼膏)主要包括 0.5％和 1.0％硫酸阿托品，0.5％和 1.0％盐酸环喷托酯，2.0％和 5.0％氢溴酸后马托品，0.5％、1.0％和 2.0％托吡卡胺，0.25％氢溴酸东莨菪碱。各种睫状肌麻痹剂的用药方法及药物持续时间见表 3-3-1。睫状肌麻痹剂及其浓度的选择应根据儿童的年龄(体重)、屈光状态、虹膜色素、检影结果波动性、是否有内斜视、是否有眼球组织结构异常以及既往睫状肌麻痹验光史而定。

1. 年龄

所有儿童初次验光均应在睫状肌麻痹下进行。1.0％盐酸环喷托酯滴眼液可用于 6 个月以上的足月婴儿；对于 6 个月以下婴儿，使用稀释的滴眼液较为安全，如 0.5％环喷托酯滴眼液或 0.2％环喷托酯滴眼液和 1.0％去氧肾上腺素滴眼液联合应用。幼龄儿童使用 0.5％阿托品滴眼液较为安全。6 岁以下儿童初次验光应使用强效睫状肌麻痹剂。

2. 屈光状态

年幼远视眼儿童验光应首选 1.0％盐酸环喷托酯滴眼液或 1.0％硫酸阿托品滴眼液；近视眼儿童或不伴有内斜视的年长远视眼儿童验光，可选择使用 1.0％托吡卡胺滴眼液或 0.5％复方托吡卡胺滴眼液进行睫状肌麻痹。

3. 虹膜颜色

浅色素虹膜儿童只需滴 1.0％盐酸环喷托酯滴眼液 1 或 2 次，而深色素虹膜儿童至少需要用药 3 次以上。先点 1 滴表面麻醉剂可增强盐酸环喷托酯的作用。

4. 合并内斜视情况

内斜视儿童初次验光应使用强效睫状肌麻痹剂，如 1.0％硫酸阿托品滴眼液、1.0％盐酸环喷托酯滴眼液联合 0.5％或 1.0％托吡卡胺滴眼液。

5. 检影结果波动性

若在视网膜检影验光过程中发现患儿屈光度数变化较大，说明其睫状肌麻痹不充分，应考虑改用作用更强的睫状肌麻痹剂。

6. 眼球组织结构异常

先天性或外伤性白内障已行晶状体摘除或联合人工晶状体植入术后的儿童，因无调节能力，可使用去氧肾上腺素散大瞳孔后检影验光。散大瞳孔并不等同于睫状肌麻痹，因此先天性无虹膜儿童同样需要在睫状肌麻痹下验光。

表 3-3-1 几种常用睫状肌麻痹剂的对比

名称	用药方法	起效时间	持续时间	检影时机	复查时机	类型及作用	用药原则
硫酸阿托品	每天用药 1～3 次，共用 3～4 天；验光当日早晨用药 1 次	45～120 min	1～2 周	点药三天后	2～3 周	慢速睫状肌麻痹验光，作用最强	低龄远视、高度远视、内斜、弱视

续 表

名称	用药方法	起效时间	持续时间	检影时机	复查时机	类型及作用	用药原则
盐酸环喷托酯	每 5 min 用药 1 次,共 2~3 次,等待 30 min	30~60 min	6~24 h	第 1 次滴药后的第 45~75 min	第 1 次滴药后的 24~48 h 内	快速睫状肌麻痹验光,作用相对强	可替代硫酸阿托品对 6~12 岁一般屈光不正非斜视儿童验光,可作为儿童常规麻痹剂
托品酰胺	每 5 min 用药 1 次,共 3~4 次,等待 30 min	20~40 min	4~6 h	第 1 次滴药后的 45~60 min	第 1 次滴药后的第 8~24 h	快速睫状肌麻痹验光,作用相对弱	8 岁以上单纯近视、无特殊情况的儿童

三、睫状肌麻痹的适应证

睫状肌麻痹适用于下列情况及相关人群。

1. 12 岁以下儿童应常规使用。
2. 16 岁以下的远视性屈光不正儿童,尤其伴有内斜视者。
3. 弱视儿童。
4. 怀疑调节痉挛者。
5. 临床症状与显然验光结果不一致,或显然验光结果的准确性受到质疑者。
6. 矫正视力不正常且不能用其他眼病解释者。

四、不适合睫状肌麻痹的情况

不适合睫状肌麻痹的情况及人群如下。

1. 诊断为原发性闭角性青光眼或有怀疑者,或者检查发现前房浅、眼压偏高或在正常值高限者,应当详细询问病史,明确后再行验光。因为睫状肌麻痹可以诱发闭角型青光眼发作,眼压升高,后果比较严重。睫状肌麻痹剂必须在医生的指导下使用,儿童中浅前房非常少见。
2. 对睫状肌麻痹药过敏的被检者。
3. 睫状肌麻痹期间有近距离工作要求的人群。
4. 有严重的瞳孔后粘连或前粘连,睫状肌麻痹后瞳孔不能正常散大时,没有必要进行睫状肌麻痹验光。
5. 有严重屈光间质混浊,如白内障、重度玻璃体混浊,无法验光的,没有必要睫状肌麻痹。

五、睫状肌麻痹注意事项

1. 应告知家长使用睫状肌麻痹剂滴眼液后,需用手指压迫泪囊区 2~3 min,以减少全身对药物的吸收。
2. 睫状肌麻痹后眼睛近距离不能调节,所以一定时间内会近距离视物不清,家长要做好防护工作,避免孩子碰伤,并尽量减少或避免近距离用眼。

3. 睫状肌麻痹后由于瞳孔变大,进入眼内的光线增多,对眼睛的刺激增强,所以孩子会出现怕光、流泪等反应。因此户外活动建议使用遮阳帽或太阳镜挡光,以避免阳光中有害光线对眼睛的危害。

4. 瞳孔恢复正常时间存在个体差异,当药效消失,瞳孔将恢复如初。

5. 儿童用药期间应密切观察,一旦出现不良反应或过敏反应体征应立即停药。

六、儿童睫状肌麻痹验光用药建议

1. 所有儿童初次验光均应在睫状肌麻痹(睫状肌麻痹)下进行。

2. 内斜视儿童和6岁以下儿童初次验光宜使用1.0%硫酸阿托品眼膏或眼用凝胶,每天1～3次,连续3～5天;年幼儿童可每晚使用1次,连续使用7天;若使用1.0%硫酸阿托品眼用凝胶,验光当日早晨再使用1次。再次验光可酌情使用1.0%环喷托酯滴眼液。

3. 6岁以上不伴有内斜视的儿童,初次验光可使用1.0%盐酸环喷托酯滴眼液。先使用表面麻醉剂点眼1次,2～3分钟后再使用1.0%盐酸环喷托酯滴眼液(每5分钟使用1次,至少使用3次);可联合使用0.5%复方托吡卡胺滴眼液1次或2次;在1.0%盐酸环喷托酯滴眼液最后1次点眼至少30分钟后进行验光。

4. 对个别儿童使用1.0%环喷托酯滴眼液验光发现远视屈光度数不稳定(有残余性调节)或短期内视力下降需要排除调节痉挛的患者,需使用1.0%硫酸阿托品眼膏或眼用凝胶充分睫状肌麻痹后进行验光。

5. 屈光调节性内斜视儿童戴远视足矫眼镜(按睫状肌麻痹验光的全部远视屈光度数配镜)后眼位控制仍不稳定时,有必要多次使用1.0%硫酸阿托品眼膏或眼用凝胶进行睫状肌麻痹验光。

6. 12岁以上近视儿童验光可使用0.5%复方托吡卡胺滴眼液,每5分钟使用1次,共使用3～4次,最后1次点眼30分钟后进行验光。

7. 先天性或外伤性白内障已行晶状体摘除或联合人工晶状体植入术儿童,可使用去氧肾上腺素滴眼液或0.5%复方托吡卡胺滴眼液散大瞳孔后验光。

8. 先天性无虹膜儿童仍需要在睫状肌麻痹下验光。

9. 建议国内眼药生产企业研发生产0.5%硫酸阿托品眼膏或眼用凝胶、1.0%和2.0%托吡卡胺滴眼液及小包装1.0%盐酸环喷托酯滴眼液,以完善我国睫状肌麻痹滴眼液成品制剂的种类,方便眼科临床用药。

最后需要强调,在睫状肌麻痹下进行视网膜检影验光是儿童屈光不正检查最为可靠的方法,尤其对于合作不好的婴幼儿、重度弱视、眼球震颤以及智力低下儿童。

任务训练

(一) 实训准备

1. 实训材料:睫状肌麻痹药物、记录单。

2. 实训准备:穿工作衣,观察患者皮肤有无破损,结膜有无炎症、分泌物,向患者解释用药目的、方法、注意事项。

(二) 实训注意事项

1. 滴眼后需立即压迫泪囊区 2~3 分钟。
2. 每次一滴即可,滴入过多容易引起泪液分泌过多药物外溢。
3. 滴药时,瓶口不要碰到睫毛,药水不能滴在角膜上。

(三) 操作过程

1. 协助患者取坐位或仰卧位,擦净眼部分泌物。
2. 滴眼药。嘱患者头稍向后仰,眼向上看,操作者一手持棉签,将下眼睑下拉,充分暴露结膜囊,一手将药滴入穹窿部 1 滴,嘱患者轻轻闭眼 2~3 分钟,并按压眼角 3~5 分钟。

(四) 实训项目考评标准

实训项目名称 睫状肌麻痹   限时_____   得分_____

工作步骤	工作内容	分值	评分细则	得分
工作准备	1. 着装整齐仪表端庄 2. 准备器材	5 5	不符合要求全扣 少一样扣 1 分	
工作过程	1. 解释 2. 滴药/涂药 3. 计时 4. 交代事项	25 20 10 30	不耐心或不细扣 10 分,未解释全扣 不熟练扣 10 分,手法粗暴扣 15 分,未压内眦全扣 计时不准扣 5 分 不耐心或不细扣 10 分,未解释全扣	
工作结束	器材、物品归位	5	器材不全全扣	
总评		100	态度粗暴本项目不合格	

任务小结

1. 睫状肌麻痹的目的是放松调节,分为快散和慢散。
2. 睫状肌麻痹需要选择合适的患者并做好相应沟通。

任务考核

1. 睫状肌麻痹的适应证与禁忌证有哪些?
2. 睫状肌麻痹注意事项有哪些?

子任务二　电脑验光

任务目标

知识目标：

1. 掌握电脑验光的操作流程及注意事项。熟悉电脑验光的优缺点，了解电脑验光仪的结构。

2. 掌握电脑验光的原理及方法，在电脑验光过程中如何控制调节。

能力目标：

能使用电脑验光仪进行客观验光并记录结果。

思政目标：

通过本任务学习，引导学生进行电脑验光操作，培养学生规范操作的精神，同时培养学生在检查过程中要有耐心、爱心。

任务导入

案例： 某男童，6岁，家长主诉喜眯眼视物、阅读书写时喜靠近材料，前来验光，电脑验光结果为 OD：$-1.00\,DS/-2.50\,DC \times 173$　OS：$-1.25\,DS/-0.75\,DC \times 176$。

请问，电脑验光结果能够直接作为配镜处方吗？电脑验光的结果参数说明什么？

任务内容

一、电脑验光仪的结构原理及地位评估

电脑验光仪是光学、电子、机械三方面结合起来的仪器，其原理与检影法基本相同，将所观察的视标投射到被检者眼底，通过光电系统及智能计算机系统测出被检眼远点位置以获得屈光度，并可自动显示及打印出屈光度数，另外采用红外线光源及自动雾视装置达到放松眼球调节的目的。电脑验光仪主要包括固视（雾视）系统、测量记录系统、观察瞄准系统。

电脑验光的速度快，操作简单容易上手，因此推广快，尤其可作为筛查的有效工具。验光分为初始、精确、终结三个阶段，电脑验光作为验光的初始阶段，可以为后续验光提供基础数据，有着极其重要的作用。电脑验光是验光工作的好助手，尤其是成年人近视性屈光不正的测试及散光度数能客观上准确、快速地得出结果。但是，电脑验光结果不能作为最终处方，尤其是以下情况测量结果误差较大，比如对未能较好消除调节眼的验光、调节力强的儿童青少年、眼屈光系统异常或弱视眼等。因此，电脑验光快捷方便，但是不能作为最终处方，电脑验光可作为高效的筛查工具、可作为验光的初始阶段和得力助手。

二、电脑验光仪的操作流程

1. 用75％酒精棉球或湿巾消毒下颌托和头靠。
2. 嘱被检者摘掉其眼镜或者角膜接触镜。
3. 打开电源开关,松开锁定开关,调整测量项目,通常包括屈光度、角膜曲率。需要注意的是,不同厂家和不同型号的仪器功能可能不同。
4. 调整椅子的高度和仪器的高度,使被检者和检查者的位置舒适为止。
5. 指导被检者将下巴放入颌托,额头靠入头靠;升降颌托,直到被检者外眦角与支架上的高度标志对准。
6. 指导被检者正视前方注视验光仪内的光标(气球或房子,不同仪器有差异),嘱测量过程中保持头位不动。
7. 通过仪器的监视器来观察右眼的位置,并使用操纵杆前后调焦使图像清晰;上下左右移动操纵杆使角膜反光点光标位于瞳孔中心。
8. 按操纵杆上面的按钮,测量屈光度或角膜曲率。如选择自动模式,对焦和定中心完成后,仪器自动测量三次。
9. 重复步骤3～5测量左眼的屈光度或曲率。
10. 打印或记录测量结果;注意关闭电源将仪器归位。

三、电脑验光仪的优缺点

(一) 优点

电脑验光技术操作简单,较易学习和掌握,能迅速测出屈光的度数,适用于大规模人群查体或门诊大量验光,如门诊的诊断性验光及检查、治疗眼疾病前后的屈光状态改变的情况。

电脑验光仪自动化程度较高,验光结果全部自动打印,不需换算,一般几秒至几分钟就可测定一个被检者,并能迅速测定出屈光不正度数,为镜片矫正提供较准确的屈光度数和瞳孔距离。

(二) 缺点

电脑验光仪对于眼睛的测量结果存在一些偏差,并且只能对被检者屈光的大致范围做出预测。电脑验光时需要被检者始终注视视标,一些患者无法较好地完成,如不配合的小孩、眼球震颤者、视力低下者。

此外,由于青少年的睫状肌调节力强,变化因素增多,一些青少年在电脑验光时没有完全放松眼睛,往往测得的近视度数偏高,而所测得的散光度偏差较少,导致电脑验光的偏差就会更大。且青少年中有很大部分的近视眼属调节性近视或者假性近视,如果确需采用电脑验光法,应待充分麻痹睫状肌后再进行,特别是12岁以下的儿童选择验光方法时应该更加谨慎。

任务训练

（一）实训准备

1. 实训设备：电脑验光仪。
2. 实训材料：酒精棉球。

（二）实训注意事项

1. 测量时让被检者平视远处放松调节，坐姿端正少眨眼。
2. 测量结果仅供参考，不宜作为最后处方。
3. 若几次测量结果相差较大时，需重复测量五次以上，取两次最接近的数值或可信度较高的数值。
4. 在测量过程中，显示屏出现"E"或"RR"的字样，说明测量数据的可信度小于70%（一般由被检眼的不规则散光、白内障或眨眼引起）。
5. 当显示"AAA"字样，则因被检眼位移动或瞳孔过小而无法测定；显示"OOO"或"OUT"则说明被检眼屈光度超过了测量范围。
6. 应保持仪器的清洁，并经常保养，发现故障及时维修，定期由计量检测部门对各项参数检测无误后再使用。

（三）操作过程及评价标准

实训项目名称　电脑验光仪验光　　限时_____　　得分_____

工作步骤	工作内容	分值	评分细则	得分
工作准备	1. 着装整齐仪表端庄 2. 准备器材	5 5	不符合要求全扣 少一样扣1分	
工作过程	1. 调整体位、仪器 2. 对焦、测量 3. 打印结果	30 30 20	不熟练扣10分，不交流扣10分 不熟练扣10分，不交流扣10分 少一次扣10分	
工作结束	1. 关闭器材 2. 消毒	5 5	器材不关全扣 遗漏全扣	
总评		100		

任务小结

1. 电脑验光操作步骤。
2. 电脑验光的优缺点。

任务考核

1. 电脑验光过程中如何放松调节？
2. 解释电脑验光的功能及参数解读。

子任务三　检影验光

任务目标

知识目标：
1. 掌握检影验光的操作流程及注意事项。熟悉检影验光的优缺点，了解检影镜的结构。
2. 掌握检影验光的原理及方法，在检影过程中如何控制调节。

能力目标：
1. 能使用检影镜进行客观验光并记录结果。
2. 能进行检影验光操作，尤其散光眼的检查。

思政目标：

通过本任务学习，引导学生加强练习检影验光操作，培养精益求精和大国工匠精神，培养学生规范操作的精神，同时培养学生在检查过程中要有耐心、爱心。

任务导入

案例： 某学生以前戴近视眼镜，因光度加深，欲配镜。眼常规检查无异常。

检影： 右手持检影镜，令被检者注视远处视标，检查右眼影动。发现映光中等亮度，影动中等速度，逆动。消解：当右加至－5.25 DS 时水平中和，垂直仍在逆动。

请问，根据上述检查结果，该被检者应该如何进行后续检查？诊断为什么？

任务内容

一、检影验光概述

检影验光是一种可靠的客观验光方法，能客观地检查出被检者屈光状况，不受被检者主观误识的影响，不需询问被检者即可检出被检者准确的屈光不正情况。检影验光所用器械仅仅是检影镜，器械简单，价廉而实用。对合作不好的婴幼儿验光，检影法是最好的选择。此外，对于疑难光度的验光，如不规则散光、弱视、眼球震颤、白内障、弱视等的验光，使用检影法便于操作，且结果可靠。

检影镜分为点状光检影镜和带状光检影镜，由于带状检影镜更能判断光带的速度和方向，可以对各个子午线的屈光力进行检查，能精确确定散光的轴向并加以矫正，因此较常用带状检影镜。

带状检影镜的设计和使用包括两部分：投射系统和观察系统（图3-3-1）。下面以带状光检

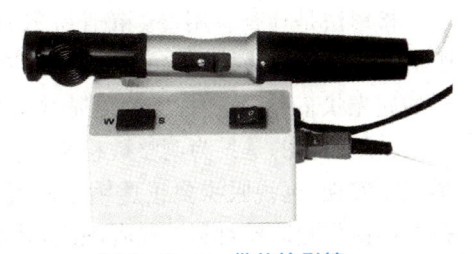

图3-3-1　带状检影镜

影镜为例说明。

(一) 投射系统

检影镜发出光线照亮视网膜时,通过转动套管可以旋转投射光带的方向,通过套筒的升降可以改变光线的发散或会聚。检影镜投射系统主要部件有以下几种。

1. 光源:由灯泡发出线状光或带状光。带状光检影镜可通过转动仪器的套管来旋转灯泡,从而旋转带状光方向。

2. 聚焦镜:聚焦镜可将灯泡发出的光线聚焦在反射镜上。

3. 反射镜:反射镜位于仪器的头部,反射来自手柄的光线。

4. 聚焦套管:聚焦套管能改变灯泡和镜片之间的距离,将投射光源变为平行光线、发前光线(平面镜效果)或会聚光线(凹面镜效果)。一般套管是通过移动灯泡来改变聚焦的,也有的套管是通过移动聚焦镜来改变投射光束的聚散度。套管向上产生平面镜效果,套管向下产生凹面镜效果。检影中和检影后通过改变套管的位置,可以检查是否中和完全。

(二) 观察系统

当检影镜照亮被检眼的视网膜时,部分光线经过屈光介质的反射后进入检影镜,检查者通过检影镜的窥孔可观察到反射光的情况。检查者摆动检影镜的光斑时可以观察到视网膜反射光的运动特征。检影镜光路图如图3-3-2所示。

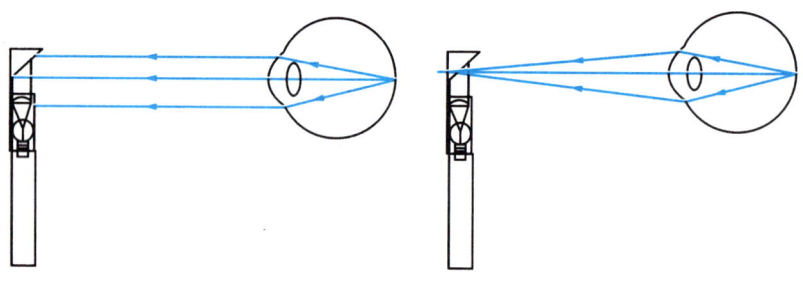

图3-3-2 检影镜光路图

二、检影技术的光学原理

(一) 光学原理

检影法是检查者用检影镜照亮被检眼并观察眼底视网膜的反射光,由于反射光通过眼的屈光介质时受折射率的影响其聚散度会发生改变,可通过反射光的变化来判断被检眼的屈光状态和屈光力,还可以通过反射光来判断眼球屈光介质的规则性和混浊程度。

检影的目的是人为调整被检眼远点的位置。欲将远点移至无穷远处,近视眼需要负透镜来实现,远视眼需要正透镜来实现,散光眼需要柱面透镜来实现。检影时,检查者手持检影镜将光斑投射到被检者眼底,并沿一定方向来回移动检影镜,通过窥孔观察光斑移动方向并判断被检眼的远点(far point)是在检查者眼平面、眼前还是眼后(图3-3-3),根据判断结果在被检眼前放置具有一定屈光力的镜片,当放置的镜片使被检眼的眼底反光恰好聚焦在检查者眼平面时,就可以获得被检眼的屈光不正度数。

(二) 相关名词解释

1. 远点

远点是当眼睛调节放松时,与视网膜黄斑中心凹共轭的一点。在检影时,可以利用共轭点的可逆性,通过检影镜照亮视网膜,找到与黄斑共轭的远点。不同屈光不正的远点位置及光线状态不同。根据眼的屈光类型,眼底反射回来的光线分别是:正视眼——平行光线;远视眼——发散光线;近视眼——会聚光线,如图3-3-3所示。

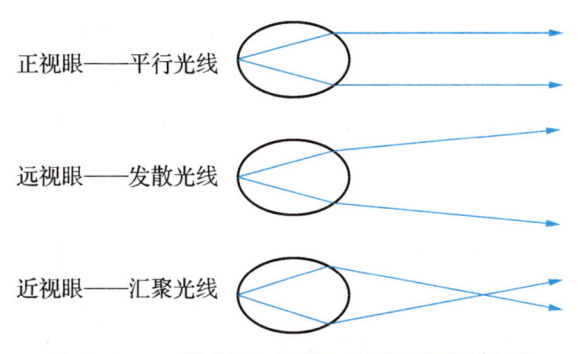

图3-3-3　屈光状态不同产生不同的反射光线

2. 影动四要素

影动四要素包括动向、速率、亮度、形态。

(1) 动向:影动有顺动、逆动、中和。顺动指入射光线与影动方向相同;逆动是指入射光线与影动方向相反(图3-3-4);中和指某一位置检影时,眼内影动几乎不动,靠近一些为顺动,离远一些为逆动。

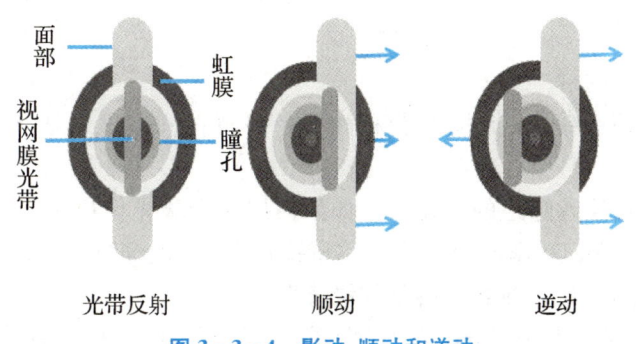

图3-3-4　影动:顺动和逆动

(2) 速率:检影镜下,影动的速度与屈光不正程度有关。影动速度快,屈光不正程度低;反之,影动速度慢,屈光不正程度高。

(3) 亮度:影动一般呈橙黄色,亮暗因人和测量距离不同有差异。检影时,影动的亮度是估计度数和消解镜片的重要依据。影动的亮度越亮,度数越低,越暗度数越高。

（4）形态:无散光者,其光斑形状一致;有散光者,光带有粗细形状差异,会出现剪动现象,如图 3-3-5 所示。

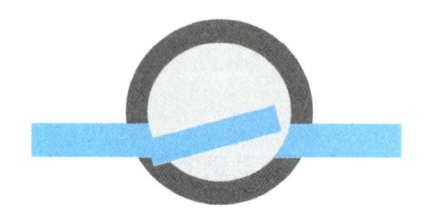

图 3-3-5　影动:剪动现象

3. 中和点及其消解

中和点又称为反转点,即在某一位置检影时,观察眼内影动几乎不动,此时若工作距离近一些发生顺动,远一些为逆动,这一点即为中和点。顺动加正透镜、逆动加负透镜进行消解直至中和。此时检查者位置在所测眼的远点位置,被检眼反射光的焦点落在平面镜圆孔上。

4. 工作镜及工作距离

理论上在无穷远处检影时效果最好,但在实际工作中却无法实施。欲达到无穷远检影效果,需要在眼前放置一定度数的工作镜,工作镜的作用是使任何时候被检眼的远点和检影镜共轭。工作镜的度数等于检查者和被检者之间距离的聚散度,工作距离一般是 50 cm、67 cm 或 1 m。因为有工作距离和工作镜的缘故,应戴矫正眼镜度数＝检影达到中和状态时眼前所加镜片的屈光度/工作距离的倒数("/"表示联合,工作距离单位是 m）。例如,检查距离为 50 cm,中和时所加镜片是 －1.25 DS,则应戴眼镜度数＝－1.25＋（－1/0.5）＝－3.25 DS。

三、检影验光的步骤

（一）操作准备

1. 将室内光线调暗。

2. 被检者摘掉眼镜,保持检查者和被检者眼睛在同一水平线上且视轴夹角不大于 15°。

3. 选择适合被检者瞳距的试镜架。如果使用综合验光仪检影,则需调整综合验光仪,放置合适的瞳距和工作镜。用酒精棉将试镜架或综合验光仪与被检者接触部位消毒。

4. 出示远视力表 0.05 视标并叠加红绿背景。

5. 在检影时,被检者应将双眼自然睁开并注视远处视标,检查者分别用右眼检查被检者的右眼,用左眼检查被检者的左眼,嘱咐被检者发现视线被遮挡时及时告知。

6. 检查者采取惯用的检影距离(50 cm 或 67 cm)并保持不变。

（二）检影过程

1. 检查者一手持检影镜，大拇指放在聚焦套管处，通过大拇指转动聚焦套管来改变投射光带的方向；用右眼检影时，右手举起检影镜靠近右眼眉弓处，用左眼检影时，左手举起检影镜靠近左眼眉弓处。

2. 开启电源，使光束射入被检眼瞳孔区。

3. 改变聚焦套管的位置或检查距离，360°旋转带状检影镜的套管，观察被检眼各子午线上的视网膜反射影动的动向、亮度、速度和形状（起始时至少在水平、垂直、45度、135度四个方向上观察影动四要素）。观察反光影有无破裂、有无宽度变化、有无歪斜现象，帮助检查者判断被检者屈光不正的性质。

（1）在所有子午线上光带粗细相同即球性屈光不正。

（2）在某子午线方向与其他方向子午线粗细不同即散光性屈光不正。

4. 对球性屈光不正，影动顺动，即在被检眼前加正球面试镜片；映光逆动，即加负球面试镜片，直至影动不动、最亮和最圆为止。

5. 若是散光性屈光不正，首先要确定两条主子午线，然后分别中和，一般用球镜和负柱镜联合矫正。

6. 记下检影结果及矫正视力：试镜架上全部镜片顶焦度再加上检影距离的倒数为检影结果。如试镜架上的试镜片顶焦度为－4.00 DS－1.00 DC×90，检影距离为 0.67 m，则检影结果应为：－4.00 DS/－1.00 DC×90＋(－1.50 DS)，即：－5.50 DS/－1.00 DC×90。

任务训练

（一）实训准备

准备检影镜、记录表等相关器材；患者和检查者做好相关准备。

（二）实训注意事项

1. 被检者在检影过程中应使眼调节尽量松弛，故必须做到始终注视 5 m 远的目标，始终不要眯眼，并如常眨眼。

2. 检查者在检影过程中也应使眼调节尽量松弛，必须做到：始终双眼睁开，不要闭一眼，用另一眼观察；在检影过程中检影距离应始终保持统一；被检眼与检查眼的视轴夹角应尽量小，以不大于 15°为宜。

3. 在检影过程中，检影环境应较暗，从而提高其亮度对比；应无多余光源及反射光，以减少干扰。

4. 对儿童青少年进行检影验光时，若进行散瞳检影，瞳孔较大，影动往往不易中和，会出现瞳孔的中央部已中和，而周边部分在逆动，这是由眼的球面像差所致。验光师在检影时要专注瞳孔区中央部的影动，忽视周边部的光影移动。进行小瞳孔检影时，也要注意放松调节。

（三）操作过程及评价标准

实训项目名称 __检影验光__　　限时_____　　得分_____

工作步骤	工作内容	分值	评分细则	得分
工作准备	1. 着装整齐仪表端庄 2. 准备器材	5 5	不符合要求全扣 少一样扣1分	
工作过程	1. 布置环境 2. 摆好位置 3. 确定工作距离 4. 打开光源，观察影动 5. 中和 6. 确认中和 7. 第二位置中和 8. 另眼检影 9. 写出检影结果	5 5 10 10 10 15 10 10 10	酌情给分 酌情给分 不对全扣 不熟练扣5分，不会者全扣 不熟练扣5分，不会者全扣 不熟练扣5分，不会者全扣 不熟练扣5分，不会者全扣 不熟练扣5分，不会者全扣 写错全扣	
工作结束	器材归位	5	放错一只镜片扣2分，丢失全扣	
总评		100		

任务小结

1. 检影验光的流程。
2. 检影验光中加减镜规则是"顺加逆减"，观察到剪刀运动者需加柱镜中和。

任务考核

1. 如何使用检影镜进行客观验光，尤其是散光的检查？
2. 如何提高验光的准确性？

子任务四　验光检查——综合验光仪验光

任务目标

知识目标：
1. 掌握综合验光仪验光的操作流程及注意事项。
2. 熟悉综合验光仪验光的优缺点。

能力目标：
1. 能使用综合验光仪进行验光并记录结果。
2. 能规范操作综合验光仪进行验光。

思政目标：
通过本任务学习，引导学生进行综合验光仪验光操作，培养学生规范操作的精神，同时培养学生在检查过程中的耐心、爱心。

任务导入

案例： 某学生原戴近视眼镜，因光度加深，欲配镜，眼常规检查无异常，检影验光结果为：－3.25/－2.00×180。

请问，根据上述检查结果，该被检者应该如何进行后续检查？

任务内容

综合验光仪（phoropter）是一种新型的集主观插片验光与双眼视功能检查于一体的综合性验光设备，不仅可以进行主观验光，还可对眼位、调节功能、集合功能、双眼单视功能参数进行检查和评价。由于其在设计和构造方面科学、合理，功能综合性强，操作方便简单，越来越受到验光师们的青睐。

一、综合验光仪的优缺点

1. 由于综合验光仪将普通镜片箱内几乎所有的镜片都装入了它的转轮系统中，所以在临床操作上提供了比试镜架插片验光更有效、更快捷的镜片转换可能，通过简单的旋钮，很快转换需要的镜片，特别适合于进行复杂的主观验光。
2. 除进行主观验光外，综合验光仪还可以进行双眼视功能的检查与评价，而传统插片验光没有相关的视标及透镜组，无法实现对视功能的全面检查。
3. 在进行双眼平衡操作时，由于综合验光仪有相关视标的配合，可使用棱镜分离法、偏振法、红绿法进行，而传统插片验光仪可采用交替遮盖法。
4. 由于所有验光仪内的镜片都处于封闭状态，所以检查者不用担心弄脏镜片。

二、综合验光仪的结构

综合验光仪主要包括验光盘(又称为视力检查仪,俗称肺头或蝴蝶镜)、投影仪、验光组合台三部分(图 3-3-6)。

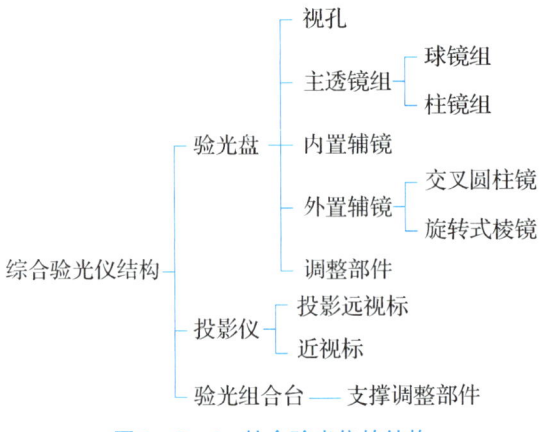

```
                        ┌── 视孔
                        │
                        │              ┌── 球镜组
                        ├── 主透镜组 ──┤
                        │              └── 柱镜组
                        │
                ┌── 验光盘 ── 内置辅镜
                │       │
                │       │              ┌── 交叉圆柱镜
                │       ├── 外置辅镜 ──┤
综合验光仪结构 ─┤       │              └── 旋转式棱镜
                │       │
                │       └── 调整部件
                │
                │              ┌── 投影远视标
                ├── 投影仪 ────┤
                │              └── 近视标
                │
                └── 验光组合台 ── 支撑调整部件
```

图 3-3-6 综合验光仪的结构

三、用综合验光仪进行全面屈光检查

(一) 使用前的准备工作

1. 消毒与被检者接触的综合验光仪部位。
2. 让被检者坐好,调整座椅,使被检者的眼高度与验光师的眼高度一致。
3. 调整综合验光仪水平调节旋钮,使验光头保持水平。
4. 调整瞳距、调整后顶点距(也叫镜眼距)。
5. 置入屈光度数,包括球镜和散光度数及轴向。
6. 先测右眼,后测左眼,单眼检测时将另一眼遮盖。

(二) 操作步骤

1. 单眼初次 MPMVA(maximum plus to maximum visual acuity)最佳矫正视力的最大正球镜度数(雾视、去雾视)。
2. 首次红绿双色试验。
3. 用交叉柱镜(Jacson cross cylinder,JCC)确定散光轴向及度数。
   (1) 确定散光轴:对轴、追红点、进 10 退 5。
   (2) 确认散光度数:转轴、红加白减、等效球镜(即每增加 −0.50 DC 时,球镜同时减少 −0.25 DS)。
4. 再次 MPMVA(再次雾视、去雾视)。
5. 再次进行红绿试验。
6. 右眼检查结束,用同样步骤检查左眼。
7. 双眼平衡(雾视状态下)。

8. 双眼同时去雾视至 MPMVA。
9. 双眼红绿试验。
10. 试镜并开具处方。

任务训练

（一）实训准备

1. 用物准备：综合验光仪、试片箱。
2. 实训材料：消毒棉球。

（二）实训项目注意事项

1. 在整个验光过程中，应时刻注意放松调节，避免刺激调节的因素作用。
2. 用交叉柱镜测量的前提是成像在视网膜上，在测量过程中也要做好调整。
3. MPMVA 终点值不是 1.0 视力，有多种方法进行终点值的判断。
4. 在双眼平衡的整个过程中必须保持双眼均能注视视标，且双眼一直处于雾视状态。

（三）实训项目考评标准

实训项目名称　综合验光仪主觉验光　　限时 30 分钟　　得分＿＿＿＿

工作步骤	工作内容	分值	评分细则	得分
工作准备	1. 着装整齐，仪表端庄 2. 准备器材	5 5	不符合要求全扣 少一样扣 1 分	
工作过程	（一）准备工作 （二）操作步骤 1. 单眼初次 MPMVA 2. 红绿双色试验 3. JCC 4. 再次 MPMVA 5. 再次红绿试验 6. 同法检查左眼 7. 双眼平衡 8. 双眼同时去雾视 9. 双眼红绿试验 10. 试镜 11. 处方	10 10 5 10 5 5 10 5 5 5 5 10	错一项扣 3 分，放错屈光值全扣 不熟练扣 5 分，做错全扣 不熟练扣 3 分，做错全扣 不熟练扣 5 分，做错全扣 不熟练扣 3 分，做错全扣 不熟练扣 3 分，做错全扣 不熟练扣 5 分，做错全扣 不熟练扣 3 分，做错全扣 不熟练扣 3 分，做错全扣 不熟练扣 3 分，做错全扣 不熟练扣 3 分，做错全扣 写错一处全扣	
工作结束	器材归位	5	器材归位少一样扣 2 分	
总评		100	交流不畅扣 10 分，无交流者不合格	

任务小结

1. 标准综合验光仪验光流程。
2. 验光过程中每步的关键点：起点、终点、使用方法。

任务考核

1. 综合验光仪验光过程中三次红绿实验有何不同？
2. 综合验光仪验光过程中如何控制调节？

子任务五　验光检查——插片验光

任务目标

知识目标：
1. 掌握插片验光的操作流程及注意事项。
2. 熟悉插片验光的优缺点。

能力目标：
1. 能进行插片验光并记录结果。
2. 能进行插片验光规范操作。

思政目标：
通过本任务学习，引导学生进行插片验光操作，培养学生规范操作的精神，同时培养学生在检查过程中的耐心、爱心。

任务导入

案例： 某女童，6岁，家长主诉喜眯眼视物，前来验光配镜，客观验光结果如下：
OD：-2.005 DS/-2.00 DC$\times 170$　　　　OS：-3.75 DS/-1.50 DC$\times 165$

请问，客观验光结果能够直接作为配镜处方吗？如果不可以，需要进行哪些操作？操作的具体流程是什么？

任务内容

插片验光法是一种最基本的验光方式，插片验光法具有设备简单、操作简便等优点，可作为其他验光法的有益补充，且在特定环境中，插片验光甚至具备其他验光法无法比拟的优势。

插片验光法的优点如下。

（1）设备简单：插片验光法的设备包括镜片箱、视力表及试镜架等，经久耐用、经济实惠。

（2）操作方法简便：检查者可以根据被检者的年龄、戴镜需求等实际情况灵活选择操作方法，避免烦琐冗长的流程。

（3）在试镜架上直接进行验光操作，可轻松与检影及试戴配合使用。

（4）试镜架插片效果接近真实眼镜，更接近患者的距离、角度和位置，后顶点距离误差小，近感性调节刺激少，没有综合验光仪视孔对视野遮挡的缺点。有经验的检查者遵循操作规范并利用操作技巧，可以得到精确的结果。

（5）适用范围广，没有镜片屈光度限制。

插片验光法的缺点如下。

（1）操作时间可能较长：插片验光法需要手动更换镜片，对于初学者，因无法恰当估算试镜片更换的幅度，可能导致镜片更换次数增多，操作时间延长。

（2）验光师学习曲线长：插片验光步骤虽然简单，但如何以最少的镜片更换次数获得精确的检查结果，验光师往往需要较长一段时间的实践与经验总结。

插片验光适用场景：插片验光法可在征兵体检、流行病筛查、眼病诊断验光、儿童验光等情况下使用，可根据需要适当使用插片技巧、灵活选择验光流程，具有快速、有效的优势。

一、插片验光法的设备

插片验光法的设备简单，一般包括镜片箱、视力表、试镜架（图3-3-7），操作简单、经济实惠。

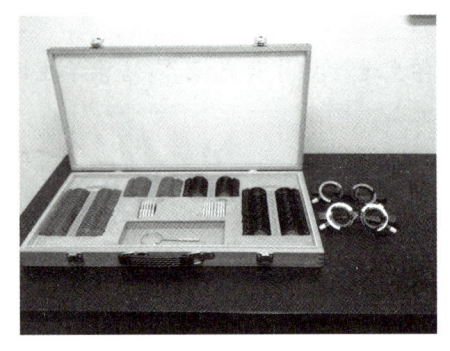

图3-3-7 插片验光法主要设备——镜片箱及试镜架

（一）视力表

在插片验光时，通常使用的是标准远距离灯箱视力表（图3-3-8A）。目前，还出现了多功能、多视标灯箱视力表（图3-3-8B），其将红绿实验视标、散光盘、蜂窝视标等主觉验光视标与视力表一起做成灯箱，以便验光操作。根据视力表的设计原理，视力表1.0的视标行应该与被检者的视线等高，以避免产生视角对视力检查的误差。对于儿童被检者也应该满足其视线的高度与视力1.0行等高，可以采取的做法是在验光室内另放置一高度较低的图形灯箱视力表；如果没有条件，则在检查时可由儿童父母抱着坐。

A 标准远距离灯箱视力表　　B 多功能、多视标灯箱视力表

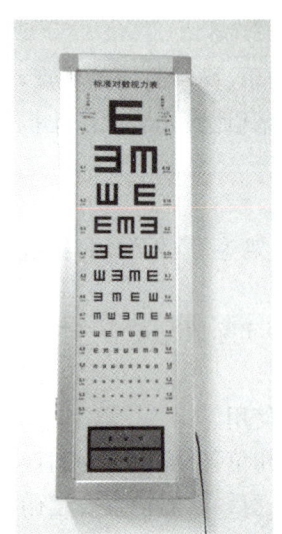

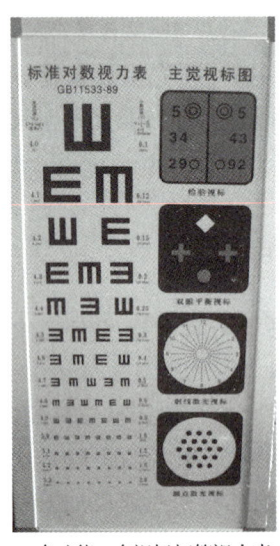

图3-3-8 灯箱视力表

（二）镜片箱

验光镜片箱（图3-3-9）主要由正、负球镜片，正、负柱镜片，棱镜片，辅助镜片（马氏杆片、裂隙片、针孔片、黑片、磨砂片、平光片、十字片、红色滤光片、绿色滤光片、偏振片、交叉柱镜片）等组成。根据球、柱镜片的梯度不同（通常以0.25 D为最小进阶梯度，还有以0.12 D为最小进阶梯度）以及辅助镜片数量的不同，镜片箱中总镜片数量不等，有158型、232型、260型、266型、276型、288型、300型等，通常232型可以满足一般验光需求。

镜片边圈的材质一般有塑料圈和金属圈两种，镜片材质一般也有塑料片和玻璃片两种。

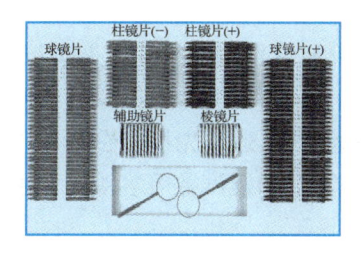

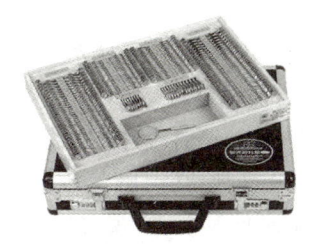

A 塑料圈镜片箱　　　　B 金属圈镜片箱

图3-3-9　镜片箱

（三）试镜架

试镜架主要分为固定型试镜架（图3-3-10）及可调节型试镜架（图3-3-11）两种。

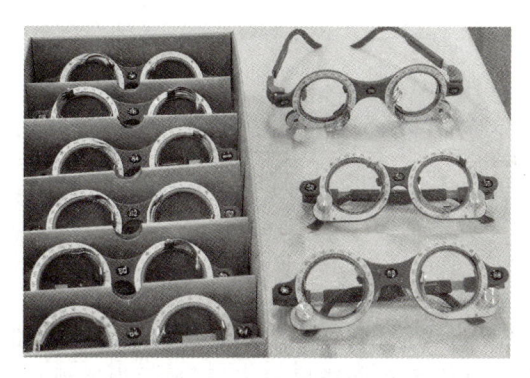

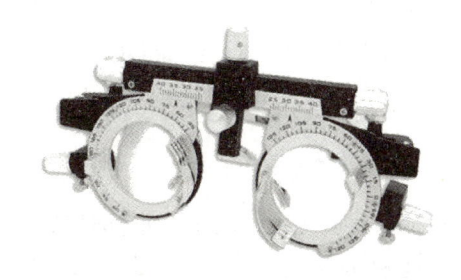

图3-3-10　固定型试镜架　　　　图3-3-11　可调节型试镜架

固定型试镜架瞳距、镜眼距、镜面脚、镜腿长度等均固定不可调节，因此在验光工作中，检查需要配备多副试镜架，以满足不同被检者的要求，其瞳距一般为56～70 mm，且为固定偶数。

可调节型试镜架的瞳距、镜腿长度、镜腿倾角、镜腿形状、鼻托高度等可以根据被检者需求进行调节，具有个性化强、一副试镜架抵多副用的优点，但因其结构复杂、重量大、容易变形及在鼻梁上易下滑等，导致可调节参数出现验光误差的概率加大，因此目前临床中,仍然多采用固定型试镜架。

验光镜片装入镜框后,两验光镜片光学轴线的平行偏差不大于2.5°,两镜框平面等高互差不大于0.5 mm。

二、插片验光法操作步骤

没有电脑验光仪等设备时,传统插片验光法要求检查者根据被检者的视力状况,凭经验选择初始度数的试镜片进行插片验光,这种方法称为单纯插片法。现在插片验光都是在检影验光或电脑验光的基础上进行插片验光,标准的验光程序能够有效避免验光信息的遗漏,精确验光结果。

(一) 插片验光法

插片验光法是在检影、电脑验光、旧镜度数等验光结果的基础上进行,其验光方法与综合验光仪上的方法一样。

1. 测量瞳距,佩戴符合瞳距的试镜架,遮盖一眼(通常先检查右眼,后检查左眼)。
2. 置入度数并雾视:在电脑验光仪、检影验光、旧镜度数等客观验光度数的基础上加+0.75~+1.00 DS,使其雾视,视力控制在0.3~0.5。
3. 去雾视:逐渐减少正镜片(即增加负球镜片)使远视力提升至最好视力。
4. 初次红绿实验:调整球镜度数至红、绿等清晰(如果红、绿无法等清晰,令绿色清晰)。
5. 用交叉柱镜精确调整散光轴位及度数。
6. 再次红绿实验:调整球镜度数至红、绿等清晰(如果红、绿无法等清晰,令红色清晰)。
7. 单眼MPMVA:调整球镜,使用最高度数的正镜片或最低度数的负镜片取得最好的矫正视力。
8. 同样步骤检查另一眼。
9. 双眼平衡。
10. 双眼MPMVA(用红绿实验验证时,红、绿等清晰,若无法等清晰,则令红色清晰)。
11. 试镜架试戴,调整度数,确定并记录处方。

(二) 单纯插片法

单纯插片验光评估的主要指标是视力。

若远视力正常,则患者眼睛可能为正视、能代偿的远视或低度散光,此时可加+0.50 DS镜片,若视力减退则提示为正视,如果视力无改变或更清晰,则提示为远视,可递加+0.25 DS至MPMVA,如图3-3-12所示。

若远视力不正常,则患者可能近视、远视、散光,此时可先加凸透镜,视力提高则为远视,可继续加正球镜至MPMVA;如果视力减退则为近视,可加负球镜达到最好视力。如果矫正视力仍不能达到正常,此时可加柱镜片在各方向旋转让患者确认视力较好的方向,在此基础上加减柱镜片,直至视力达到最好,如图3-3-13所示。

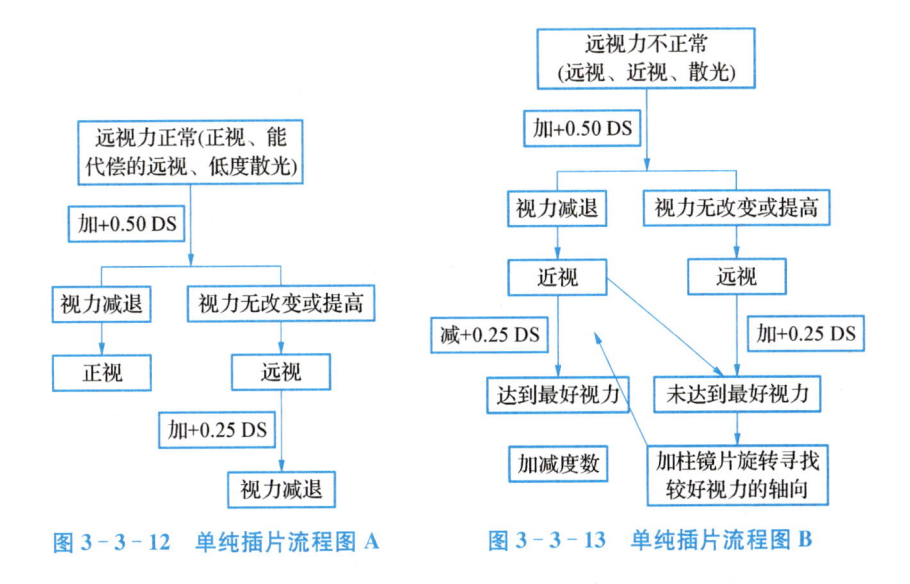

图 3-3-12　单纯插片流程图 A　　　图 3-3-13　单纯插片流程图 B

三、插片验光法操作技巧

在遵循插片验光操作规范的基础上,适当运用一些技巧,可以取得事半功倍的效果,不仅减少了验光时间,而且检查结果也更为精确。

1. 起始眼别的选择

检查眼别的先后顺序对检查结果并没有本质的影响,对于两眼屈光度数相近的病例一般习惯"先右后左"的顺序进行检查。但对于特殊屈光度数的病例,起始检查应选择屈光度数相对简单(屈光度数相对较低、不合并或合并较低度数的散光)的眼进行。

具体原因如下:(1) 选择屈光度数相对简单的眼作为起始眼进行验光,可以先获得简单眼的屈光信息,以此对复杂屈光眼与电脑验光单的相差程度做出合理评估(电脑验光对两眼的误差程度一般较接近);(2) 基于学习效应,被检者在简单眼检查过程中快速了解检查步骤,则能更好地配合另一眼的复杂验光过程。

2. 试镜片组合原则

由于同一个屈光度可以有很多种镜片组合方式,比如 -2.75 D 近视被检者可以直接由 -2.75 D 负球镜进行矫正,也可以使用 -0.50 D、$+1.00$ D、-3.25 D 三片镜片组合矫正,但是不同的镜片组合方式其视觉效果和实际屈光度都有一定的差别,这是因为:(1) 试镜片一般采用玻璃材质且无减反射膜,单片的透光率一般是 90% 左右,多片镜片组合后透光率明显下降;(2) 试镜片的直径较小,由此导致镜片的像差增大,多片镜片组合后更为明显;(3) 组合镜片之间的距离导致组合度数并不精确地等于各镜片屈光度之和,高度镜片更为明显。

为精确验光结果,避免由于插片造成的误差,必须遵循一定的换片原则:尽量减少组合镜片的数量,能用单片的不用组合片,散光一般不采用组合镜片的形式。

3. 试镜片放置原则

(1) 一般眼镜的镜眼距为 12 mm,试镜片与被检眼角膜的距离也应尽量接近 12 mm。

多片组合的试镜片中必然有些镜片不在 12 mm 这个镜眼距上,镜片与眼睛的距离不同,等效镜面度数则不同,试镜片屈光度越高由镜眼距所致的误差也越大。因此,在放置试镜片时,一般将屈光度较大的镜片及散光镜片放在试镜架更靠近眼睛的槽位。

(2) 在验光操作过程中,需要频繁更换试镜片,在换片时,应该遵循"先加后减"的原则,即需要更换镜片时先将需要换上的试镜片放在试镜架槽内,后去掉需要换掉的镜片。这是为了尽量使被检者在验光过程中保持稳定的调节量,避免由于更换镜片对被检者造成调节刺激不稳定的情况。

任务训练

(一) 实训准备

1. 实训设备:远视力表、近视力表、试片箱、眼罩。
2. 实训准备

保持操作台整洁,穿工作衣。

(二) 实训注意事项

1. 试镜架表面应平整,无尖角锐边。
2. 操作过程中应与患者充分沟通,观察提醒患者不眯眼。
3. 更换镜片时,起初换片级距可以大一些,视力较好时要 0.25 DS/次加镜片。
4. 在更换镜片过程中,为更好控制调节让验光更精准,远视患者需要遵循"先加后换"原则,即先放所需加的正镜片再取下原来的镜片;对于近视患者则遵循"先换后加"。
5. 检查单眼时,必须遮盖另一只眼。

(三) 操作过程及评价标准

实训项目名称__插片验光__   限时_____   得分_____

工作步骤	工作内容	分值	评分细则	得分
工作准备	1. 着装整齐仪表端庄 2. 准备器材	5 5	不符合要求全扣 缺少一项扣 2 分	
工作过程	1. 告知检查目的及注意事项 2. 问诊 3. 检查(符合雾视原理) 4. 沟通检查结果与建议	10 20 25 30	不耐心细致扣 10 分,未解释全扣 问诊全面有效,每漏一项扣 5 分 检查全面细致,不准确扣 5 分 不耐心扣 10 分,未解释、记录不正确全扣	
工作结束	器材、物品归位	5	器材不全则全扣	
总评		100	态度不好,本项目不合格	

任务小结

1. 插片验光流程。
2. 插片验光注意事项。

任务考核

1. 插片验光的原则。
2. 病例：刘同学，8岁，小学生。电脑验光结果为 OD：+3.75 DS/-1.50 DC×90；OS：+3.25 DS/-0.75 DC×110。请你为该同学制定一整套合理的验光程序。（提示：你认为你还需要知道王同学的哪些情况？王同学的主观验光流程应该是怎样的?）

任务四　双眼视功能检查

任务目标

知识目标：
1. 掌握双眼视功能检查的流程和内容。
2. 掌握双眼视功能检查的意义及正常值。

能力目标：
1. 能结合患者问诊信息、眼健康检查和验光检查等情况，进行双眼视检查。
2. 会进行双眼视功能检查操作，并根据检查给予合适的进一步建议。

思政目标：
通过本任务学习，引导和帮助学生进行双眼视功能检查，要求学生规范操作检查并进行分析。

任务导入

案例： 某男童，经屈光矫正视力正常，眼部无异常，家长反映阅读疲劳症状。
请根据家长及男童需求，给予合适的处理方法。

任务内容

正常情况下，人类获取的视觉信息由双眼共同担当，双眼做出同等贡献是获得清晰和舒适视觉的前提保障。近视儿童双眼视觉情况正常与否是影响近视管理效果的一个方面，因此在对近视儿童的验配中，常规的检测项目应包含基本双眼视觉检测。近视儿童一般双眼视功能检查流程见图3-4-1，下面将对流程中的每一步如何操作进行详细介绍。

为了确保检查数据的准确性，双眼视功能检查有一定的要求，即先检查自由位的数据，再检查刺激位的数据；先检查放松位的项目，再检查紧张位的项目；先检查远用数据，再检查近用数据。因此实际的相对调节和调节反应的检查中的顺序是：负相对调节（NRA）—调节反应（BCC）—正相对调节（PRA）。

项目三
近视的检查与处方原则

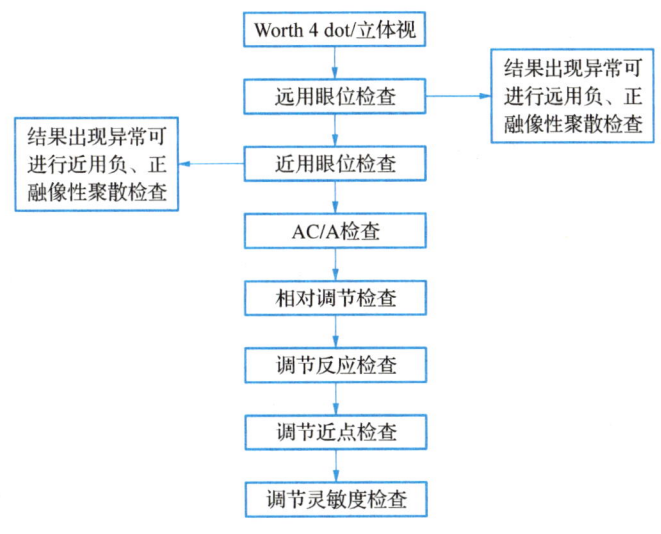

```
        ┌─────────────────────┐
        │ Worth 4 dot/立体视  │
        └──────────┬──────────┘
                   ↓
        ┌─────────────────────┐      ┌──────────────────┐
        │    远用眼位检查      │─────→│ 结果出现异常可    │
        └──────────┬──────────┘      │ 进行远用负、正    │
                   ↓                  │ 融像性聚散检查    │
┌──────────────────┐  ┌─────────────┐ └──────────────────┘
│ 结果出现异常可    │←─│ 近用眼位检查 │
│ 进行近用负、正    │  └──────┬──────┘
│ 融像性聚散检查    │         ↓
└──────────────────┘  ┌─────────────┐
                      │  AC/A 检查   │
                      └──────┬──────┘
                             ↓
                      ┌─────────────┐
                      │ 相对调节检查 │
                      └──────┬──────┘
                             ↓
                      ┌─────────────┐
                      │ 调节反应检查 │
                      └──────┬──────┘
                             ↓
                      ┌─────────────┐
                      │ 调节近点检查 │
                      └──────┬──────┘
                             ↓
                      ┌─────────────┐
                      │调节灵敏度检查│
                      └─────────────┘
```

图 3-4-1 视功能检查流程

一、Worth 4 dot 检查

Worth 4 dot 检查主要用于定性分析儿童双眼融像功能是否正常、是否存在隐斜及视网膜抑制，是后续进行其他双眼视功能项目检查的基础。如果儿童在这一步检查中出现了明显的单眼抑制，则不再进行后续的双眼同时打开的检查项目。

[彩图]

（一）检查步骤

1. 将被检者的屈光度调整至屈光全矫状态。
2. 双眼同时打开，右眼前置红色滤光片，左眼前置绿色滤光片，见图 3-4-2。

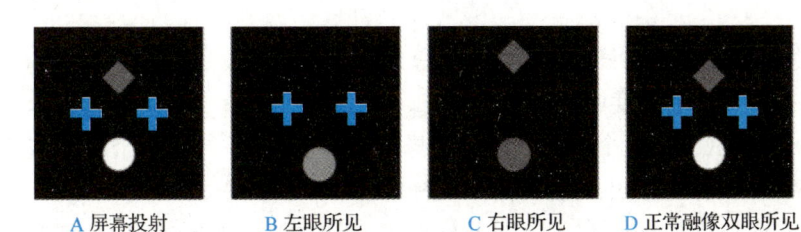

正常双眼融像
Worth 4 dot 检测情况

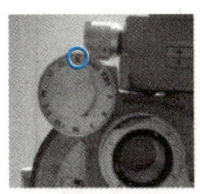

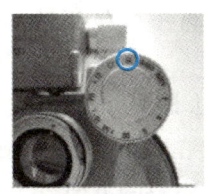

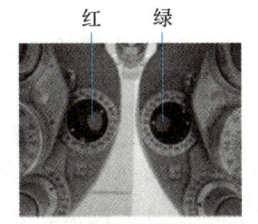

A 右眼辅助镜片位置　　B 左眼辅助镜片位置　　C 双眼视孔

图 3-4-2 Worth 4 dot 检查时辅助镜片放置情况

A 屏幕投射　　B 左眼所见　　C 右眼所见　　D 正常融像双眼所见

图 3-4-3 正常双眼融像 Worth 4 dot 检测情况

· 129 ·

3. 投放检查视标(见图 3-4-3A)。

4. 分别遮盖左右眼,确认被检者左、右眼均能正常看到图标(见图 3-4-3B 和 C)。

5. 让被检者注视屏幕内图案,根据被检者告知所看到的图案来判断被检者双眼融像是否正常,图 3-4-3D 为正常融像状态。

(二) 结果判断

根据被检者看到图案情况进行结果判断。不同情况对应结果见表 3-4-1。

表 3-4-1 双眼融像情况判断标准

所看到的图像	四个	两个(红色)	三个(绿色)	五个(3 绿 2 红)
双眼融像类型	正常双眼单视	异常		
	2 红 2 绿——右眼为主导眼 3 绿 1 红——左眼为主导眼	左眼抑制	右眼抑制	复视

如果被检者看见 5 个灯(3 绿 2 红),即出现复视时,若红灯在右侧,则为内斜视;若红灯在左侧,则为外斜视;若红灯在下侧,则右眼上斜;若绿灯在下侧,则左眼上斜。若在正常情况下无复视,但当融像被红绿片打破时,不能保持双眼一致,说明被检者有隐斜。

二、眼位的检查

当儿童的眼球有偏斜倾向,但由于良好的融合机能的控制而仍能维持双眼单视不显露偏斜,而当融合机能受到干扰时,就会出现偏斜的这种情况称为隐斜。对近视儿童进行眼位检查时,就是将双眼融像打破后,根据儿童看到的视标情况判断是否存在隐斜以及隐斜量大小。

眼位的检查按照注视距离可分为远用眼位检查和近用眼位检查,远用眼位检查和近用眼位检查又分别含水平方向与垂直方向眼位的检查。对近视儿童验配的常规检查中主要是进行水平方向眼位的检查,若发现儿童存在异常症状时,再考虑进一步检查垂直眼位。

眼位检查最常用也比较精准的方法是 Von Graefe 法,下面重点介绍这种方法。Von Graefe 法又被称为棱镜分离法,即通过在双眼前放置棱镜打破融像,再调整眼前棱镜度让其恢复融像来确定是否存在隐斜,以及隐斜的方向与大小。

(一) 远用眼位检查

1. 检查步骤

(1) 将被检者的屈光度调整至全矫状态。

(2) 投放远距(5 m)单个视标。视标选择:最佳视力上一行的单个视标,若双眼视力不同,选择较差眼最佳视力上一行的单个视标,见图 3-4-4A。

(3) 左右眼前放置旋转棱镜,右眼前旋至 12△BI,左眼前旋至 6△BU,打破融像,形成双眼分视,见图 3-4-4A。

(4) 让被检者眼睛盯住左下方视标，眼睛余光感受右上方视标位置变化。

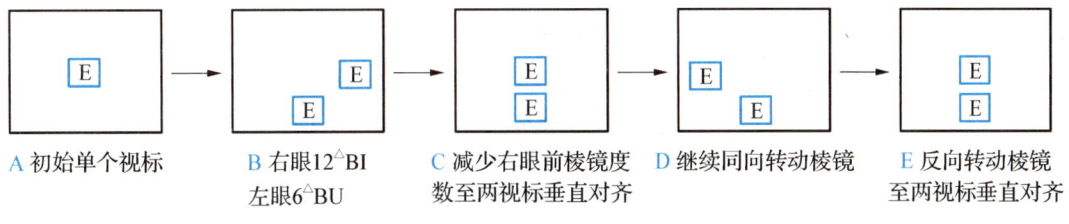

A 初始单个视标　　B 右眼12△BI 左眼6△BU　　C 减少右眼前棱镜度数至两视标垂直对齐　　D 继续同向转动棱镜　　E 反向转动棱镜至两视标垂直对齐

图 3-4-4　Von Graefe 远眼位检查过程所见视标示意

(5) 以 2△/s 的速度减少右眼前的棱镜度数，直至被检者反映两视标在垂直方向上对齐为止，见图 3-4-4C，记录此时右眼前旋转棱镜的度数及方向（见图 3-4-5B）。不要停顿，继续同方向转动棱镜直至被检者又看到两个视标：一个在右下方、一个在左上方，见图 3-4-4 D。

(6) 反向转动右眼前棱镜直至被检者再次报告两个视标又在垂直方向上对齐，见图 3-4-4E，记录此时的棱镜底方向和度数，见图 3-4-5C。

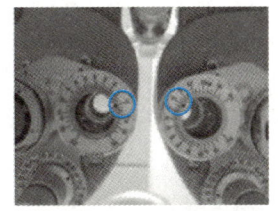

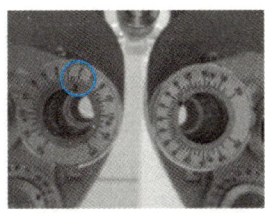

A 检查开始旋转棱镜位置　　B 首次垂直对齐结果3△BI　　C 再次垂直对齐结果1△BI

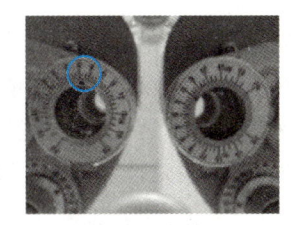

图 3-4-5　Von Graefe 检查过程棱镜移动示意

(7) 取两次垂直方向对齐结果的平均值，记录棱镜度和偏斜类型。

2. 结果记录

格式：×△BI 或 ×△exo 或 ×△BO 或 ×△eso。

例：根据图 3-4-5 中显示的检查结果，记录为 2△BI 或 2△exo。

3. 结果判断

远用眼位正常值范围：0~2△外隐斜（0~2△exo 或 0~2△BI），如果所测得的值不在这个范围内，则初步判断该眼位异常。

二、近用眼位检查

近用眼位的检查步骤和方法与远用眼位检查基本一致，不同点在于综合验光仪上集合掣要调整为近用瞳距，近用灯打开，近用视力杆放下，近距视力表放置眼前 40 cm 处，并调整成单个或单行视标（大部分综合验光仪的近视标中没有单个视标，所以用单行视标代替）。

1. 检查步骤

与远用眼位检查方法一致。看到的视标情况，见图 3-4-6。

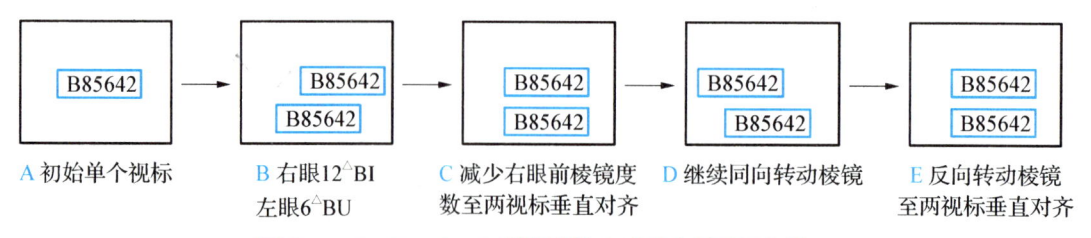

图 3-4-6　Von Graefe 近眼位检查过程中所见视标情况

A 初始单个视标　B 右眼12△BI 左眼6△BU　C 减少右眼前棱镜度数至两视标垂直对齐　D 继续同向转动棱镜　E 反向转动棱镜至两视标垂直对齐

2. 结果记录

格式：×△BI 或 ×△exo 或 ×△BO 或 ×△eso。

3. 结果判断

近用眼位正常值范围：0～6△外隐斜（0～6△exo 或 0～6△BI）。如果所测得的值不在这个范围内，则初步判断该眼位异常。

三、正、负融像性聚散的检查

如果眼位测量值在正常范围内，一般情况下不进行正、负融像性聚散的检查。但当远或近的眼位测量值偏离了正常值，则要相应地检查远距正、负融像性聚散或者近距正、负融像性聚散。为了避免过度检查给儿童带来的眼疲劳，实际工作中并不是正、负融像性聚散都进行检查，而是按表 3-4-2 的逻辑进行。

表 3-4-2　不同眼位异常情况对应的正负融像性聚散检测

眼位	眼位异常情况	对应下一步检查
远眼位(5 m)	外隐斜	远距正融像性聚散
	内隐斜	远距负融像性聚散
远眼位(40 cm)	外隐斜	近距正融像性聚散
	内隐斜	近距负融像性聚散

在检测的过程中，随着棱镜的加大，会出现视标模糊、融像破裂而产生复视的情况，分别称为模糊点、破裂点；之后随着棱镜的减少，融像出现，复视消失，此时称为恢复点。

模糊点：无调节改变时的融像性聚散。

破裂点：全部聚散的总和。

恢复点：复视发生后重获双眼单视的能力。

（一）检查步骤

1. 负融像性聚散的检查(NRC)

（1）将被检者的屈光度调整至全矫状态。

（2）如果是测远距负融像性聚散，则投放远距(5 m)单个视标；如果是测近距负融像性聚散，则投放近距(40 cm)单列视标。

(3) 视标选择：最佳视力上一行的单个视标，若双眼视力不同，选择较差眼最佳视力上一行单个视标。

(4) 左右眼前放置旋转棱镜，左右眼的0位都在90°方向，见图3-4-7。

(5) 分别遮盖左、右眼，与被检者确认左、右眼均能看到，并告知被检者，一直盯着视标，随着度数的调整，可能会看到视标模糊、视标分开成两个，以及又从两个恢复到一个。让被检者看到这三个现象时告知。

(6) 双眼同时以2$^\triangle$/s的速度向内(鼻侧)转动旋转棱镜，也就是双眼前同时加入BI棱镜，见图3-2-7，直至被检者反映视标模糊，心中记下这时的左右眼棱镜度；不要停顿，继续向鼻侧转动直到被检者告知出现了两个视标，同样记下这时左右眼棱镜度；然后左右眼同时反方向向外(颞侧)转动，直到被检者告知，两个视标恢复成一个视标为止，记下这时的左右眼棱镜度。

(7) 检查停止，记录视标模糊时、破裂时、恢复时的双眼棱镜度。

2. 正融像性聚散的检查(PRC)

步骤①~⑤及步骤⑦与负融像性聚散的检查步骤一致。

步骤⑥应为：双眼同时以2$^\triangle$/s的速度向外(颞侧)转动旋转棱镜，也就是双眼前同时加入BO棱镜，见图3-4-8，直至被检者反映视标模糊，心中记下这时的左右眼棱镜度；不要停顿，继续向颞侧转动直到被检者告知出现了两个视标，同样记下这时左右眼棱镜度；然后左右眼同时反方向向内(鼻侧)转动，直到被检者告知，两个视标恢复成一个视标为止，记下这时的左右眼棱镜度。

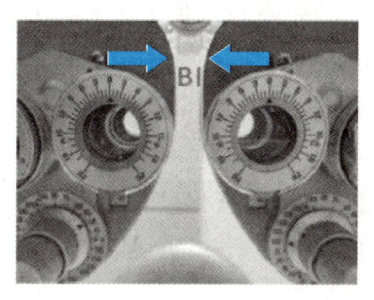

图3-4-7 负融像性聚散的检查 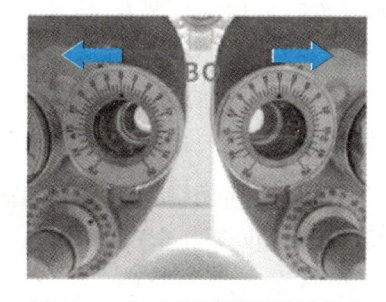   图3-4-8 正融像性聚散的检查

(二) 结果记录

远距负融像性聚散(NRC/BI)：××/××/×× 或远距正融像性聚散(PRC/BO)：××/××/××

近距负融像性聚散(NRC/BI)：××/××/×× 或近距正融像性聚散(PRC/BO)：××/××/××

例：近距正融像性聚散(PRC/BO)：8/10/6

(三) 注意事项

1. 没有看到模糊点、破裂点、恢复点，看到视标向左或右移动，说明一眼被抑制，视标

移动方为非抑制眼前棱镜顶的方向,如在远距正融像性聚散的检查中,若被检者报告视标向左移动,则说明被检者的左眼被抑制,右眼在注视。

2. 进行远距负融像性检查时,若出现模糊点,说明调节有变化,屈光不正矫正不准确。

3. 记录的模糊点、破裂点和恢复点的棱镜量是左右眼相加的值。

四、AC/A 检查

调节和聚散是一个联动系统,调节变化会引起相应的聚散变化,而聚散也会诱发调节的改变,因此用每单位调节(以屈光度 D 来表示)引起的调节性集合(以棱镜度△来表示)来表示它们之间的关系,即 AC/A。衡量 AC/A 大小的方法一般有梯度性 AC/A 和计算性 AC/A 两种。

1. 梯度性 AC/A

梯度法测量 AC/A 时,进行两次近距离(40 cm)Von Graefe 测量:第一次在屈光全矫的状态下测量,记录结果 A△exo 或 A△eso(在实际操作流程中,这个步骤可以省略,直接采用近用眼位的值)。第二次是将旋转棱镜恢复至初始(右眼 12△BI,左眼 6△BU),在屈光全矫的状态下增加+1.00 D 球镜或-1.00 D 球镜后再测量一次,记录结果 B△exo 或 B△eso。将两次测量结果代入公式:

$$AC/A = \frac{调节性集合量}{调节刺激量} = \frac{A^{\triangle} - B^{\triangle}}{1.00}$$

若测量结果为外隐斜,则以负数代入,若测量结果为内隐斜,则以正数代入。

例如,某儿童的近用眼位被测得为 4△BI(4△外隐斜),加上+1.00 D 后测得眼位为 8△BI(8△外隐斜),则其梯度性 AC/A 为:AC/A=(8−4)△/D=4△/D。

梯度性 AC/A 的正常值为 3△/D~5△/D,以此判断所测出的 AC/A 值是否异常。

2. 计算性 AC/A

调节性集合可以用远距离注视到近距离注视的眼位变化量来表示,如果有远眼位和近眼位的检测值(在相同屈光全矫处方下),就能计算出被检者的 AC/A。

计算性 AC/A 公式为:

$$AC/A = PD(cm) - 近距离(m) \times (远眼位 - 近眼位)$$

式中,PD 瞳距为 cm,近方注视距离为 m,远眼位即为看远时偏斜棱镜度(△),近眼位即为看近时偏斜棱镜度(△)。其中远近眼位:内隐斜用"+",外隐斜用"−"。

例如,PD=60 mm,远眼位=2△BI,近眼位=10△BI,近距注视距离 40 cm。

则:AC/A=6−0.4×[−2−(−10)]=2.8△/D。

计算性 AC/A 的正常值:3~7△/D。

3. 两种 AC/A 测量方法的比较

(1) 计算性 AC/A 受近感知调节的影响,对同一被检者来说测量结果相比梯度性 AC/A 会偏大。

(2) 梯度法 AC/A 因为存在外加度数对眼位的影响,验光师在检查中可直接看到结果,在日常工作中会更加方便、实用一些。

(3) 两种方法都是目前常用的,验光师可根据日常工作习惯选择其一,但需注意的是近视防控是一个长期随访跟进的过程,在为患者进行复查时每次检查方法尽量一致,这样数据对比会更有意义。

五、相对调节检查

相对调节分为负相对调节(NRA)、正相对调节(PRA),表述的是在双眼保持正常融像的前提下,调节紧张和调节放松的能力。负相对调节指在双眼付出一定量调节和集合的基础上,保持集合不变,而能放松的最大调节量,即在屈光全矫的基础上加正镜片至模糊,所增加的正镜度即为负相对调节量。正相对调节指在集合保持固定的情况下,能调动的最大调节量,即在屈光全矫的基础上加负镜片至模糊,所增加的负镜度为正相对调节量。

(一) 检查步骤

1. 在综合验光仪上植入屈光全矫度数。
2. 双眼同时打开,集合掣关闭,将近距注视卡(图3-4-9)放在眼前40 cm处,近用灯打开照亮近距注视卡。
3. 让被检者辨认近视力卡视标,确认最佳视力,然后让其注视近视力卡的最佳视力上一行视标。
4. 告知被检者会调整度数,嘱其在看到视标模糊时报告。

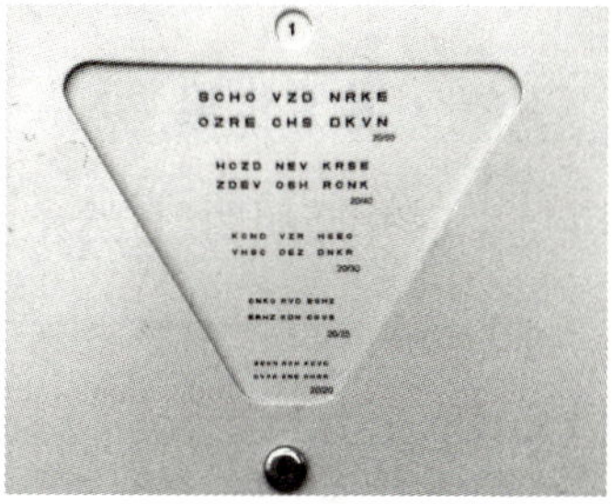

图3-4-9 相对调节检查用近用注视卡

5. 检测NRA,双眼同时增加正球镜度,每次加+0.25 D,每2~3秒增加一次,直到被检者告知注视视标出现模糊,这时保持注视这一模糊视标3~5秒,若3~5秒内模糊视标恢复清晰,可继续增加;若超过5秒仍未恢复,停止测试,这时所增加的正球镜度为NRA值。
6. 检测PRA,将球镜度回退到屈光全矫度数,双眼同时增加负球镜度,每次加-0.25 D,每2~3秒增加一次,直到被检者告知注视的视标出现模糊,这时保持注视这一模糊视标3~5秒,若3~5秒内模糊视标恢复清晰,可继续增加度数;但若超过5秒仍未恢复,停止测试,这时所增加的负球镜度为PRA值。

(二) 注意事项

1. 若被检者两眼视力不同,选择注视较差眼的最佳视力上一行视标。
2. 进行正相对调节检查时,若镜片光度改变量已经超过2.50 D,而被检者仍未告知出现模糊,则可停止,记录正相对调节(PRA)>-2.50 D即可。
3. 若负相对调节结果大于+2.50 D,则可能存在近视过矫情况,需注意。
4. 先测负相对调节再测正相对调节,即先测放松再测紧张。

(三) 正常值范围

正相对调节(PRA)>-2.50 D

负相对调节(NRA)：+1.75～+2.50 D

六、调节反应(BCC)检查

通常以注视距离的倒数作为眼睛参与调节的量。这其实是理想状态,实际上,如果注视40 cm处,眼睛付出的调节不一定是2.50 D,有可能比2.50 D少,也有可能比2.50 D多。调节反应就是注视某一距离目标时,调节实际动用的量。

$$调节超前(滞后)量 = 调节刺激 - 调节反应$$

调节刺激为诱发个体产生调节的物体,一般指放置在眼前近距离的某注视目标,以该目标至眼镜平面距离(m)的倒数表达调节刺激的量。调节反应为个体对某调节刺激所产生的实际调节。当调节反应大于调节刺激则以调节超前来表达,当调节反应小于调节刺激则以调节滞后来表达。

(一) 检查步骤

1. 采用暗照明(自然光,不增加额外近用照明)。

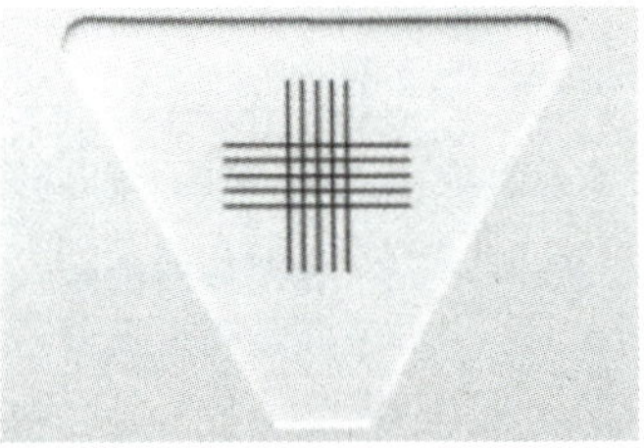

2. 屈光全矫,调整为近用瞳距,将近用十字条栅视力卡(图3-4-10)固定于眼前40 cm处。

3. 辅助镜片置入±0.50 D交叉柱镜。

4. 让被检者注视十字条栅视力卡,询问被检者横竖线的清晰度,并进行横竖线清晰度的对比。

5. 若被检者告知横线较清晰,双眼前同时增加正球镜,每次增加+0.25 D,直至横、竖线一样清晰。

图3-4-10 近用十字条栅视力卡

6. 若被检者告知竖线较清晰,双眼同时撤掉±0.50 D交叉柱镜的辅助镜片,再让其对比横竖线清晰度,如果孩子仍报告说竖线清晰,则判定为"竖线偏好"。若报告横竖等清楚,则双眼再次同时植入±0.50 D交叉柱镜的辅助镜片,恢复到初始状态。这时双眼眼前同时增加负球镜,每次增加-0.25 D,直至横、竖线一样清晰。

7. 记录至横、竖线一样清晰时改变的球镜度。

(二) 结果记录

比如：BCC+0.50 D,正常值范围为成年人+0.25～+0.75 D；未成年人+0.25～+0.50 D。低于+0.25 D为调节超前；高于+0.75 D为调节滞后。

(三) 注意事项

1. 若无论是否放置辅助镜片,还是改变球镜度数,被检者始终认为竖线更清楚,则可能存在竖线偏好,不适用此法进行调节反应(BCC)的检查,改为动态检影进行测量。

2. 若放置±0.50 D交叉柱镜后被检者直接告知横竖线等清,记录调节反应(BCC)：0 D,说明存在调节超前。

3. 调节反应的检查在视功能检查流程中可放在负相对调节和正相对调节之间,避免正相对调节的检查影响后续调节反应的结果。

七、调节幅度(近点)检查

调节远点:当调节完全放松时,与视网膜黄斑中心凹共轭的一点。

调节近点:当充分调节时,与视网膜黄斑中心凹共轭的一点。

调节远点与调节近点之间的距离是明视域,也称为"调节范围"(图 3-4-11)。

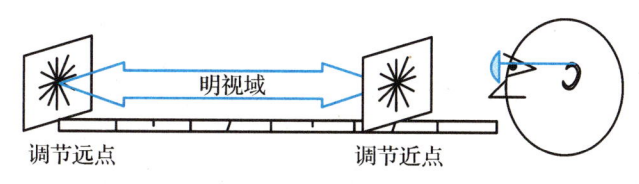

图 3-4-11　调节范围(明视域)

调节幅度(AMP):调节远点和调节近点之间距离的屈光度表示形式,也称为"调节力"。

(一) 推进法检查步骤(图 3-4-12)

1. 被检者佩戴试镜架,植入全矫度数,遮盖一眼,先测右眼后测左眼。
2. 让被检者注视 40 cm 处注视棒上(图 3-4-13)最佳视力上一行视标。

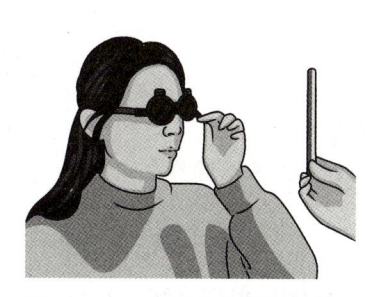

图 3-4-12　推进法测调节幅度　　图 3-4-13　推进法注视棒

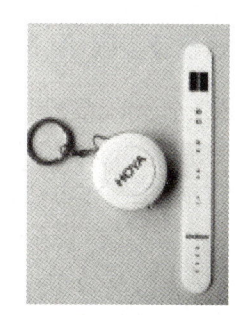

3. 告知被检者视标会逐渐向眼睛靠近,要一直盯着指定的那行视标,当出现模糊时,立即报告。
4. 将注视棒沿着注视眼的注视视线以 2~3 cm/s 的速度移向被检者眼睛,越靠近时移动速度要越慢;待被检者告知模糊后,立即停止移动,确认持续模糊后,记录模糊点到试镜架镜片平面的距离,即为调节近点(cm)。
5. 如此反复测量 3 次以上,得到最终稳定的调节近点。

(二) 结果记录

记录格式:调节近点×cm 或者调节幅度×D。

调节近点与调节幅度的换算公式:

$$调节幅度=\frac{100}{调节近点(cm)}$$

记录三次测量结果的平均值,并计算出该调节近点对应的调节幅度(AMP)。例如,三次测量结果的平均值为 10 cm,则 AMP 为 100/10＝10 D。将该值与该年龄段的最小调节幅度进行比对,判断调节幅度是否存在异常。

正常值:最小调节幅度＝15－0.25×年龄
平均调节幅度＝18－0.30×年龄
最大调节幅度＝25－0.40×年龄

(三) 注意事项

1. 屈光全矫状态下进行检查时,卷尺零刻度可让被检者帮忙手持固定在镜架铰链桩头位置。
2. 注视棒推进过程中保持注视视标位于被检者眼前平视高度且保证始终被注视。
3. 多次测量取相差不大结果的平均值,一般测量 3 次。

八、调节灵敏度检查

调节灵敏度指在不同水平变化时人眼所做出的调节反应速度,它反映的是眼睛控制调节状态的能力,通过测量一分钟内人眼有效改变调节量的次数来反映调节灵敏度的好坏。

(一) 反转拍法检查步骤(图 3-4-14)

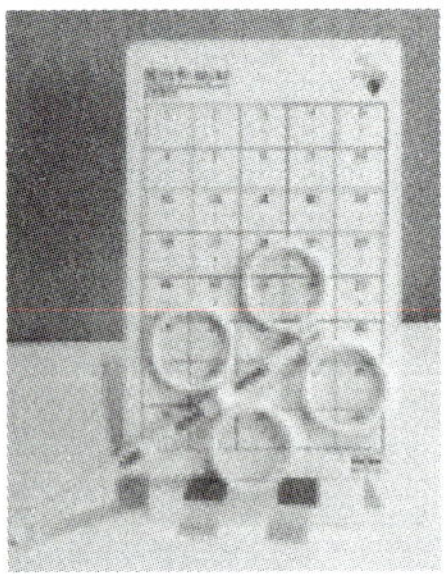

1. 戴上双眼屈光全矫的试镜架。
2. 在被检者眼前 40 cm 处放置检测视力卡。
3. 先教被检者反转拍操作方法,确认被检者熟练操作后,进行下一步操作。
4. 让被检者自己手持反转拍,先通过＋2.00 D 面注视视标,当视标清晰后,反转至－2.00 D 面,下一个视标清晰后再次反转。从正镜到负镜再回到正镜为一个周期。
5. 测定一分钟内被检眼完成几个周期。
6. 双眼检测之后记录结果,若双眼检测结果正常,则检测结束;若双眼检测结果低于正常值,则以同样的方式测量单眼,并记录结果。

图 3-4-14 反转拍法检查工具

(二) 结果记录

双眼调节灵敏度(BAF) OU:×cpm。
单眼调节灵敏度(MAF) OD:×cpm;OS:×cpm。

当检查结果低于预期值时,记录结果应标明检查过程中反转拍通过较慢一面,记录为双眼调节灵敏度(BAF) OU:×cpm(＋)或 OU:×cpm(－)。
单眼调节灵敏度(MAF) OD:×cpm(＋);OS:×cpm(＋)或 OD:×cpm(－);OS:×cpm(－)。

记录结果的数值为：调节灵敏度 $= \dfrac{\text{可识别的最终个数}-1}{2}$，单位为 cpm(cycles per minute)。

式中最终个数即一分钟内被检者读对的视标总数。

例如，小雅 10 岁，检查双眼调节灵敏度，一分钟内读出视标数为 11 个，正镜片一面通过较为困难，则结果记录为：双眼调节灵敏度(BAF)　OU：5 cpm(＋)。

再如，双眼结果异常继续进行单眼检查，右眼一分钟内读出视标数为 15 个，左眼一分钟内读出视标数为 17 个，则结果记录为：单眼调节灵敏度(MAF)　OD：7 cpm；OS：8 cpm。

（三）正常值

表 3-4-3　不同年龄对应调节灵敏度正常值

反转拍测量预期值(±2.00 D 反转拍)		
年龄	双眼均值	单眼均值
6 岁	3 cpm	5.5 cpm
7 岁	3.5 cpm	6.5 cpm
8~12 岁	5 cpm	7 cpm
13~30 岁	8 cpm	11 cpm

（四）注意事项

1. 反转拍要以反转的形式进行正、负面切换，而不是上下切换的方式。

2. 近用视力卡的选择：检查使用 E 字近用视力卡，E 字视标的大小以下面的标准进行选择。

　　近视力≤0.4　　　　选择 20/50 的视力卡
　　0.5≤近视力≤0.7　　选择 20/40 的视力卡
　　近视力＞0.7　　　　选择 20/30 的视力卡

3. 检查过程中注意让被检者始终保持距离视力卡 40 cm。

4. 检查过程中若被检者有读错视标，记录其读错视标个数，记录结果时将读错视标个数减去作为最终个数。

5. 该项检查一定要用±2.00 D 的反转拍，其他度数的反转拍在视功能训练时根据被检者情况进行选择使用的。

任务训练

（一）实训准备

实训设备：双眼视功能检查相关设备。

（二）实训注意事项

1. 按操作流程进行测量，先放松位，再刺激位。
2. 正确记录检查数据。

（三）操作过程及评价标准

儿童视功能实操考核评分表

姓名_____ 日期_____

序号	项目名称	分值	得分
1	Worth 4 dot	10	
2	远、近眼位（二选一）	15	
3	AC/A	10	
4	远、近融像性聚散（二选一）	10	
5	正、负相对调节（NRA/PRA）	15	
6	调节反应（BCC）	10	
7	调节近点（NPA）	15	
8	调节灵敏度（BAF/MAF）	15	
	总分	100	

Worth 4 dot

操作步骤	考核要求	分值	得分
准备	环境为暗室		
	1. 置入远用处方度数	1	
	2. 置入远用瞳距	1	
测量	1. 右眼前置入红色滤光片（RL），左眼前置入绿色滤光片（GL）	1	
	2. 出示 Worth 4 dot 视标	1	
	3. 分别遮盖左、右眼，确认左右眼所见视标	1	
	4. 根据被检者双眼看到的情况进行判断： ① 如果看到两个视标说明什么？ ② 如果看到三个视标说明什么？ ③ 如果看到四个视标说明什么？ ④ 如果看到五个视标说明什么？	3	
记录	1. 记录双眼可见几个视标：2个□ 3个□ 4个□ 5个□	1	
	2. 判断结果是否正常：正常□ 不正常□	1	
	总分	10	

远、近眼位(二选一)

操作步骤	考核要求	分值	得分
眼位检测前准备			
远用	1. 置入远用处方度数,远用瞳距	0.5	
	2. 确认 5 m 最佳视力,出示最佳视力上一行单个视标	1	
近用	1. 置入近用处方度数,近用瞳距	0.5	
	2. 关闭集合掣,打开近用灯	0.5	
	3. 放下近用视力杆,确认 40 cm 的最佳视力,并出示最佳视力上一行的单行视标	0.5	
远或近眼位			
测量	1. 被检者双眼前放旋转棱镜,右眼旋至 12$^\triangle$BI,左眼旋至 6$^\triangle$BU (若右眼 6$^\triangle$BU,左眼 12$^\triangle$BI,不扣分)	2	
	2. 分别遮盖左、右眼,确认左、右眼均能正常看到视标	0.5	
	3. 与被检者确认双眼可见右上、左下两行分开的视标	1	
	4. 嘱被检者双眼注视下方视标,用余光感受上方视标位置变化	2	
	5. 以 2$^\triangle$/s 的速度减少右眼前的棱镜度数	1	
	6. 直至被检者反映两个视标在垂直方向上对齐为止,记录此时右眼前旋转棱镜的度数及方向,即 a:_____	1	
	7. 接着继续向同方向转动棱镜直至被检者又看到两个视标,一个在左上方、一个在右下方	1	
	8. 反向转动右眼前棱镜至被检者再次报告两视标又在垂直方向上对齐,记录此时的棱镜底度数和方向,即 b:_____(1分) 注意:视标对齐时需用遮盖去遮盖确认视标是否上下对齐(1分)	2	
数据记录	记录最终棱镜度和偏斜类型 P1 为:_____[(a+b)/2]	2	
数据诊断	判断远或近眼位是否正常: 远用眼位:正常□ 低常□ 高常□ 0~2exo 近用眼位:正常□ 低常□ 高常□ 0~6exo	1	
总分		15	

AC/A

操作步骤	考核要求	分值	得分
准备	已知近用眼位 P1 为:_____	0.5	
	1. 双眼前放置旋转棱镜,右眼 12$^\triangle$BI,左眼 6$^\triangle$BU (若右眼 6$^\triangle$BU,左眼 12$^\triangle$BI,不扣分)	0.5	
	2. 关闭集合掣,打开近用灯	0.5	
	3. 放下近用视力杆,确认 40 cm 最佳视力,并出示最佳视力的单行视标	0.5	

续 表

操作步骤	考核要求	分值	得分
测量	1. 在屈光全矫的状态下，增加＋1.00 D球镜或－1.00 D球镜	1.5	
	2. 分别遮盖左、右眼，确认左、右眼均能正常看到视标，且双眼可见右上、左下两行视标	0.5	
	3. 让被检者双眼注视下方视标，用余光感受上方视标位置变化	0.5	
	4. 以 $2^\triangle$/s 的速度减少右眼前的棱镜度数	0.5	
	5. 直至被检者反映两个视标在垂直方向上对齐为止，记录此时右眼前旋转棱镜的度数及方向，即 a：_____	0.5	
	6. 接着继续向同方向转动棱镜直至被检者又看到两个视标：一个在左上方，一个在右下方	0.5	
	7. 反向转动右眼前棱镜至被检者再次报告两视标又在垂直方向上对齐，记录此时的棱镜底度数和方向，即 b：_____（0.5分） 注意：视标对齐时需用遮盖去遮盖确认视标是否上下对齐(0.5分)	1	
数据记录	记录最终棱镜度和偏斜类型为 P2：_____ [(a+b)/2]	1	
数据诊断	1. 梯度性 AC/A 值：_____	1	
	2. 判断梯度性 AC/A 值是否正常 梯度性 AC/A：3～5$^\triangle$/D 正常□ 低常□ 高常□	1	
总分		10	

远、近融像性聚散（二选一）

操作步骤	考核要求	分值	得分
融像性聚散检查前准备			
远用	1. 置入远用处方度数，远用瞳距	0.5	
	2. 双眼前置入旋转棱镜，"0"位在12点钟(90°)方向	1	
	3. 确认 5 m 最佳视力并出示最佳视力上一行单个视标	0.5	
近用	1. 置入近用处方度数，近用瞳距	0.5	
	2. 关闭集合掣、打开近用灯	0.5	
	3. 放下近用视力杆，确认 40 cm 的最佳视力，并出示最佳视力的单列视标	1	
远、近正负融像性聚散（自行根据实际情况来定 BO 或 BI 检查）			
测量	1. 告知被检者仔细观察视标，当看到视标模糊、视标分开成两个，以及又从两个恢复到一个时，让被检者报告	2	
	2. 先在被检者双眼前等量增加 BI/BO 的棱镜，速度为 $2^\triangle$/s	2	
	3. 当被检者报告视标模糊时，记下双眼所加的棱镜度之和，即为模糊点：_____	1	
	4. 不要停顿继续增加 BI/BO 的棱镜，直到被检者报告视标分开成两个时，记下双眼所加的棱镜度之和，即为破裂点：_____	1	

续 表

操作步骤	考核要求	分值	得分
测量	5. 不要停顿,反方向继续减少 BI/BO 的棱镜,直到被检者报告视标从两个恢复到一个时,记下双眼所加的棱镜度之和,即为恢复点:_____	1	
结果记录	BI:_____ 或 BO:_____ (不管是 BI 或者 BO 结果都包括三个部分:模糊点/破裂点/恢复点。如果没有模糊点就用"X"来表示。例如,BI:x/7/4,BO:10/18/8)	1	
总分		10	

正、负相对调节(NRA/PRA)

操作步骤	考核要求	分值	得分
准备	1. 置入近用处方度数,近用瞳距	0.5	
	2. 关闭集合掣,打开近用灯,放下近用视力杆	0.5	
	3. 近用视力表放置眼前 40 cm 处	0.5	
	4. 确认 40 cm 的最佳视力,让被检者注视 40 cm 处最佳视力上一行视标	1	
测量	**先检测负相对调节(NRA)**		
	1. 话术:我在为您检查负相对调节的项目,这一行出现模糊(毛边)的时候,请您告诉我	1	
	2. 让被检者注视指定视标,双眼同时加+0.25 D,至确认持续模糊,视为检查终点	2	
	3. 球镜度回退到初始的屈光全矫度数	1.5	
	再检测正相对调节(PRA)		
	1. 话术:我现在为您检查正相对调节的项目,这一行出现模糊(毛边)的时候,请您告诉我	1	
	2. 让被检者注视指定视标,双眼同时加-0.25 D,至确认持续模糊,视为检查终点	2	
数据记录	1. NRA 为_____	2	
	2. PRA 为_____	2	
数据诊断	判断数值是否正常: NRA:正常□ 低常□ 高常□　+1.75~+2.25 D PRA:正常□ 低常□ 高常□　>-2.50 D	1	
总分		15	

调节反应(BCC)

操作步骤	考核要求	分值	得分
准备	1. 置入远用处方度数,远用瞳距	0.5	
	2. 功能键置于"0"位,关闭集合掣、关闭近用灯(自然照明),放下近用杆,40 cm处放置近用十字视标	0.5	
	3. 双眼前置±0.50交叉柱镜	1	
测量	1. 询问被检者横线清楚还是竖线清楚	1	
	2. 若横线清楚,双眼同时加+0.25 DS直至横、竖线等清(1分)如果不能等清,加至竖线清晰后回退+0.25 DS(1分)	2	
	3. 若竖线清楚,则加−0.25 DS直至横、横线等清(1分)如果不能等清,加至横线清晰后回退−0.25 DS(1分)	2	
	4. 若横线始终无法清楚,则撤掉±0.50 D交叉柱镜确认一下是否为竖线偏好	1	
数据记录	记录数值,调节滞后量为_____或调节超前量为_____	1	
数据诊断	判断调节滞后量是否正常: 正常□ 低常□ 高常□ 成年人:+0.25~+0.75 D 正常□ 低常□ 高常□ 未成年人:+0.25~+0.50 D	1	
总分		10	

调节近点(NPA)

操作步骤	考核要求	分值	得分
准备	1. 为被检查者选择合适瞳距的试戴架	0.5	
	2. 置入远用处方度数	0.5	
	3. 让被检者捏住卷尺"0"刻度处放置在试镜架桩头处,并遮盖一眼,先测右眼后测左眼	1	
	4. 检测距离:40 cm	0.5	
测量	1. 确认40 cm最佳视力	0.5	
	2. 让被检者看最佳视力上一行视标	0.5	
	3. 话术:我在为您测量调节近点,当注视的字母出现稍稍模糊时,请立即告诉我	1	
	4. 将注视棒沿着注视眼的视线,以2~3 cm/s的速度移向被检者眼前,越靠近被检者应该越慢	2	
	5. 待被检者告诉模糊后,立即停止移动,确认持续模糊后,记录模糊点到试戴架的镜片平面的距离,即为调节近点(注意尺子和视标要平)	2	
	6. 反复测量3次以上,得到最终稳定的调节近点,调节近点(m)的倒数即为调节幅度(D)	1	

续　表

操作步骤	考核要求	分值	得分
数据记录	1. 调节近点 NPA(m)： R：_____ L：_____	1	
	2. 调节幅度 AMP(D)： R：_____ L：_____	2	
数据诊断	1. 根据公式：15－0.25×年龄，计算出该年龄段最小的 AMP=_____	1.5	
	2. 判断 AMP 是否正常： 正常□　低常□　高常□	1	
总分		15	

调节灵敏度(MAF/BAF)

操作步骤	考核要求	分值	得分
准备	1. 为被检者选择合适的试戴架，置入远用处方度数	0.5	
	2. 确认最佳近视力，并根据近视力选择合适的注视卡	0.5	
准备	3. 教会被检者使用反转拍。话术： ① 您拿着反转拍，先通过＋2.00 D 面(字体放大的这一面)注视视标，指出开口方向之后，反转至－2.00 D 面(字体缩小的这一面)，阅读下一个视标，清晰之后再翻转，以此类推，我说停止的时候请您停止(1 分) ② 您试着做一遍看看是否可以(1 分)	2	
BAF 测量	1. 先测量双眼 BAF	1	
	2. 用卷尺确定检测距离为 40 cm	0.5	
	3. 把选定的视标卡放在被检者眼前 40 cm 处	0.5	
	4. 让被检者手持反转拍(＋2.00 D)放置眼前	1	
	5. 开始计时 1 分钟，并注意被检者指认视标是否正确	1	
	6. 1 分钟到停止测量；记录 BAF：_____ cpm 最终结果：(可识别的最终个数－1)÷2	1	
	7. BAF 正常，测量结束；BAF 异常，继续测量 MAF	1	
MAF 测量	1. 测量单眼 MAF	1	
	话术：现在为您测量单眼调节灵敏度，跟刚才一样，我会计时，说停止时请您停止	1	
	2. 遮住左眼，先测右眼	1	
	3. 重复双眼的 1～5 步	1	
	4. 记录 MAF：R_____ cpm　L_____ cpm	1	

续 表

操作步骤	考核要求	分值	得分
数据诊断	1. 判断调节灵敏度是否正常： 8～12 岁　　　BAF：5.0 cpm　　MAF：7.0 cpm 13～30 岁　　　BAF：8.0 cpm　　MAF：11.0 cpm 2. BAF： 正常□　低常□　高常□ 3. MFA： R：正常□　低常□　高常□ L：正常□　低常□　高常□	1	
总分		15	

任务小结

1. 双眼视功能检查流程。
2. 双眼视功能检查各项指标的正常值。

任务考核

双眼视功能检查对儿童青少年近视防控的意义有哪些？

任务五　近视的特殊检查

子任务一　眼轴长度检查（光学生物测量）

任务目标

知识目标：
1. 掌握测量数据的分析及其在近视管理中的临床应用。
2. 熟悉参数测量的基本操作方法。
3. 了解眼用光学相干生物测量仪的概念及原理。

能力目标：
1. 能进行检查过程中的医患沟通，通过规范的仪器操作，获得准确的报告结果。
2. 会进行光学生物测量检查操作，解读报告并根据报告给予合适的进一步建议。

思政目标：
通过本任务学习，引导和帮助学生进行光学生物测量，整合报告结果，进行针对性的解读，要求学生规范检查操作并给出合适建议。

任务导入

经过一个假期，孩子频繁看电子产品，户外活动不足，许多家长担心孩子视力下降，已经佩戴眼镜的孩子担心近视度数是否加深……每到开学前，家长带孩子到眼科就诊，想进行眼健康检查，需要进行哪些检查完善健康档案内容。

任务内容

一、眼轴的定义

眼轴，又称前后轴（antero-posterioraxis）。眼轴长度（axial length，AL）是角膜正中到视神经与视网膜黄斑中心凹之间的一条假设线的长度。将眼球接收光线的最表层到感受光线"最里"的一层（即从角膜—晶状体—玻璃体—视网膜）的距离看成是物理中光学系统的一条中轴线，它代表着眼球的发育情况。

眼轴和我们的身高一样，不是生来就固定不变的，而是随着年龄增长，慢慢生长发育变长的，一般成年后就基本稳定了。眼轴的发育经历两个不同的生长阶段（3岁前和3～

14岁），且两阶段眼轴发育速度不同。出生后眼轴快速增长；3岁后眼轴增长速度大幅降低，每年约以0.1～0.2 mm的速度增长，到13～14岁时可达到成人水平，青春期后眼轴基本不再增长；成年后，眼轴总长大概在24 mm。

眼轴是重要的眼生物学参数，其对近视诊断、监测和预测屈光发育具有重要意义。研究表明，近视儿童在近视发生前3年到近视发生后5年之间眼轴增长更明显，且在近视发生前1年眼轴增长最快。因此，眼轴在近视风险及近视进展评估中具有重要作用，建议在儿童青少年近视筛查时，有条件的地方可增加眼轴长度的测量，每学年不少于2次。

随着近视防控成为国家战略，儿童屈光发育档案建设工作在全国范围普遍推广。眼轴作为屈光发育重要的监测参数，需要精确、便捷、高效、经济、易于普遍推广的测量设备，以便开展大规模社区筛查工作。

二、测量眼轴的方法

眼轴的测量方法有很多种，常规的有超声测量法和光学测量法。

超声测量法，即测量角膜到视网膜内界膜之间的距离，为接触式检查。常用仪器为A超。

光学测量法，即测量角膜到视网膜色素上皮层之间的距离，为非接触式。常见的仪器有IOL Master（图3-5-1）、Lenstar等。不同品牌的设备测量结果之间存在一定的偏差，所以一般建议始终用同型设备进行测量，方便连续多次测量值之间的对比。目前，采用部分相干干涉原理的眼生物测量仪与传统A超测量AL相比，具有非接触性及良好的准确性等优点，在世界范围内得到了广泛应用。

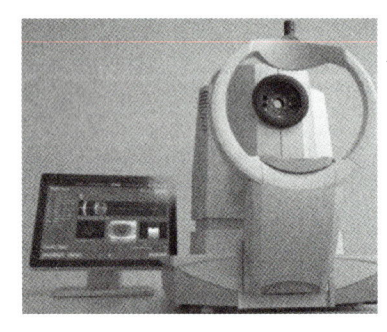

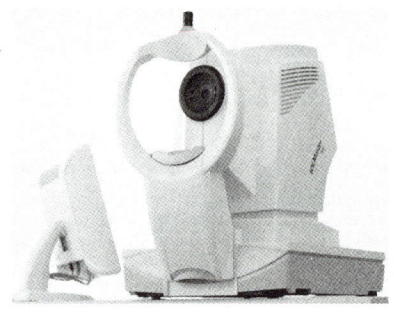

图3-5-1 光学生物测量仪 IOL Master

三、眼轴长度检查报告的解读

眼轴长度检查报告见图3-5-2。其中缩写含义如下：

AL（axial length）：眼轴长度。
CCT（central corneal thickness）：中央角膜厚度。
ACD（anterior chamber depth）：前房深度。
LT（Lens thickness）：晶体厚度。
K1/K2：平坦K/陡峭K，是不同方向的角膜曲率/角膜屈光度，正常成人角膜曲率半径均值为 7.77 mm。

WTW(White To White distance)：角膜直径，俗称"白到白"。

校准测试日期：	2024-8-1		由：	Administrator		结果：	确定
测量日期：	2024-8-1		n:	1.3375		角膜顶点距离	12.00 mm

OD：右眼轴长 27.09 mm。- 提示：长眼
OS：左眼轴长 26.91 mm。- 提示：长眼

	OD 右				生物统计值				OS 左
					眼睛状态				
LS:	有晶状体		VS:	玻璃体	LS:	有晶状体		VS:	玻璃体
Ref:	---			VA: ---	Ref:	---			VA: ---
LVC:	未治疗				LVC:	未治疗			
					生物统计值				
AL:	27.09 mm		SD:	9 μm	AL:	26.91 mm		SD:	6 μm
中央角膜厚度:	516 μm		SD:	4 μm	中央角膜厚度:	529 μm		SD:	5 μm
ACD:	3.99 mm		SD:	5 μm	ACD:	4.01 mm		SD:	4 μm
LT:	3.78 mm		SD:	10 μm	LT:	3.85 mm		SD:	9 μm
AL	中央角膜厚度	ACD	LT		AL	中央角膜厚度	ACD		LT
27.08 mm	515 μm	4.00 mm	3.77 mm		26.91 mm	531 μm	4.02 mm		3.84 mm
27.09 mm	518 μm	4.00 mm	3.78 mm		26.90 mm	529 μm	4.01 mm		3.85 mm
27.09 mm	515 μm	3.99 mm	3.78 mm		26.91 mm	530 μm	4.01 mm		3.85 mm
27.08 mm	513 μm	3.99 mm	3.78 mm		26.90 mm	530 μm	4.01 mm		3.84 mm
27.09 mm	515 μm	3.99 mm	3.78 mm		26.91 mm	528 μm	4.01 mm		3.85 mm
27.10 mm	522 μm	4.00 mm	3.78 mm		26.90 mm	527 μm	4.01 mm		3.85 mm
					角膜值				
R:	7.54 mm (!)		SD:	3 μm	R:	7.60 mm		SD:	2 μm
R1:	7.61 mm @ 30°		SD:	4 μm	R1:	7.62 mm @ 106°		SD:	5 μm
R2:	7.46 mm @ 120°		SD:	7 μm	R2:	7.57 mm @ 16°		SD:	2 μm
ΔK:	-0.89 D @ 30°				ΔK:	-0.32 D @ 106°			
R:	7.54 mm	ΔK: -0.88 D	@ 32°		R:	7.60 mm	ΔK: -0.33 D		@ 106°
R:	7.54 mm	ΔK: -0.86 D	@ 30°		R:	7.60 mm	ΔK: -0.36 D		@ 104°
R:	7.54 mm	ΔK: -0.93 D	@ 29°		R:	7.60 mm	ΔK: -0.29 D		@ 110°
TR:	---				TR:	---			
TR1:	---				TR1:	---			
TR2:	---				TR2:	---			
ΔTK:					ΔTK:				
TR:	---	ΔTK:	---		TR:	---	ΔTK:		---
TR:	---	ΔTK:	---		TR:	---	ΔTK:		---
TR:	---	ΔTK:	---		TR:	---	ΔTK:		---
					白到白和瞳孔值				
WTW:	12.0 mm	lx: +0.2 mm	ly: +0.2 mm		WTW:	12.0 mm	lx: -0.2 mm		ly: -0.1 mm
P:	3.7 mm	CW 弦	0.1 mm @ 235°		P:	3.8 mm	CW 弦		0.2 mm @ 256°
					参考图片				

(!) 临界状态的值　　　　　(*) 数值被手动编辑　　　　　--- 无测量值

图 3-5-2　眼轴长度检查(光学生物测量)报告

四、眼轴和近视的关系

(一)眼的屈光状态的影响因素

眼的屈光状态由角膜曲率、眼轴、晶状体屈光力决定，其中任何一项的变化都会对屈光状态造成影响。人眼的屈光状态是由这三者的不同组合变化决定的。其中，眼轴是决定屈光状态的主要因素。

（二）眼轴和近视的关系

近视的度数不仅受眼轴的影响，也受角膜曲率、晶状体屈光度及屈光介质的屈光指数等相关因素的影响。由于在眼睛的发育中，角膜和晶状体的改变是极其缓慢的，可以视为定量，唯一的变量就是眼轴，所以理论上来说眼轴与近视呈正相关。

任务训练

（一）实训准备

用物准备：光学生物测量仪。

（二）实训注意事项

根据操作流程进行实操训练。

（三）操作过程及评价标准

实训项目名称　眼轴长度检查（光学生物测量）　　　限时　　　　　得分　　　　

工作步骤	工作内容	分值	评分细则	得分
工作准备	1. 仪表端庄，着装整齐 2. 准备器材	5 5	不符合要求全扣 少一样扣1分	
工作过程	1. 告知检查目的及注意事项 2. 仪器操作 3. 报告解读 4. 沟通检查结果与建议	10 20 25 30	不耐心细致扣10分，未解释全扣 仪器操作不快速、精准，酌情扣分 报告解读全面细致，不准确扣5分 不耐心或不细扣10分，未解释全扣	
工作结束	器材、物品归位	5	器材不全全扣	
总评		100	态度不好，本项目不合格	

任务小结

1. 眼轴检查操作。
2. 眼轴长度检查报告解读。

任务考核

1. 光学生物测量仪的操作步骤及注意事项有哪些？
2. 读懂眼轴长度检查报告并给出相应眼健康管理建议。

子任务二　眼底检查

任务目标

知识目标：
1. 掌握眼底照相机的操作及临床应用。
2. 熟悉眼底照相结果解读。
3. 了解眼底照相机的概念及原理。

能力目标：
1. 能进行检查过程中的医患沟通，通过规范的仪器操作，获得准确的报告结果。
2. 会进行眼底照相机检查操作，会解读报告并根据报告给予合适的进一步建议。

思政目标：
通过本任务学习，引导和帮助学生进行眼底照相，整合报告结果，进行针对性的解读，要求学生规范操作检查并给出合适建议。

任务导入

儿童青少年眼部健康的监测包括视力、眼压、眼表健康和眼底等。随着近视患者近视度数增高，眼轴不断增长，发生眼底视网膜脉络膜萎缩变性、特征性后极部及周边部视网膜病变的概率也将大幅度增高。同时，对于伴有青光眼的患者，视神经损伤的发生率随眼轴增长而增加。因此，监测近视人群，特别是高度近视人群的眼底和眼压情况显得尤为重要。临床可通过超声、眼底照相、OCT和三面镜等方法监测眼底健康状况。排除眼部结构特别是视网膜脉络膜异常，有助于了解高度近视的病程进展，辅助高度近视并发症的诊断和治疗。

任务内容

一、眼底概述

眼底主要包括视网膜、眼底血管、视神经乳头、视神经纤维、视网膜上的黄斑部，以及视网膜后的脉络膜等部位（见图3-5-3）；视网膜上血管是人体唯一一处直接肉眼可见的血管，所以眼底检查已经成为监测多种全身疾病的重要依据。

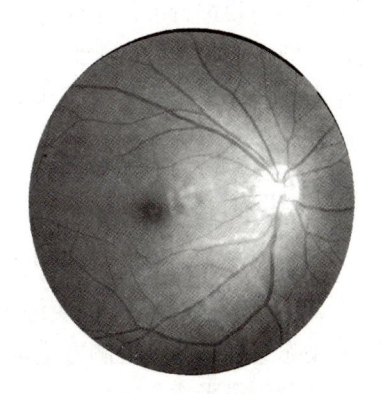

图3-5-3　眼底图像

二、常见临床眼底检查方法

（一）直接检眼镜

通过直接检眼镜（图3-5-4）检查眼底相对比较直观、方便，适合在第一时间判断被检者情况。

（二）眼底照相

通过眼底照相机（图3-5-5）可以清晰客观地看到眼底后极部视盘、黄斑及血管的形态，这是检查玻璃体、视网膜、脉络膜和视神经疾病的重要方法。

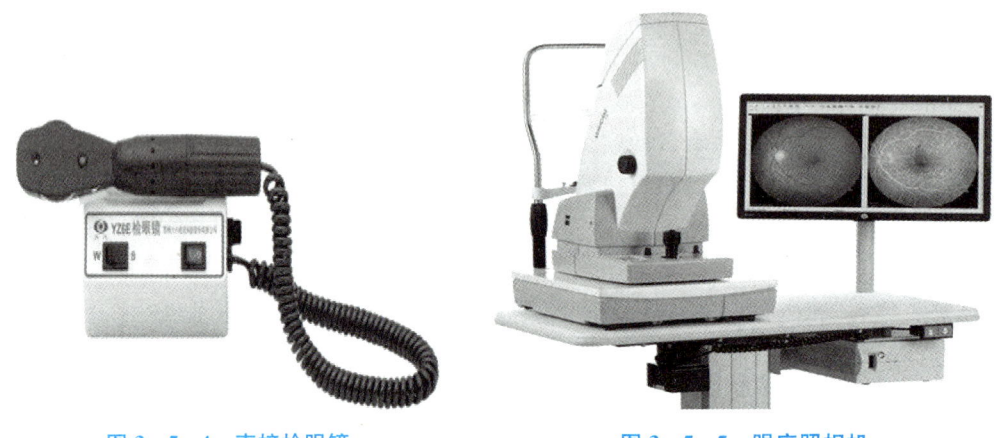

图3-5-4　直接检眼镜　　　　图3-5-5　眼底照相机

眼底照相为眼底筛查最常用仪器，优点为操作方便，结果直观、清晰、准确，能够为眼科医生提供更有价值的参考；对于被检者而言，免散瞳，无损伤，快速成像，省时方便，受检者更易接受。

（三）光学相干断层扫描（OCT）

光学相干断层扫描是一种高分辨率、非接触性的无创光学影像诊断检查，安全性高，可对视网膜进行解剖层面上的检查，安全性高（仪器如图3-5-6）。这种方法可直观精准地判断视网膜和脉络膜血管的变化情况，观察是否存在玻璃体的后脱离、视网膜裂孔、黄斑裂孔、黄斑前膜、脉络膜新生血管等病变。血流OCT可以监测脉络膜和视网膜毛细血管变化。

（四）眼底荧光造影

眼底荧光造影的基本原理是将荧光素钠快速注入被检者的静脉内，循环至眼底血管中，受到蓝光激发后产生黄绿色荧光，利用高速眼底摄影机连续拍摄荧光素在眼底血循环的动态过程。这种检测方法可以观察眼底血液供应情况和血管细微的变化。眼底荧光造影仪及所得影像如图3-5-7所示。

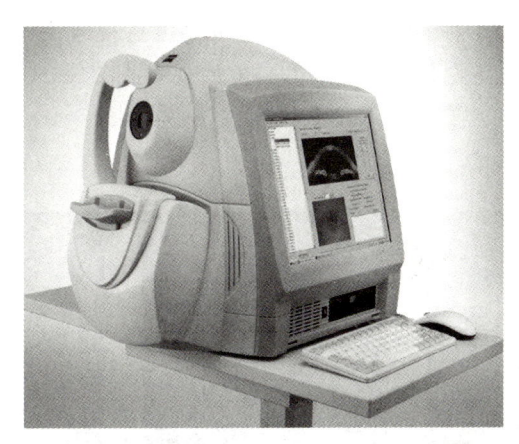

图 3-5-6 光学相干断层扫描(OCT)

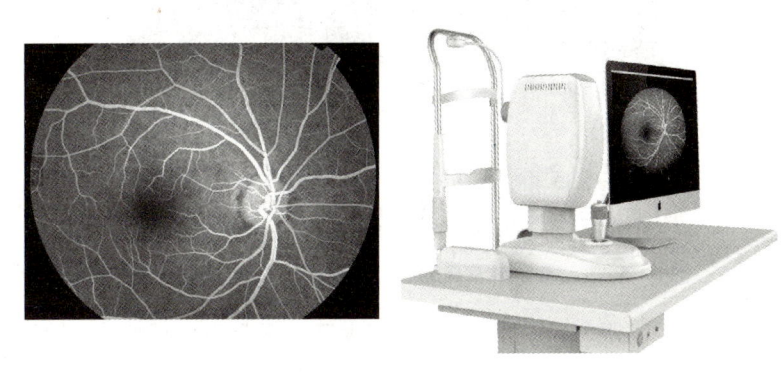

图 3-5-7 眼底荧光造影

三、进行眼底检查的原因

当前,近视已成为威胁眼健康的公共卫生问题,致盲性高度近视的患病率逐年升高。预计到2050年,全球约有50%的人口患近视。根据《国人近视手术白皮书》,截至2020年中国近视人口已超过6亿。相比于低中度近视,高度近视因眼轴过度延长、屈光度数不断增长,大大增加了病理性改变的风险。高度近视人群中,白内障、青光眼、近视性黄斑变性、视网膜脱离、近视性视神经病变等致盲性眼病发病率明显高于正视人群。高度近视患者的眼底可进展为漆裂纹、黄斑病变、脉络膜萎缩、视网膜裂孔、视网膜脱离等病理改变,面临永久性视力损伤,甚至失明的风险。

高度近视眼底改变——近视眼由于眼轴被拉长,视网膜色素上皮细胞发生广泛扩张和变薄,脉络膜橘红色血管会更加暴露而呈现豹纹状眼底,使视网膜中的色素无法覆盖到视盘周围,从而出现新月状的白色弧形斑。一般近视度数越高,豹纹越明显且弧形斑的面积也越大,600度以上高度近视人群尤其明显。病理性高度近视患者成年后近视度数仍继续增加,眼轴过度伸长,最佳矫正视力无法达到正常,可伴有视物变形、视物遮挡感等症状。眼底出现明显病理性改变,常伴有后巩膜葡萄肿、黄斑区漆裂纹、黄斑区视网膜脉络膜萎缩或近视性牵拉性黄斑病变,如黄斑裂孔、黄斑劈裂、黄斑区视网膜脱离等并发症。

图 3-5-8(书后附彩图)中,图 1 为无眼底病变的高度近视眼底图像;图 2 为豹纹状眼底的高度近视眼底图像;图 3 为弥漫性萎缩的高度近视眼底图像;图 4 为斑片状萎缩的高度近视眼底图像;图 5 为黄斑萎缩的高度近视眼底图像。表 3-5-1 为高度近视黄斑区评估分级。

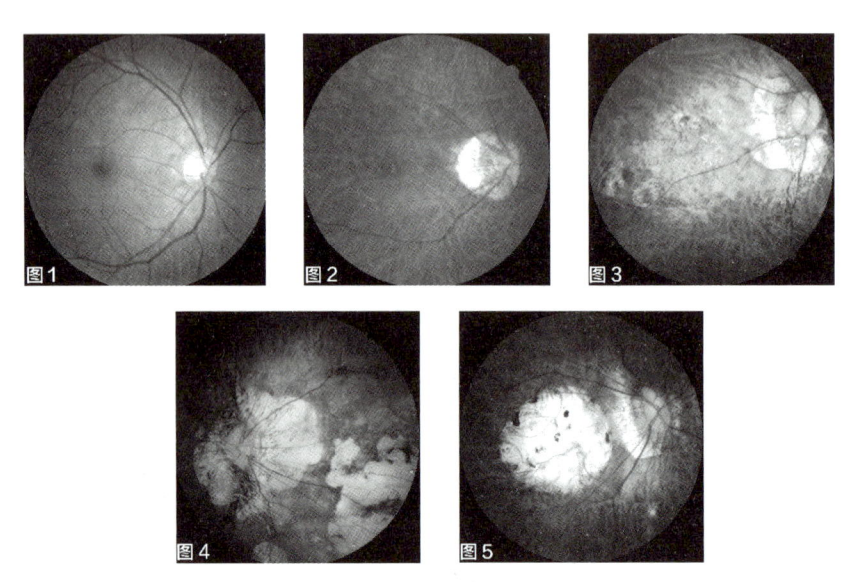

图 3-5-8　正常眼及高度近视性眼底代表图(后附彩图)

眼底检查不仅有助于眼科疾病的筛查,还有助于发现全身性疾病,因为眼底富有各种动静脉血管,是一个可以监测全身许多疾病的"窗口",因此人们需要进行定期的眼底检查。

表 3-5-1　高度近视黄斑区评估分级

级别	黄斑改变
等级 0	无近视视网膜变性病变(No macular lesion)
等级 1	豹纹状眼底(Tessellated fundus)
等级 2	弥散性脉络膜视网膜萎缩(Diffuse atrophy)
等级 3	斑片状脉络膜视网膜萎缩(Patchy atrophy)
等级 4	黄斑区萎缩(Macular atrophy)
伴随其他损伤	漆裂纹、近视脉络膜新生血管、Fuchs 斑(Lacquer cracks, active choroidal neovascularization, Fuchs spot)

注:等级 0 和等级 1 为单纯高度近视眼底改变,等级 2 及以上为病理性高度近视眼底改变。

四、需要进行眼底检查的人群及检查内容

病理性近视引起的视网膜病变已经成为中国不可逆性致盲性眼病的首要病因。高度近视患者定期的眼底检查具有非常重要的意义,高度近视作为致盲眼病,不能忽略眼底的影像检测。建议定期进行眼底检查的人群包括青少年屈光不正患者、用眼过度尤其是高

度近视者。

眼底检查主要观察三个部位,视盘、黄斑和血管。

(一) 视盘

视盘在眼底中像一轮圆月,横向直径一般是 1.5 mm。医生往往将病灶和它比较,来描述病灶大小。增殖期糖网时,往往会看见它的表面有大片新生血管膜形成。

(二) 血管

眼底照中可见深浅两种颜色的血管相互伴行,深色的是静脉,浅色的是动脉。眼底的血管是人体中唯一可以直视观察的血管,对于检查和评估全身疾病,如糖尿病、高血压等病情有着非常重要的临床意义。

(三) 黄斑

黄斑是一个区域,位于视盘的颞侧,直径 5.5 mm。黄斑是最值得关注的部位,因为它直接决定着我们的视力。

任务训练

(一) 实训准备

用物准备:眼底照相机。

(二) 实训注意事项

根据操作流程进行实操训练。

(三) 操作过程及评价标准

实训项目名称 __眼底照相检查__ 限时_____ 得分_____

工作步骤	工作内容	分值	评分细则	得分
工作准备	1. 仪表端庄,着装整齐 2. 准备器材	5 5	不符合要求全扣 少一样扣 1 分	
工作过程	1. 告知检查目的及注意事项 2. 仪器操作 3. 报告解读 4. 沟通检查结果与建议	10 20 25 30	不耐心细致扣 10 分,未解释全扣 仪器操作不快速、精准,酌情扣分 报告解读全面细致,不准确扣 5 分 不耐心或不细扣 10 分,未解释全扣	
工作结束	器材、物品归位	5	器材不全全扣	
总评		100	态度不好,本项目不合格	

任务小结

1. 眼底照相检查操作。
2. 眼底检查报告解读。

任务考核

1. 眼底照相操作步骤及注意事项有哪些？
2. 读懂眼底照相报告并给出相应眼健康管理建议。

子任务三　角膜地形图检查

任务目标

知识目标：
1. 掌握角膜地形图检查数据的分析及临床应用。
2. 熟悉角膜地形图参数测量的基本操作方法。
3. 了解角膜地形图检测仪的概念及原理。

能力目标：
1. 能进行检查过程中的医患沟通，通过规范的仪器操作，获得准确的报告结果。
2. 会进行角膜地形图检查操作，会解读报告并根据报告给予合适的进一步建议。

思政目标：
通过本任务学习，引导和帮助学生进行角膜地形图检测，整合报告结果，进行针对性的解读，要求学生规范操作检查并给出合适建议。

任务导入

地形图是地质学的一个专有名词，是对一个地区天然的地理形态进行人工地势描绘得到。那么，角膜的形态如何来描述？

任务内容

一、角膜地形图检查的定义

角膜地形图检查就是将角膜表面当作一个局部地势，采用不同的方法进行记录和分析，其全称是计算机辅助的角膜地形分析系统，是通过计算机图像处理系统将角膜形态进行数码化分析，并将所检查出的角膜曲度以数据及不同的颜色展现。

而角膜地形图是在计算机辅助下通过类似于绘制地图的方法，采用不同的色调直观地、精确地分析整个角膜表面的形态和曲率等变化的彩图。

角膜地形图检查的作用包括：（1）能够精确测量、分析全角膜前表面任意点的曲率；（2）检测角膜屈光力。因此，它是研究角膜前表面形态的一种系统而全面的定量分析手段。

二、常见角膜地形图检查类型

(一) 角膜地形图仪的分类

1. 基于 Placido 盘设计的角膜地形图仪

常用的仪器有：日本 TMS-4、澳大利亚的 Medmont（图 3-5-9）。

2. 非基于 Placido 盘设计的角膜地形图仪

常用的仪器有：德国 pentacam 等（图 3-5-10）。

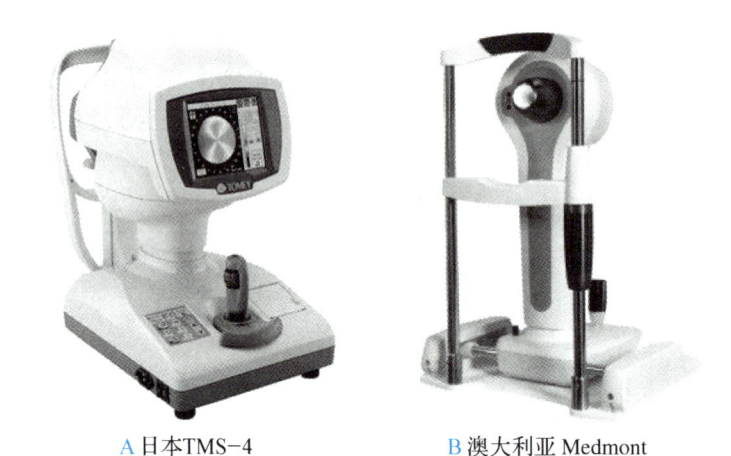

A 日本TMS-4　　B 澳大利亚 Medmont

图 3-5-9　基于 Placido 盘的角膜地形图仪示例

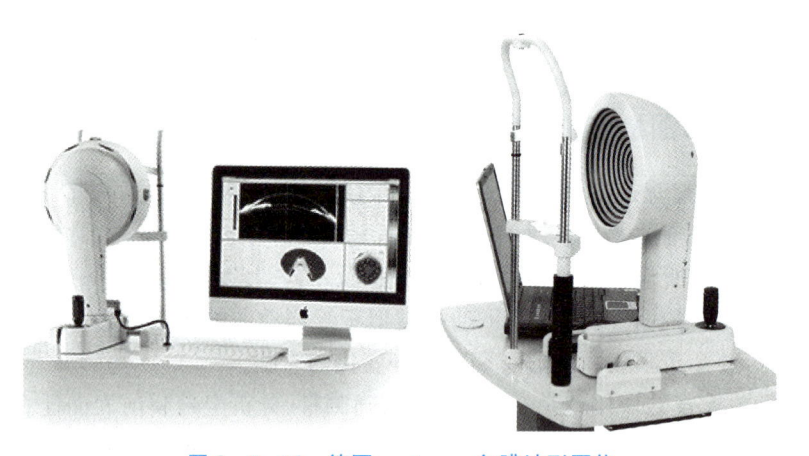

图 3-5-10　德国 pentacam 角膜地形图仪

(二) 常用角膜地形图类型

常用角膜地形图类型有以下四种（图 3-5-11）：

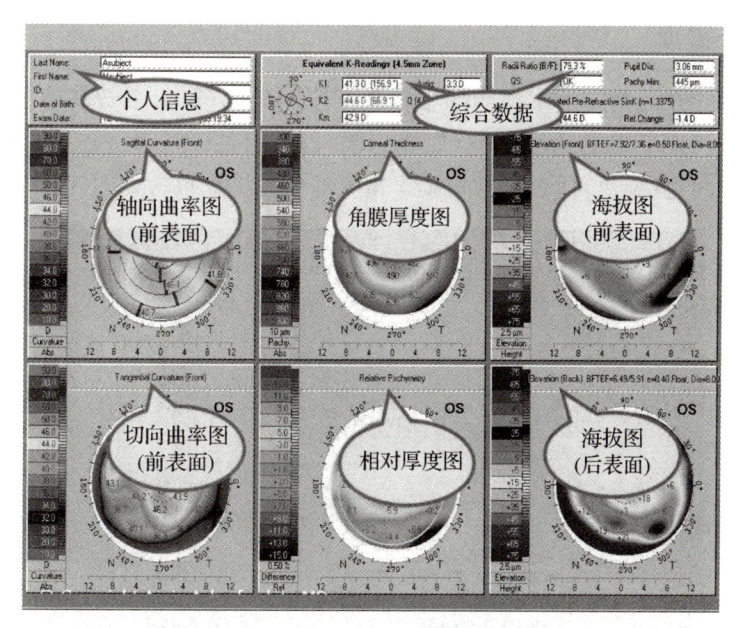

图 3-5-11　常用角膜地形图类型

1. 轴向图——默认模式,最为常用。清晰显示角膜整体的屈光力状态和角膜形状。
2. 切向图——显示角膜局部的屈光力状态及细微变化,常用于评估角膜塑形镜戴镜效果。
3. 屈光度图——适用于分析角膜的光学特性。
4. 高度图——直观显示角膜形状。

三、角膜地形图检查的原因

角膜地形图可以更加直观地反映角膜屈光力及角膜散光的性质。通常在日常验光时,若出现散光或近视度数变化,应做角膜地形图的检查,通过对角膜地形图结果和眼轴结果分析,可判断出度数变化的原因。在验、配角膜接触镜,特别是硬性角膜接触镜和角膜塑形镜,及做屈光手术、斜视手术前后等都需要检查角膜地形图。同时,角膜地形图可以筛查出早期圆锥角膜等角膜变性疾病。

角膜地形图检查的优点包括测量区域大;屈光力测量范围广;易于建立数学模型;受角膜病变影响小;精确度高、误差小;结果直观(对角膜上不曲率半径采用不同的颜色,暖色代表屈光力强的部位,冷色代表屈光力弱的部位)。检查角膜地形图的优势在于能快速提供客观的角膜散光,更精准地看到睫状肌麻痹后的验光、散光的变化。由于视力检测结果体现的是患者的主观感觉,小朋友年纪尚小,医生在为儿童验光配镜时,有了角膜地图这一客观的检测结果,就可更有效地提高眼镜验配的准确性,保证其安全性和有效性。

角膜地形图主要临床应用:能够准确分析角膜散光情况;筛查圆锥角膜;指导角膜塑形镜的验配评估;对屈光手术的意义;可指导框架镜验配。

四、报告解读

在角膜地形图中,角膜上不同曲率半径采用不同的颜色,大多数角膜地形图规定:冷色(深蓝、浅蓝)代表平坦的角膜部分(屈光力弱);暖色(红、橙、黄)代表陡峭的角膜部分(屈光力强);中间色(绿色)代表正常角膜。角膜地形图检查报告如图3-5-12所示。

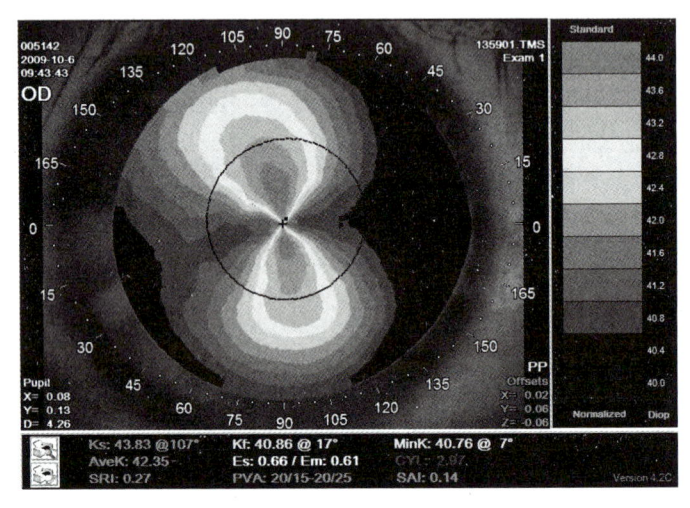

[彩图]

角膜地形图报告

图3-5-12 角膜地形图报告

参数解读:

1. Ks 表示最大屈光力的子午线方向和数值。

2. Kf 表示与 Ks 成 90°夹角(垂直)的子午线方向及其数值。

3. MinK 表示最小屈光力的子午线方向和数值。

4. AveK 表示 Ks 与 Kf 屈光力数值的平均值。

5. Cyl 以屈光度 D 为单位,表示的 Ks 与 Kf 之间的屈光力差值,表示角膜圆柱成分。

6. Es/Em:最大/小屈光力子午线方向上的角膜离心率,是指曲率自角膜顶部向周边变化的速率,角膜形态一般为中央曲率大,周边平坦,近似于椭圆形,所以一般人的角膜 E 值在 0.5 左右,E 值的大小对于塑形镜的验配极为重要。

7. SRI 表示表面规则指数,正常值为 0.2±0.2,该指数与矫正视力呈线性关系。

8. SAI 表示表面不对称指数,正常值为 0.3±0.1,SAI 指数较高时,提示可能用眼镜无法做到完全的矫正。

9. PVA:潜视力值/预估视力,在不考虑眼睛别的影响因素下,预估被测者的视力情况。这个数值和 SRI 和 SAI 相关。两项数值越大,预估视力越差。

任务训练

(一)实训准备

用物准备:角膜地形图仪。

(二)实训注意事项

根据操作流程进行实操训练。

(三)操作过程及评价标准

实训项目名称 __角膜地形图检查__ 限时_____ 得分_____

工作步骤	工作内容	分值	评分细则	得分
工作准备	1. 仪表端庄,着装整齐 2. 准备器材	5 5	不符合要求全扣 少一样扣1分	
工作过程	1. 告知检查目的及注意事项 2. 仪器操作 3. 报告解读 4. 沟通检查结果与建议	10 20 25 30	不耐心细致扣10分,未解释全扣 仪器操作不快速、精准,酌情扣分 报告解读全面细致,不准确扣5分 不耐心或不细扣10分,未解释全扣	
工作结束	器材、物品归位	5	器材不全全扣	
总评		100	态度不好,本项目不合格	

任务小结

1. 角膜地形图检查操作。
2. 角膜地形图检查报告解读。

任务考核

1. 角膜地形图检查操作步骤及注意事项有哪些?
2. 读懂角膜地形图报告,并给出相应眼健康管理建议及接触镜验配指导。

任务六　处方原则

任务目标

知识目标：
掌握不同年龄段近视等屈光不正、斜弱视的处方确定原则。

能力目标：
能为不同年龄段近视等屈光不正、斜弱视患者给予合适的处方。

思政目标：
通过本任务学习，培养学生严谨的工作态度和善于与患者沟通的能力，理论联系实际，以患者为中心，为其提供合适处方。

任务导入

案例： 一名 5 岁患儿，眼位正位，睫状肌麻痹验光结果为 $-2.25/-3.00\times180$，矫正视力 1.0。

请为该患者提供配镜建议。

任务内容

准确的验光只反映眼球的屈光状态，但配镜因素涉及多方面，准确的验光是屈光矫正的基础，需要结合配镜原则。真性近视眼应及时配镜，一般 3 岁左右就可以配镜，儿童需要早配镜的情况包括屈光度高、明显散光、屈光参差、弱视、斜视、眼外肌功能异常等。配镜需要考虑病史、戴镜史、年龄、职业、个人爱好及个人对视力的需求等，结合最高度数的正镜片或最低度数的负镜片使被检眼获得最佳的矫正视力（maximum plus to maximum visual acuity，MPMVA）、双眼平衡原则、眼位及主视眼情况、视觉发育的正视化规律、双眼视功能情况等分析和平衡这些因素后进行个性化调整合适的处方。该处方要求符合清晰、持久、舒适的原则，除能让被检者拥有清晰的矫正视力外，还需保证能够用眼舒适持久，且不会对眼睛造成任何损害，并确保双眼平衡或主导眼清晰原则，同时兼顾双眼视问题。以下将对儿童青少年近视处方的确定进行讨论，同时也讨论远视等屈光不正、斜弱视等与近视关联的处方确定方法。

一、近视处方原则

近年来,我国儿童青少年近视呈高发、低龄化发展,如何为近视患者提供正确、合理、科学的处方十分重要。近视的矫正原理是用凹透镜将焦点往后移,落在视网膜黄斑上。对于近视被检者验光,一般需要先使用睫状肌麻痹剂(散瞳剂)散瞳后进行,近视被检者的配镜度数一般以瞳孔恢复后的度数为主进行试戴调整。近视的处方总原则为:最佳矫正视力最低度数负镜片(MPMVA 原则),同时保持清晰、舒适、持久。

(一) 总体来讲,近视验光处方注意事项

1. 假性近视者不需配镜,要注意用眼卫生,可通过调节放松训练或滴睫状肌麻痹剂放松调节。
2. 高度近视者,如不能耐受全矫,可适当欠矫(可从全矫度数里减 1.00~3.00 D),兼顾舒适性,具体降低的度数要根据试戴情况进行调整。
3. 轻度近视无症状者可不配镜,有症状者可以视远时戴,视近时不戴。
4. 轻中度近视者如视力下降较明显,应坚持戴镜,减少集合与调节的不协调,减轻视疲劳症状。
5. 近视伴外斜者,应尽量全矫,而近视伴内斜者,应欠矫。

(二) 不同年龄阶段的处方确定

1. 0~3 岁的婴幼儿

该阶段由于婴幼儿眼球发育有正视化的趋势,确认近视后,通常的处理方法是观察一段时间(每 6 个月复查一次),中低度近视可先观察,高度近视部分矫正。

2. 3~6 岁学龄前儿童

该阶段配镜的主要目的是提高视力和治疗弱视,所以处方原则是在应用睫状肌麻痹验光的基础上,给予适当的矫正;对于屈光度小于-1.50 D 的低度近视,则以观察为主。

3. 6~18 岁的学龄期青少年

该阶段因调节用眼多,近视变化快,随着发育眼轴增长快,因此需要散瞳鉴别假性近视,同时获得精确的屈光度,在此基础上考虑配角膜塑形镜或功能型框架眼镜。

二、远视的处方确定

与近视眼的最大差异是,远视眼无论看远还是看近都需要动用调节,因此常发生视疲劳。远视眼的矫正原理是戴凸透镜使聚焦点往前移并落在视网膜上。远视眼的调节力较强,15 岁以下首次验光应用阿托品麻痹睫状肌后验光。远视被检者的给镜度数一般以复验时度数为主,除非是远视伴内斜者其给镜度数一般以散瞳后度数为主进行试戴调整。

(一) 远视眼的配镜原则

1. 保留生理性远视为眼球正视化发育留出空间。

2. 为了最大限度地减少远视眼的调节,需要按其能达到的最佳视力所需要的最高度数处方配镜(MPMVA),同时保证清晰、舒适和持久。

3. 如果远视眼伴有外隐斜者可以适当减低度数,远视伴有内隐斜者则必须尽可能配足度数。

4. 无症状的轻度远视可不配镜,但有视觉疲劳症状者应进行屈光矫正。远视患者应常戴镜以避免调节紧张和视疲劳。

(二) 不同年龄阶段的处方确定

1. 0~3 岁的婴幼儿

该阶段大多数是远视眼,若是中低度远视,一般是生理现象,如无症状,不需配镜。若是高度远视,则可考虑部分矫正。若出现内斜视或者弱视时,要先用睫状肌麻痹剂进行检影验光,完全矫正配镜。

2. 3~6 岁学龄前儿童

该阶段儿童的调节能力很强,近用需求少,要注意保留生理远视,更要防止出现弱视,轻度远视可以不予矫正,对于轻中度远视伴随高 AC/A、已经造成内斜的患儿,要完全矫正远视,对于不存在双眼视异常的中高度远视,可采取适当欠矫。

3. 6~18 岁的青少年

该阶段阅读时间增多,使用的调节量也增多,无症状者可不必配镜;如有视力减退、视疲劳应矫正,有内斜者则应足矫并常戴。

三、散光的处方确定

由于眼球在不同子午线上屈光力不同,平行光线进入眼内不能在视网膜上形成焦点而形成两条焦线和最小弥散斑的屈光状态,称为散光(astigmatism)。散光眼戴镜矫正后,由于各方向屈光度有差异,会出现因各方向屈光力不同而视物变形,因此处方要考虑舒适、清晰、持久,但散光未完全矫正,会导致其他的视觉问题,尤其在视觉发育期的儿童,因此不同年龄的散光眼,不同类型的散光眼,配镜原则也有所不同。

(一) 0~3 岁的婴幼儿

该阶段若散光较轻,不影响视力者,可不矫正,定期观察。若散光度数较高已影响到视力者,应尽量足矫,防止弱视的发生。

(二) 3~6 岁学龄前儿童

该阶段戴镜适应能力强,应尽量完全矫正,可适度欠矫,以减少弱视发生。

(三) 6~18 岁的青少年

该阶段应该全矫,但如果不适,可适当欠矫。

四、屈光参差处方原则

屈光参差者配镜除了要考虑两眼视网膜像的大小差异还要考虑棱镜效应。屈光参差矫正总原则是兼顾视力、双眼视和不等像这三方面的因素。儿童青少年的屈光参差,尤其是远视性屈光参差,度数高的眼处于像模糊状态,视觉被抑制,容易形成屈光参差性弱视,应尽早发现尽早矫正。该阶段儿童的适应力较强,治疗目的是防治屈光参差性弱视和斜视,故应积极进行足矫。同时考虑成像质量问题,角膜接触镜比框架眼镜好,因此考虑依从性前提下,优先选择角膜接触镜。

五、弱视的处方确定

弱视(amblyopia)分为屈光不正性弱视、屈光参差性弱视、斜视性弱视和形觉剥夺性弱视四类。弱视的矫正总原则是充分矫正屈光不正,坚持佩戴眼镜。治疗时间越早,效果越好,治愈后可能会复发,仍需要追踪观察3年左右。治疗应在佩戴矫正眼镜基础上结合弱视的类型、程度、年龄等因素进行综合治疗。

这里仅讨论与屈光不正和斜视有关的弱视处方确定方法。

(一) 单纯屈光不正性弱视的处方确定

首先要矫正屈光不正度数,以最佳矫正视力为原则,根据屈光状态、视力、年龄确定处方。一般采用1%阿托品散瞳验光,充分矫正屈光不正,坚持戴镜。远视眼可用较高度数正镜矫正;近视眼用较低度数负镜矫正;散光者原则上不予增减,但对高度散光者,可酌情减量;屈光参差性弱视,应在充分屈光矫正后进行弱视治疗。半年至一年复查一次,根据情况调整眼镜度数。

(二) 远视眼伴有内斜视或内隐斜的弱视处方确定

首次配镜应在阿托品麻痹下验光并予全矫,并且在瞳孔散大时就戴上矫正眼镜。每半年至一年复查一次,调节性内斜视在维持眼位正、视力好的情况下,酌情减低度数,通常每年减少少于1.00 D。

(三) 伴外隐斜或外斜视者的弱视处方确定

学龄前儿童,若远视度不大于+2.50 D且对视力影响不大,可不配镜,随访即可。超过+2.50 D者,以睫状肌麻痹恢复后获得最佳矫正视力的度数为准。若为近视伴外斜视者的弱视儿童,按睫状肌麻痹恢复后的验光结果配镜。

六、斜视的处方确定

眼的调节与集合存在相互平衡的关系,但屈光不正时,该关系就失去了平衡。近视患者看近时需要动用的调节减少,就会产生集合不足,可能导致外斜视,远视患者看近时需要动用更多的调节,就会产生更多的集合,可能导致内斜视。AC/A对眼的调节和集合系统有一定影响,因此通过配镜会改变调节和集合进而改变眼位。所以对于有不同眼位问题的患者,处方原则有所不同。但总的原则是:先矫正屈光不正,然后再进行双眼视异常的矫正。远视伴内斜视者应足矫,近视伴外斜者应足矫,远视外斜视者适度欠矫,近视伴内斜者适度欠矫。

(一) 内斜视的处方确定

1. 调节性内斜视的处方确定

调节性内斜视的近视者较少见,配镜原则是最佳矫正视力最低度数为宜,甚至可以适当降低度数。对于内斜伴远视者,由于远视眼未矫正前,为了获得清晰视力,一直在使用调节,很容易因为调节量过大或 AC/A 偏高而引起内斜视。对于该类被检者如屈光状态为低中度远视者,可以给予足矫甚至过矫。调节性内斜早期戴镜很重要,往往可以消除斜视,如果戴足度数一年或过矫半年,斜视度恒定不变,可以考虑手术治疗。但是要注意半年(过矫者)到一年(足矫者)的时间后就要逐渐降低眼镜度数,一般半年至一年减少不超过+1.00 D,不能大幅度减少眼镜度数,否则易致内斜视复发。对于儿童,长期佩戴足矫眼镜可能会抑制调节的能力,长期佩戴过矫眼镜可能还会影响视力发育。如屈光状态为高度远视者,可以先适当欠矫再慢慢过渡到足矫。早期1个月、3个月复查一次,如果眼位已矫正到正位,则不必再增加眼镜度数。如果眼镜足矫度数,眼位仍偏斜,1年后也要降低度数,以获得最佳视力的屈光度数为准。

2. 非调节性内斜视或部分调节性内斜视的处方确定

对于这类被检者的配镜处方仍然要坚持远视完全矫正、近视部分欠矫的原则。但要意识到眼镜处方对这类内斜视的矫正效果是有限的,应建议被检者在坚持戴镜一段时间后,转诊斜视手术专科以确定下一步治疗方案。

3. 内隐斜的处方确定

无症状者可不用治疗。有症状者,远视者要尽量足矫,近视者要欠矫,散光者要完全矫正。对单纯性内隐斜者,可以选用正球镜附加矫正也可考虑底朝内棱镜训练,必要时才考虑 BO 缓解棱镜矫正,适用 1:1 法则将 BI 的恢复点矫正至至少和内隐斜一样大。

(二) 外斜视的处方确定

1. 外斜视戴镜矫正的效果没有内斜视理想,因为外斜视与调节、AC/A 的关系弱一些,近视加外斜视应佩戴完全矫正眼镜。若佩戴一定时间眼镜后,外斜视度数仍然存在,则应在坚持戴镜的基础上,进行双眼集合能力的视觉训练(通常对间歇性外斜视有明显效果),如果情况仍无改善,则考虑斜视手术治疗。

2. 间歇性外斜视的配镜原则是伴远视者以最佳矫正视力最低度数为准,伴近视者以最佳矫正视力最高度数为宜。当然大部分间歇性外斜视最后可转归为恒定性外斜视,如为恒定性外斜视伴远视眼者,以最佳矫正视力最低度数为准,戴镜半年,斜视度不变者,可考虑手术。如为恒定性外斜视伴近视眼者,以最佳矫正视力最高度数为准,戴镜半年到1年,斜视度不变者,可考虑手术治疗。

（三）外隐斜的处方确定

无症状者不用治疗。有症状者，远视者要尽量欠矫，近视者要足矫，散光者要完全矫正。单纯性外隐斜伴视疲劳者以训练为主，也可考虑负性附加球镜，必要时才用 BI 缓解棱镜矫正，建议使用 Sheard 准则解决双眼视异常的应用法则，将融合储备提高至需求的两倍以上。

任务训练

（一）准备

临床案例

（二）注意事项

根据临床案例进行分析、诊断、处理及后续管理。

（三）过程及评价标准

实训项目名称　临床案例分析处理　　限时_____　得分_____

工作步骤	工作内容	分值	评分细则	得分
工作准备	接待 阅读案例寻找关键点	5 5	不符合要求全扣 少一样扣 1 分	
工作过程	分析 诊断 沟通检查结果与建议 处理方法及后续追踪管理	20 20 20 20	分析准确，少一项扣 5 分 诊断内容及解释少一项扣 5 分 沟通及建议不准确酌情扣分 无处理方法及跟进全扣，其他情况酌情扣分	
工作结束	资料归档	10	酌情扣分	
总分		100		

任务小结

处方原则：要考虑多种因素给予个性化的处方和配镜建议。

任务考核

1. 近视处方原则有哪些？
2. 近视合并散光的处方原则是什么？

项目四 近视防控策略

项目简介 >>>>>

本项目分为3个任务,主要讲述了目前儿童青少年近视防控有效的三种方法:框架眼镜、角膜接触镜、阿托品,同时也介绍了一些其他近视防控的方法。当然,目前近视防控产品众多,科技发展日新月异,视光师应该保持学习态度,辨别产品的真伪,同时掌握不同类型产品的验配,为患者提供更专业更放心的产品与服务。

项目分析 >>>>>

本项目从"岗位任务与职业能力"分析出发,设定职业能力培养目标。结合工作岗位具体内容,培养学生近视防控产品推荐、配适、售后处理。通过对近视防控产品原理的了解、临床效果分析、适宜人群行业产品的选择、验配及复查等内容的学习,学生能够掌握近视防控的原理,规范进行相关产品验配,根据患者相关情况给予最适合的推荐。

项目实施 >>>>>

本项目通过近视防控方法的介绍,结合临床工作,以项目引领、任务驱动,通过自主探索、对比教学、情景模拟、案例讨论与分析、理实一体、任务训练及考核评价、临床实践等多种教学方式,加强对此项目的理解,注重实际问题处理能力和沟通能力的培养。

项目导入 >>>>>

目前,近视防控方法多样,近视防控产品也五花八门,有些机构甚至宣称可以治愈近视或降低近视度数,那真实效果如何,哪些近视防控的方法效果好一些,这些产品的选择和验配有什么要注意的,这些问题都值得我们关注。

任务一 框架眼镜

任务目标

知识目标：
1. 掌握各类常用近视防控镜片的防控原理及临床效果。
2. 掌握如何根据孩子情况挑选适配的近视防控眼镜的镜片和镜架。
3. 掌握各类常用近视防控镜片的配装质量的评估。

能力目标：
通过本任务学习，学生能了解各类近视防控框架镜片，并整合被检者眼部检查情况及问诊信息，推荐最适合的、效果最理想的近视防控框架眼镜。

思政目标：
具有鉴别市场中各类近视防控镜片质量优劣的思维，主动学习新知识与新方法，拥有质量管理意识和使命担当，为广大儿童青少年眼健康保驾护航。

任务导入

案例： 一位12岁儿童由家长带来配近视眼镜，经过问诊及检查该儿童从10岁开始近视，且母亲也是近视眼，目前该儿童近视度数左右眼均为 -2.25 D，和去年配的眼镜相比增加了 -1.00 D，建议进行近视防控以减缓近视进展。

请帮助该儿童选配一副适合的近视防控眼镜。

任务内容

对于儿童青少年来讲，单焦点框架眼镜是最为安全的屈光不正矫正方式，也是近视防控的基础，基本不存在禁忌证。但在选择镜片时，建议根据孩子的球镜度数（高折射率材料更适合高球镜度数患者）、柱镜（散光）度数（非球面设计更适合高散光患者），以及使用习惯或环境（防污膜性能、透光性能、加硬膜硬度等）等具体选择。详细的相关理论知识不是本节的重点，不在此赘述。

一、近视防控框架眼镜的种类及其防控原理、临床效果、适宜人群

近视防控框架眼镜近几年蓬勃发展，科研工作者依据不同的近视防控理论，创新性地研发出很多设计独特的镜片，并把循证医学引入大镜片领域，一定程度上规范了近视防控

框架眼镜的市场。下面详细介绍几种市场中常见的近视防控框架眼镜镜片。

(一) 渐进附加型(PALS)框架眼镜

《近视管理白皮书2022》近视管理机制相关理论中提到:长时间视近后,因为眼疲劳导致调节滞后,使眼睛不能准确对焦,物体焦点落到视网膜后方形成远视性离焦,从而引发近视。所以如果能让眼睛看近时用光学手段缓解调节疲劳,进而减少滞后量,则有达到控制近视进展的可能。

如图4-1-1,渐进附加型(PALS)框架眼镜的作用原理是减少视近时的调节负担,长时间看近眼睛也比较放松。该品类(双焦镜/渐变多焦点镜)是最早广泛用于控制近视进展的眼镜。佩戴这类眼镜看近时,眼球自然下转,视线从下方的附加有正镜光度的区域看出去,正镜减少了调节刺激,从而减少了眼的调节量,达到近视防控的目的。

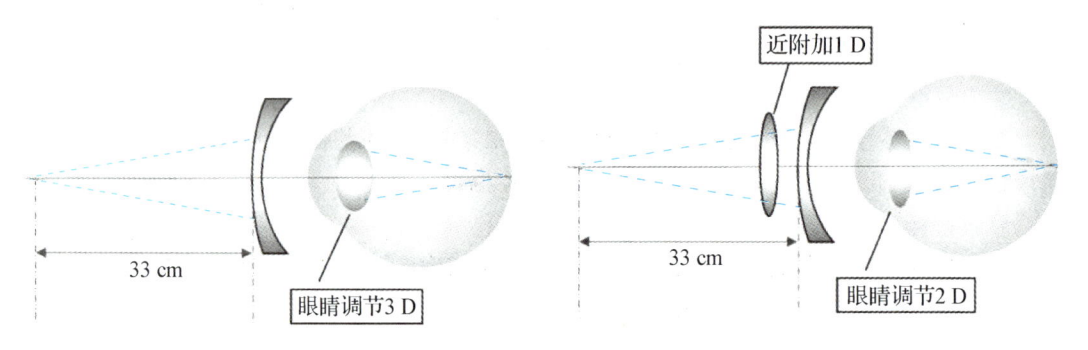

屈光矫正状态下看近,眼睛付出3 D调节　　　屈光矫正状态下看近附加1 D,眼睛付出2 D调节

图4-1-1　渐进附加型(PALS)框架眼镜的作用原理

有文献报道显示:渐进附加型镜片对一般近视青少年人群并无显著的临床近视防控效果,但对高调节滞后、内隐斜或者作业距离比较近、作业时长比较长的近视患者,有更好的近视防控效果(图4-1-2)。其中国际近视眼协会(IMI)发布的2023年事实和调查结果显示(图4-1-3):渐进附加型镜片近视防控的有效率为屈光度减缓24%、眼轴减缓28%(2年临床数据)。

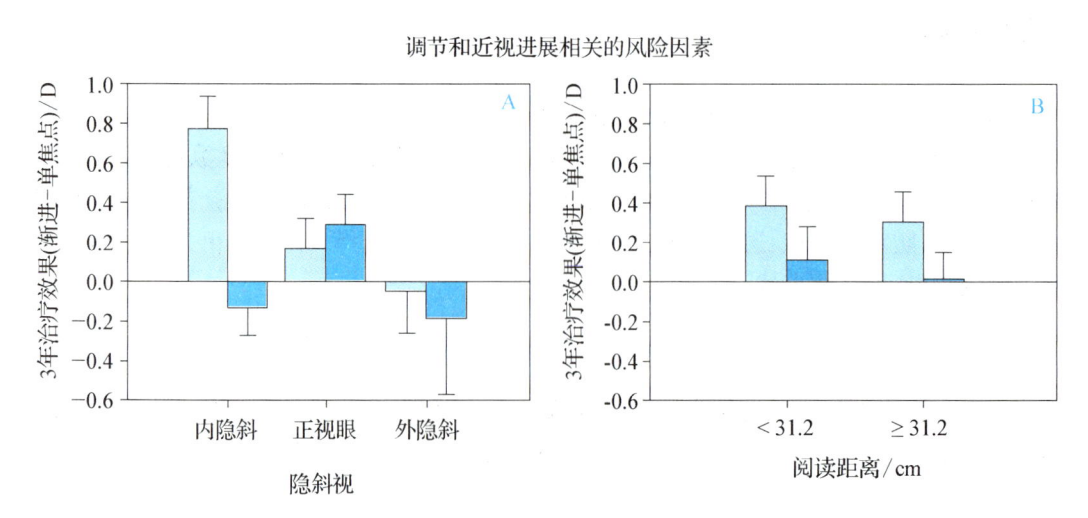

调节和近视进展相关的风险因素

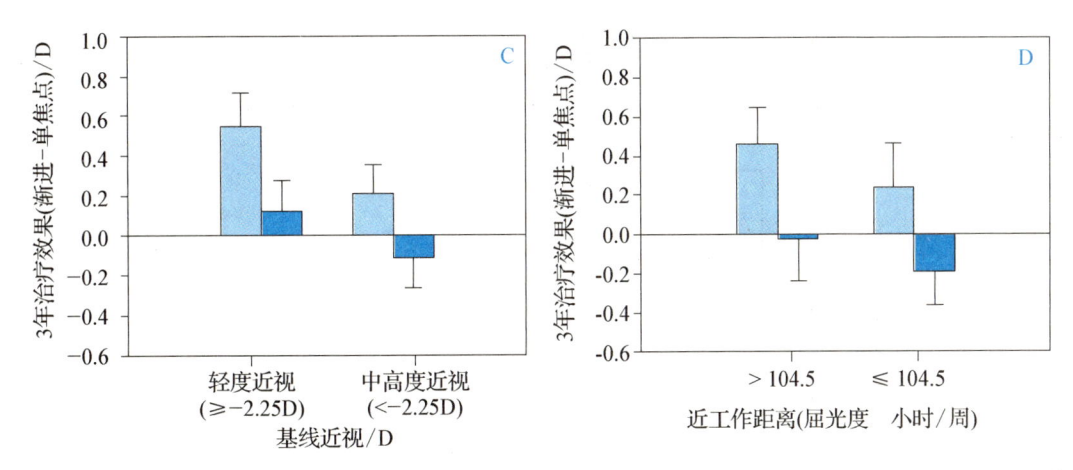

在较大调节滞后(▨≥0.43 D)和较小调节滞后(■<0.43 D)的儿童中未经调整的治疗效果(渐进-单焦点):眼位(A)、阅读距离(B)、近视基线数据(C)和近工作距离(D)。

图 4-1-2　调节及相关近视进展风险因素

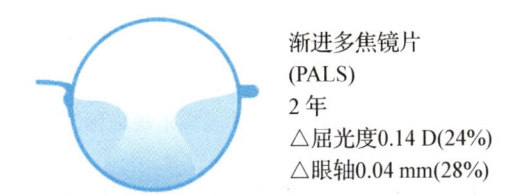

渐进多焦镜片
(PALS)
2年
△屈光度0.14 D(24%)
△眼轴0.04 mm(28%)

图 4-1-3　IMI发布的渐进附加型框架眼镜的近视防控效果

根据渐进附加型镜片近视防控临床试验结果,适配该类镜片的儿童青少年的基本条件为:高调节滞后的效果最好,尤其是还伴有内隐斜、低度近视、近作业距离比较近或者近作业时间比较长的。

(二) 双光组合棱镜框架眼镜

双光组合棱镜框架眼镜镜片的光学设计是在近用下加的基础上联合底向内的棱镜,以抵消近用下加所诱导的眼动失衡及其对近视防控的消极影响。其依据的近视防控原理和渐进附加型镜片相同。2014年针对单焦点、双光和双光组合棱镜的三年RCT临床研究显示:双光组合棱镜镜片减缓近视度数增长为51%,减缓眼轴增长为34%(图4-1-4)。该文献还报道对于高调节滞后者,双光组合棱镜作用与双光、渐进多焦点作用相当;但对于低调节滞后者,双光组合棱镜的眼镜控制效果则更好(图4-1-5)。

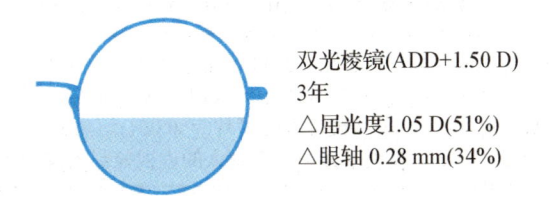

双光棱镜(ADD+1.50 D)
3年
△屈光度1.05 D(51%)
△眼轴 0.28 mm(34%)

从基线到36个月的三种治疗组镜片的等效球镜度模型调整的平均变化

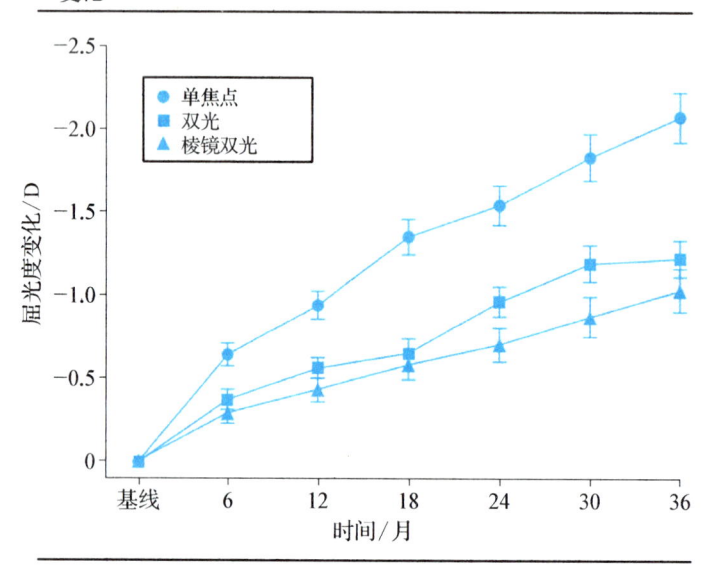

注释：图表显示了每6个月的结果。

图 4-1-4　双光组合棱镜镜片减缓近视临床试验效果

3年治疗期内低和高调节滞后儿童的近视进展总量

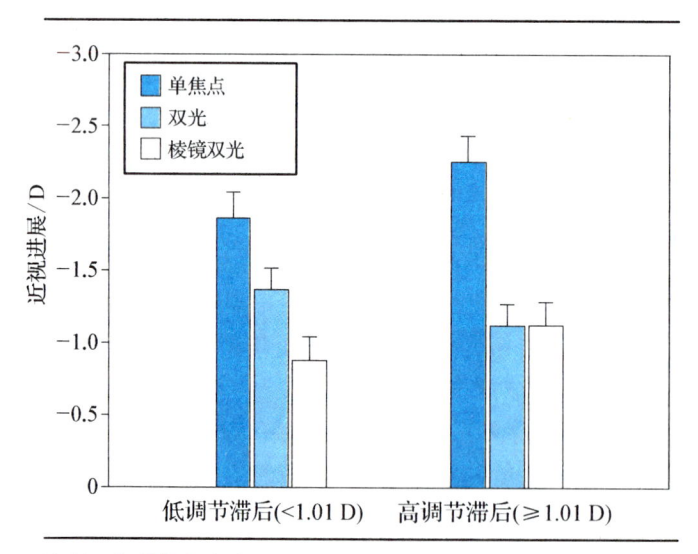

注释：与单焦点镜片组相比，两种双光设计镜片在高滞后子组的儿童中在减少近视进展方面相似($P<0.001$)。对于低滞后子组的儿童，双光镜片($P=0.03$)和棱镜双光镜片($P<0.001$)均减少了近视进展，但相比之下，棱镜双光镜片有更大的近视控制效果($P=0.03$)。

图 4-1-5　双光组合棱镜镜片在低调节滞后人群中效果更佳

因为外观问题,儿童青少年对于双光组合棱镜框架眼镜的接受度不佳,虽然近视防控效果还不错,但实际上佩戴该类镜片的孩子并不多。在验配这类镜片时,因为镜片上有棱镜及下方双光部分,所以对眼位的要求很高,确保镜架佩戴稳固的同时,瞳距、瞳高的测量和装配都要精准。

另外,基于该类镜片的临床效果,适合双光组合棱镜框架眼镜的儿童青少年是低调节滞后的,如果是高调节滞后的,其实配单纯双光镜片或者渐进镜片更好。

(三) 基于离焦理论的框架眼镜

近视的离焦理论最早来自著名学者 Frank Schaffer 教授的一个小鸡实验,"当他使用负透镜,给小鸡的眼球视网膜后方制造出一个远视性离焦时,小鸡的眼球会主动地变长,去适应这个离焦,从而变成近视(如图 4-1-6)"。随后这个近视形成的离焦理论在不同动物上都获得证实,包括恒河猴。这个理论的重点在于认识到视网膜能识别离焦信号,根据离焦的信息给巩膜发出"生长"或"停止生长"的信号,从而控制眼轴增长的速度。例如当光线的焦点落在视网膜后方时,眼球前后径会变长;当光线的焦点落在视网膜前方时,眼球前后径就会停止变长。"离焦"信号的视网膜传导机制,目前尚未完全明确,但视网膜上的无长足细胞,已被证明深度参与这一过程。

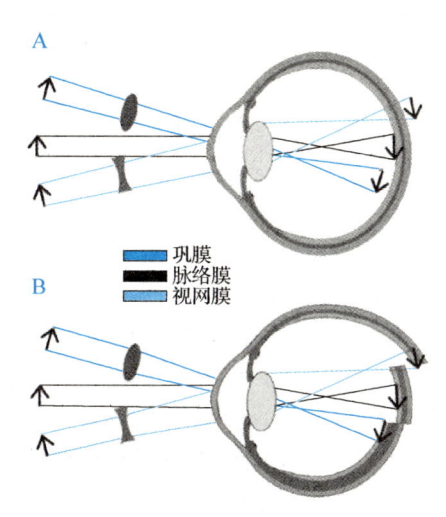

图 4-1-6 眼轴向着离焦的方向生长

总结来说,视觉体验影响眼轴的生长,视网膜对清晰的影像有趋向性,眼轴会向着光学离焦的方向生长。基于这一理论研发出的离焦镜片,根据离焦位置的不同主要分为两类,一类是周边离焦镜片;另一类是近视离焦镜片或者称为竞争性离焦镜片,下面就这两类镜片的性能、功效、适宜人群等事项等做详细介绍。

1. 周边离焦框架眼镜

周边离焦框架眼镜的作用原理是通过佩戴该镜片消除周边视网膜上的远视性离焦,从而起到抑制近视加深的作用(图 4-1-7)。

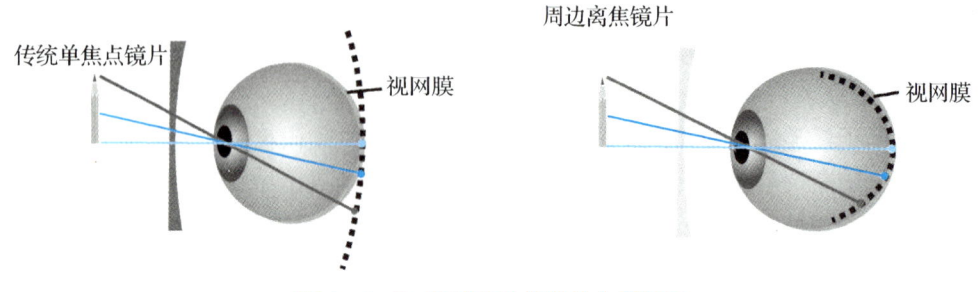

图 4-1-7　周边离焦镜片的作用原理

（1）光学性能

看远时（图 4-1-8A），视线经过镜片中心区域在视网膜上聚焦，四周的光线经过镜片近视度数较低的周边区域，消除周边的远视离焦，落在周边视网膜上，消除周边远视离焦对眼轴增长的不利影响。

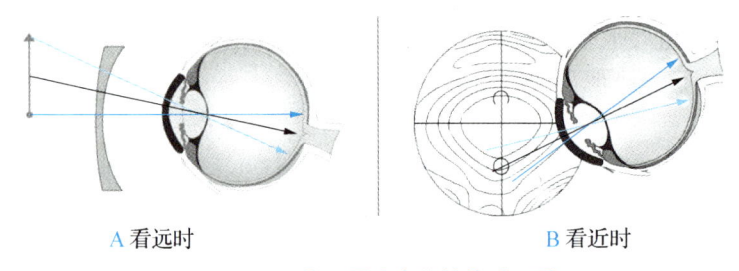

A 看远时　　　　　　　　B 看近时

图 4-1-8　使用周边离焦镜片看远看近

看近时（图 4-1-8B），视线下转，如果主视线经过近视度数减低的周边区域的话，等于附加了一个 ADD，和青少年渐变焦镜片的功能类似。如果视线下转的同时头也比较低的话，主视线仍然经过中心区域的话，则视网膜上呈现的效果仍为周边离焦。

（2）临床效果

2015 年由嵊州市人民医院眼科发表的《周边视力控制技术对青少年近视进展的影响》的病例对照临床研究，对 99 例 12～18 岁青少年随机分组，观察组为佩戴周边离焦镜片、对照组佩戴普通单焦点镜片，每 3 个月复查一次，18 个月后的数据显示：观察组近视增长量为（−0.65±0.65）D，眼轴增长量为（0.23±0.22）mm，对照组近视增长量为（−1.17±0.50）D，眼轴增长量为（0.41±0.17）mm，近视度数增长延缓为 44%、眼轴增长减缓也为 44%，所以两组近视增长量及眼轴增长量比较差异有统计学意义（$p<0.05$）。

不过 2010 年澳大利亚新南威尔士州悉尼眼科研究所和中山大学中山眼科中心临床试验中心以及美国休斯敦大学联合做的一项为期 1 年的关于周边离焦镜片的临床研究显示：6～16 岁的对照组和佩戴周边离焦设计的试验组对比，其近视进展率没有统计学上的显著差异。该临床研究让 210 例 6～16 岁的儿童青少年随机佩戴三种不同设计的周边离焦镜片和对照组的普通单焦点镜片，每 6 个月收集一次屈光度和眼轴数据，其效果对比如下（图 4-1-9、图 4-1-10）。

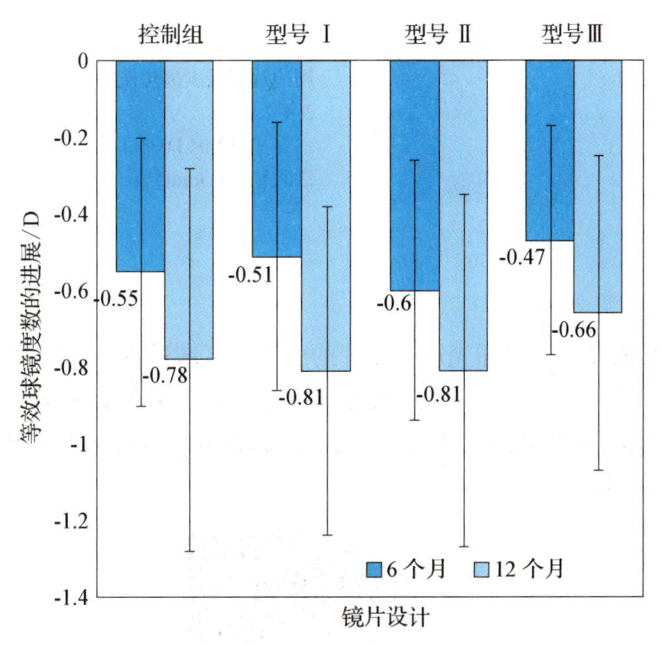

图 4-1-9 平均度数减缓效果对比

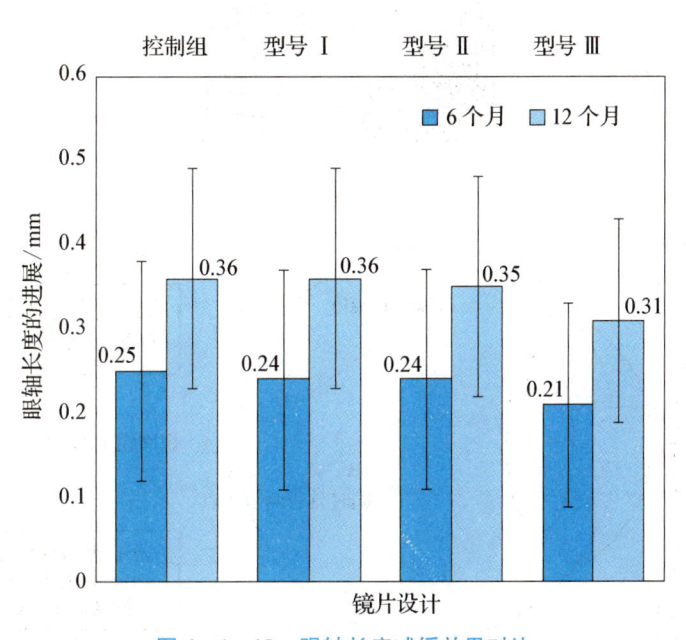

图 4-1-10 眼轴长度减缓效果对比

从图中可以看出：无论是 6 个月还是 1 年，无论是近视度数还是眼轴长，佩戴普通单焦点控制组和佩戴三种不同设计周边离焦镜片的试验组对比，没有什么明显区别。IMI 发布的周边离焦框架眼镜的近视防控效果也显示了同样的结果（图 4-1-11）。

正如该镜片的相关临床试验显示，近视防控效果存在效果重复性不佳等问题，所以如果要给孩子配该类镜片，需要对孩子的屈光度以及眼轴发展进行密切的随访跟进，一旦发现效果不佳就要及时换戴其他近视防控产品。

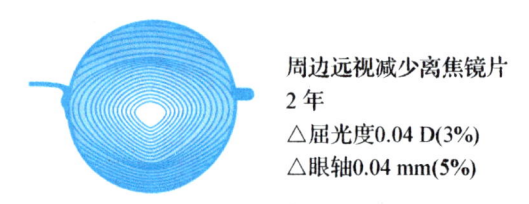

周边远视减少离焦镜片
2年
△屈光度0.04 D(3%)
△眼轴0.04 mm(5%)

图4-1-11 IMI发布的周边离焦框架眼镜的近视防控效果

2. 近视离焦框架眼镜

近视离焦框架眼镜在一般屈光矫正镜片的中周部区域进行了独特的DIMS多区正向光学离焦微透镜设计(图4-1-12),让光线通过镜片上主要屈光部分在视网膜上成清晰像的同时,让另一部分光线通过微透镜聚焦在视网膜前,形成近视性离焦信号,从而抑制近视加深(图4-1-13)。

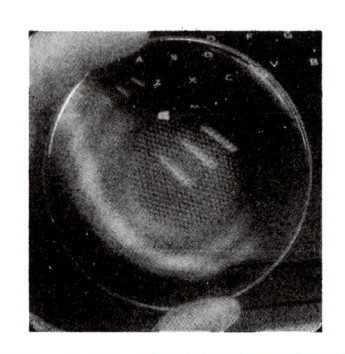

图4-1-12 离焦微透镜设计镜片

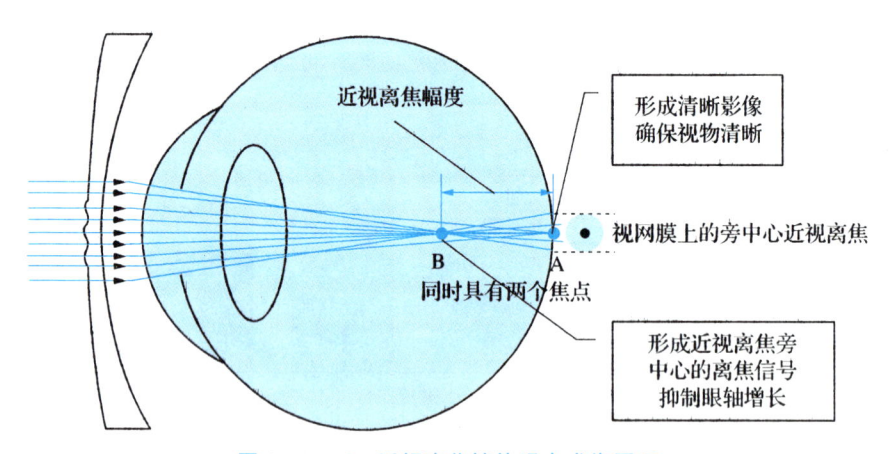

图4-1-13 近视离焦镜片眼内成像原理

(1) 光学性能

当佩戴者看远时(图4-1-14),视觉中心区域的光线通过镜片中心区域正常地在视网膜黄斑处聚焦,形成清晰的影像,与此同时周边的光线通过镜片周边微透镜区域,在视网膜周边形成近视离焦。

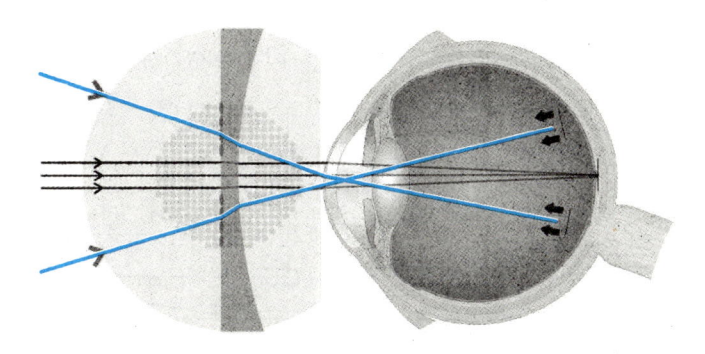

图 4-1-14　佩戴离焦微透镜镜片看远成像示意图

当佩戴者看近时(图4-1-15),离焦微透镜区域全部覆盖瞳孔视线。在瞳孔大小范围内,一部分通过微透镜与微透镜缝隙的光线正常屈光折射,在视网膜中心凹聚焦形成清晰影像,另一部分光线通过几个微透镜的折射,聚焦在视网膜前形成中心近视离焦,抑制眼轴向后方发展。独特的设计结构完美地在大镜片上表达了近视离焦理论。

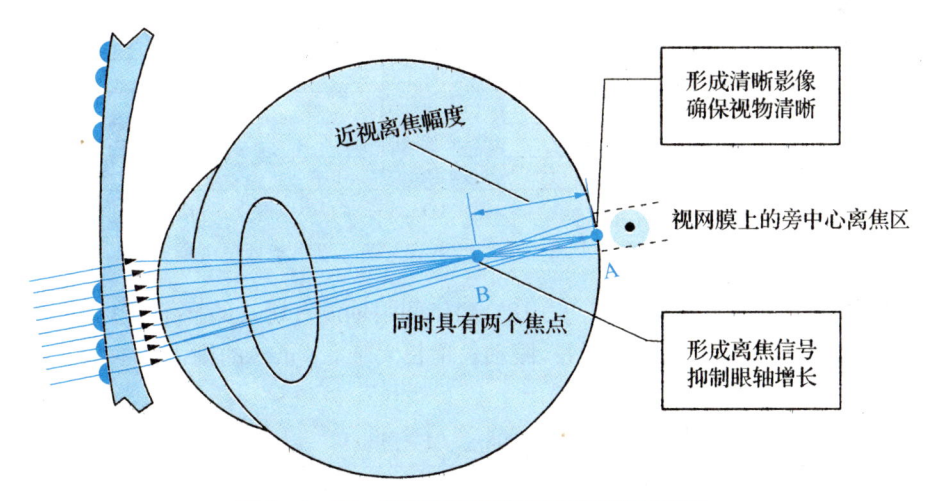

图 4-1-15　近视离焦镜片看近时成像示意图

(2) 临床效果

香港理工大学做了两年的随机双盲 RCT 临床试验,结果显示:和佩戴普通单焦点镜片的孩子相比,佩戴了 DIMS 技术的近视离焦镜片的孩子近视进展减慢 59%,眼轴增长减缓 60%(图 4-1-16)。

另外,统计还显示(图 4-1-17):佩戴了近视离焦镜片的孩子中有 21.5% 在两年内近视度数没有增长,而佩戴普通单焦点镜片的孩子中仅有 7.4% 的孩子近视度数没有增长。相反,两年间近视度数增长 1.00 以上的孩子中,佩戴单焦点镜片的孩子有 42%,而佩戴近视离焦镜片的孩子则仅有 12.7%。

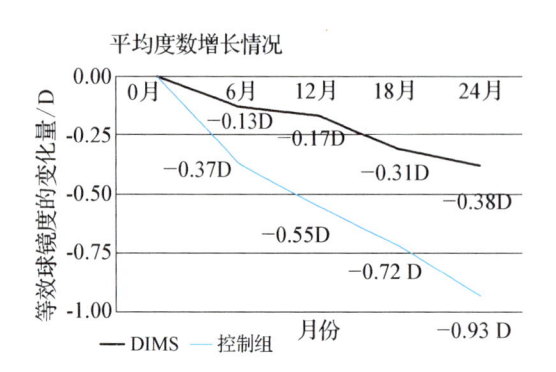

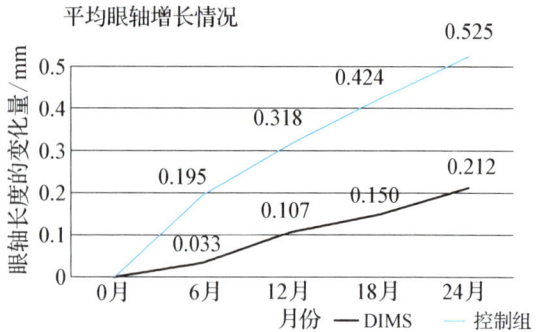

图 4-1-16 临床试验效果

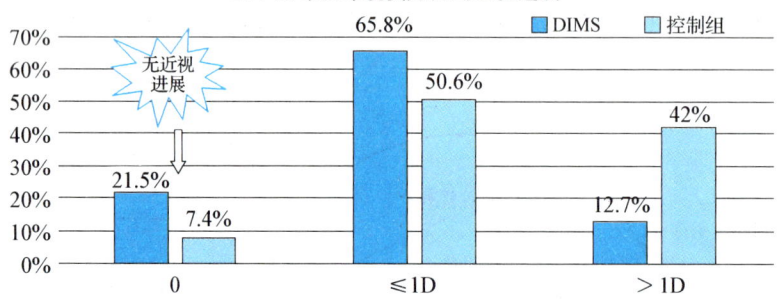

图 4-1-17 佩戴近视离焦镜片组和单光镜片组两年近视进展对比

眼轴进展的结论也类似(图 4-1-18),两年间眼轴没有增长的孩子有 13.9%,佩戴普通单焦点镜片的孩子眼轴均有所增长,眼轴长增长大于 0.3 mm 的则占到了 84%。

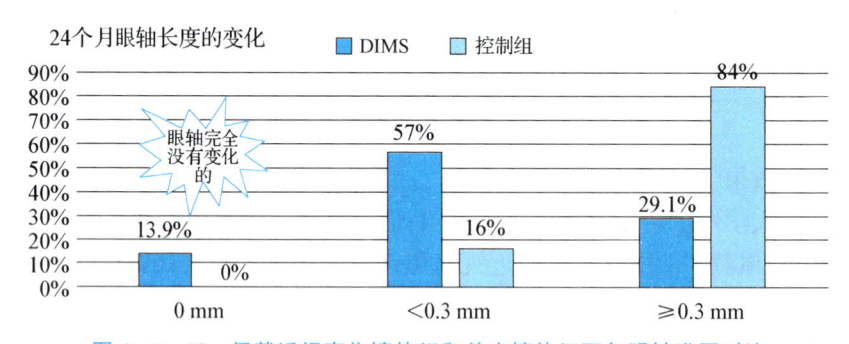

图 4-1-18 佩戴近视离焦镜片组和单光镜片组两年眼轴进展对比

同时,国际近视眼协会(IMI)对于该种镜片的近视防控效果也给出研究数据(图 4-1-19):近视度数增长减缓 52%、眼轴增长减缓 62%。

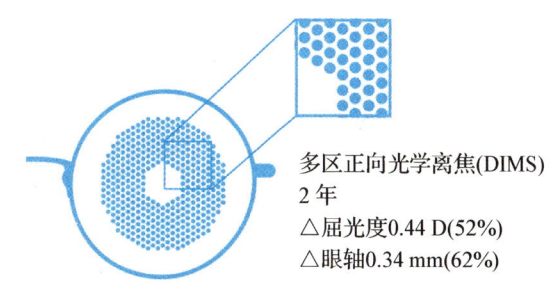

多区正向光学离焦(DIMS)
2年
△屈光度0.44 D(52%)
△眼轴0.34 mm(62%)

图 4-1-19 IMI 明示的 DIMS 镜片防控效果数据

在这种蜂窝状排列的微透镜离焦镜片问世不久后,又出现了一种同心圆排列的微透镜离焦镜片(图 4-1-20),温州医科大学对该镜片也做了为期 2 年的 RCT 临床,结果显示:与佩戴普通单焦点眼镜控制组相比,HAL 高非球微透镜组的近视增长减缓 55%,眼轴增长减缓 51%(图 4-1-21)。

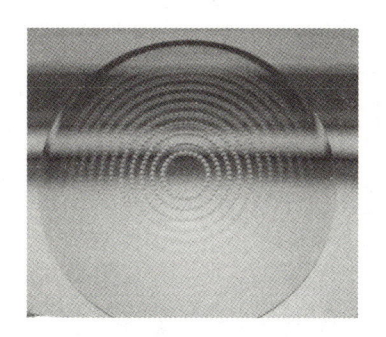

图 4-1-20 同心圆排列的为透镜离焦镜片

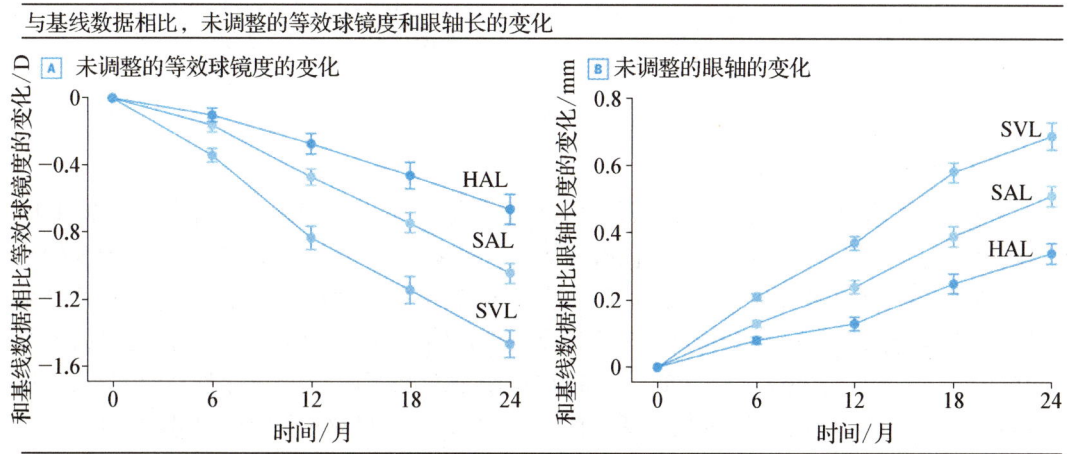

与基线数据相比,未调整的等效球镜度和眼轴长的变化

误差条表示平均值的标准误差。HAL 表示具有高度非球面微透镜的眼镜镜片;SAL 表示球面微透镜的眼镜镜片;SVL 表示单焦点眼镜镜片。

图 4-1-21 高非球微透镜离焦镜片近视防控临床效果

国际近视眼协会(IMI)对于该种镜片的近视防控效果也给出数据(图 4-1-22):近视度数增长减缓 55%、眼轴增长减缓 51%。

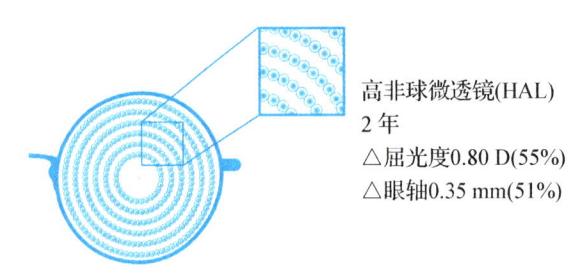

高非球微透镜(HAL)
2年
△屈光度0.80 D(55%)
△眼轴0.35 mm(51%)

图4-1-22 IMI明示的高非球微透镜镜片防控效果数据

自这两种微透镜离焦镜片投入市场以来,近视防控效果获得了广大佩戴者的认可,类似设计的镜片如雨后春笋般涌现出来(如图4-1-23),但大多没有做过严格的临床试验,其近视防控效果没有循证医学证据,其市场乱象对于近视防控相关的眼视光工作者的工作造成一定困扰。所以2022年,全国多名眼视光界专家一起商讨出《评估一款离焦微透镜设计镜片近视防控有效性和安全性的建议》供业内专业人士在验配选择这类镜片时参考。

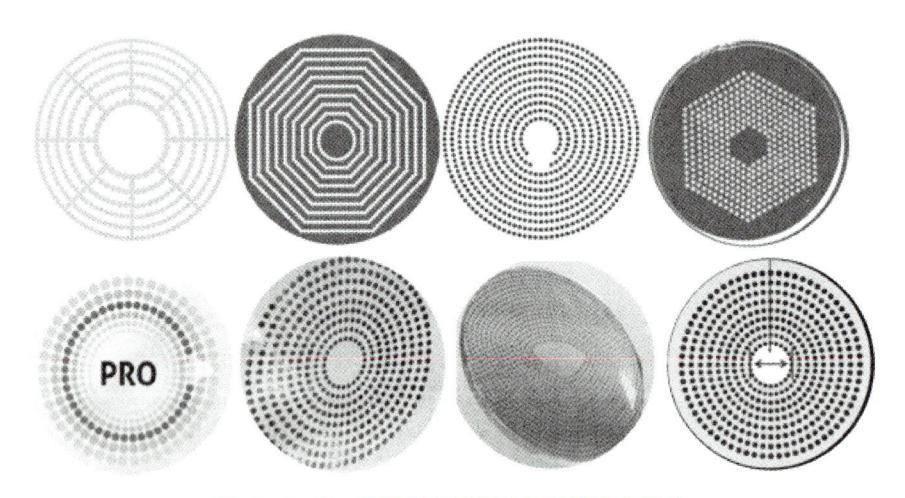

图4-1-23 各种形状排列的微透镜离焦镜片

(3) 适宜人群

这类镜片因为其镜片上的微透镜仅具有离焦作用,不具备屈光矫正成清晰像的作用,所以虽然具有正屈光作用,但并不影响佩戴者的调节和聚散之间的配合,故适合所有近视的儿童青少年,不论是调节滞后量的大小、眼位情况、看近距离以及近视度数的高低,都可以佩戴。但近视防控是一个长期的过程,要坚持良好的用眼习惯,定期随访复查,持之以恒才有更好的效果。对于希望戴了这类镜片之后短期内近视度数不增长,但又不能按时复查、不认真遵照医嘱进行训练的;家长对验光师、对门店信任度差、不理解相关解释的患者要慎配。

(四) 环带微柱镜结构镜片

环带微柱镜近视防控镜片是2022年推向市场的一种新型镜片(图4-1-24),其设计概念源自角膜塑形镜视觉信号的启发——佩戴角膜塑形镜后,角膜表面不规则的环状密集分布带来的像散有助青少年近视管理(图4-1-25)。

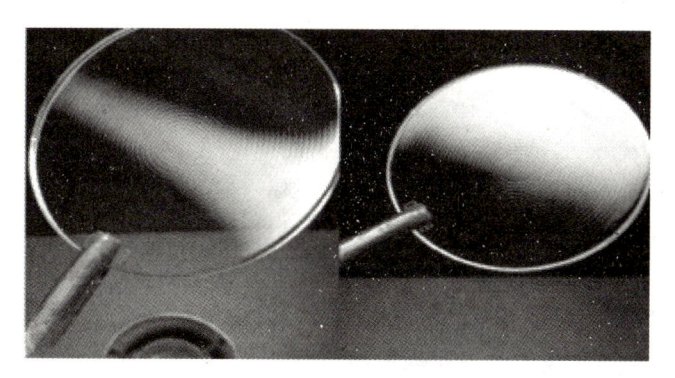

图 4-1-24 环带微柱镜镜片

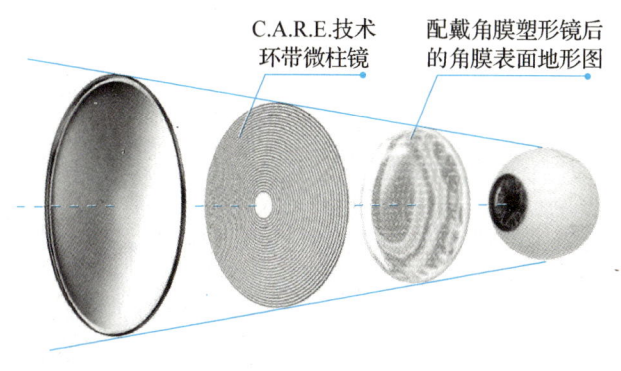

图 4-1-25 环带微柱镜近视防控原理

2020年温州医科大学用该镜片做了为期一年的临床试验，并于2023年1月发表了临床论文，研究显示（图 4-1-26）：与佩戴普通单焦点镜片相比，佩戴了环带微柱镜镜片后近视度数（SE）增长减缓21%、眼轴增长减缓23%，其近视防控效果与微透镜设计镜片相比稍微差一些。

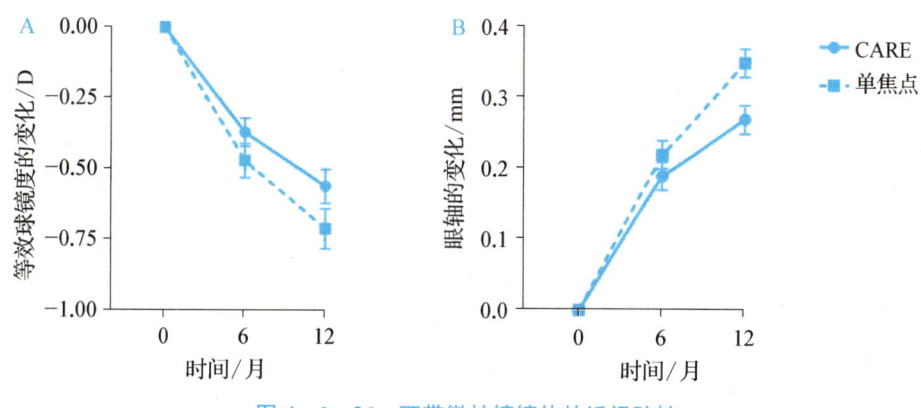

图 4-1-26 环带微柱镜镜片的近视防控

和微透镜设计镜片一样，环带微柱镜镜片上的柱镜也不是用于屈光矫正，所以对原有眼睛的调节和集合都不产生影响，其适应证并不区分视功能是否异常。

(五) 点扩散近视控制镜片

众所周知,遗传因素对近视有着重要的影响,可导致高度近视的基因变异也已经在众多基因中被确认。近视的基因突变导致它表达的视锥感光器对光非常不敏感。在近视患者中,突变视锥相对于相邻正常视锥总是产生小信号,因此正常视锥和突变视锥之间的对比度总是很高。研究者假设这种异常的高视网膜对比度信号可能导致近视发展。有一些遗传学研究也印证了视网膜对比信号异常导致近视的假设。例如,先天性静止性夜盲相关的突变会增加视网膜对比通路的刺激,导致高度近视,这与锥体光色素突变产生的近视相似。相反,导致色盲的突变会减少对比通路的刺激,并常与远视有关。这一假说也与临床观察结果相吻合,比如高对比度视觉活动,如阅读和近距离工作,与近视相关。已证明可减少近视进展的所有光学干预,如角膜塑形镜和周边离焦隐形眼镜等,都会产生降低对比度的离焦模糊。为了检验这个假设,研究者开发了基于调节视网膜对比度的点扩散近视控制技术(DOT)镜片(图4-1-27)。

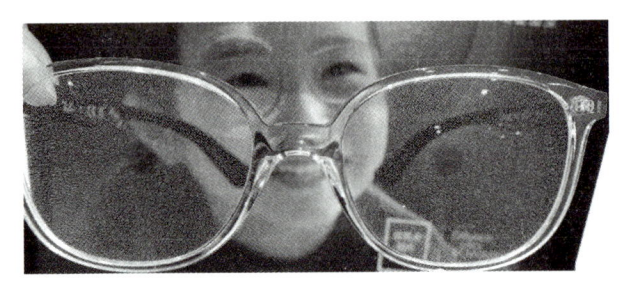

图4-1-27　点扩散近视控制镜片

该镜片包含光散射中心,当光线通过镜片时,该中心会散射光线,从而在相邻锥体之间产生较低的信号差,同时保持出色的视觉敏锐度和功能性周边视力。

为了进一步验证对比度控制理论对近视的防控效果,研究者们对该镜片进行有效性和安全性(CYPRESS)相关的为期36个月的随机对照试验,目前12个月的结果已经发表了论文,结果数据显示:与佩戴普通单焦点镜片相比,佩戴了点扩散近视控制镜片后近视度数(SE)增长减缓74%、眼轴增长减缓50%(图4-1-28)。

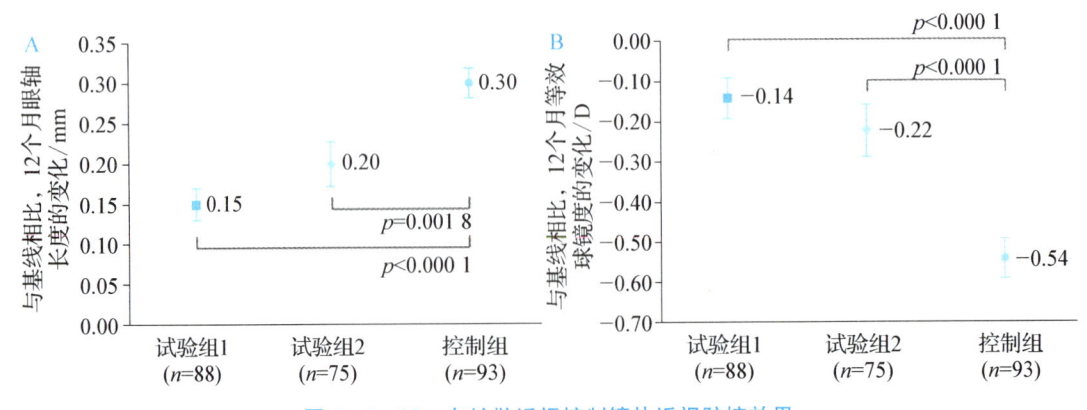

图4-1-28　点扩散近视控制镜片近视防控效果

国际近视眼协会对于该种镜片的近视防控效果也给出了研究数据(图 4-1-29):近视度数增长减缓 74%、眼轴增长减缓 50%。不过该镜片投入市场以来因为明显的磨砂样外观,影响了孩子佩戴的外观,目前厂家就外观情况进一步改善中。

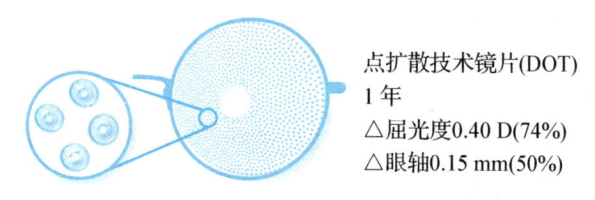

图 4-1-29 IMI 明示的点扩散镜片防控效果数据

点扩散技术镜片(DOT)
1 年
△屈光度 0.40 D(74%)
△眼轴 0.15 mm(50%)

二、近视防控框架眼镜的选配

近几年声称有近视防控功效的框架眼镜越来越多,市场中各种各样外观设计的近视防控镜片琳琅满目,让视光工作者为有近视防控需求的儿童青少年选配适合的眼镜带来一定困扰。如何针对孩子的眼屈光发育情况以及戴镜诉求来为其科学选配,是目前紧迫需要解决的问题,下面就选配适合的镜片和镜架进行要点介绍。

(一)适配儿童青少年镜架的选择

儿童青少年正处于身体发育的高峰阶段,随着年龄的上升,五官轮廓的变化也比较大,10 岁孩子的五官轮廓还是儿童模样,但 15 岁孩子的五官已经接近成人。另外儿童青少年时期活泼好动,不太注意眼镜的保养,且皮肤稚嫩,容易受到眼镜接触面的影响。所以儿童所用的眼镜架的基本性能要符合标准《儿童眼镜架》(T/COOA1—2020)的要求,具体包括镜架尺寸、高温尺寸稳定性、机械稳性(鼻梁变形、镜片的夹持力、耐疲劳度)、包覆层性能(抗汗腐蚀、包覆层结合力)、阻燃性、镍析出量。整体镜架的重量不应大于 15 克。

适配近视防控类镜片的儿童用镜架的功能性镜片对于眼睛瞳孔和镜片功能区域的对位要求比较严格,所以从儿童青少年脸部轮廓特征与最佳配适的角度来看:适配镜架总体上也要符合"大小适中、佩戴稳固、对位良好"的要求。

第一,大小适中。镜架的框高最好在 30~40 mm。当头位固定,单眼或者双眼注视某一点,然后眼球转动所能看到的范围,也就是动态视野的范围是向下 54°、向内 46°、向外 42°、向上 34°(图 4-1-30),双眼注视野会比单眼注视野稍小一些,一般除两侧下方双眼单视注视野稍小外,正常人双眼单视注视野各方向范围约为 45°~50°。如果孩子戴镜的镜眼距约为 12 mm,眼睛向上转动时,大约在镜片上扫过的距离是 7 mm;眼睛向下转动时,大约在镜片上扫过的距离是

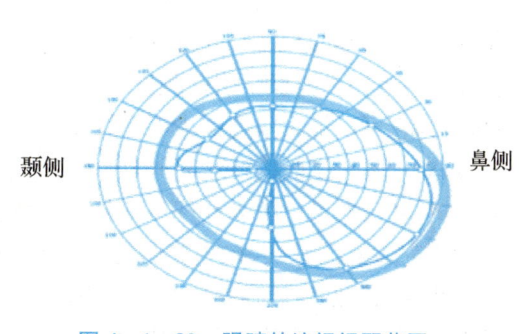

图 4-1-30 眼睛的注视视野范围

16.5 mm,考虑到眼镜戴上后的美观度,瞳孔位置需要在镜架上下平分线偏上 2~4 mm 位置,所以适配的镜框最少不低于 30 mm,另外因为负镜片越往周边镜片越厚,越厚就越重,佩戴越不稳固,建议镜架的最大高度不超过 40 mm。并非镜架越大,镜片的范围就越广,因为我们所注视的目标超出眼睛转动的范围时,人会自然地转动头部来补足眼球转动的不足。所以近视防控的离焦微透镜分布的面积越大,眼睛所用的范围也就越大,越需要用大镜框是没有任何理论根据的。

第二,佩戴稳固。鼻托最好可调整且接触良好,摩擦性强不易滑落,镜架材料安全不易变形,加工工艺符合生产标准要求,如表面应光滑、无毛疵和凸点、无明显划痕,边缘圆润;不应有可触及的、潜在危险的锐利边缘。如果是儿童用金属镜架,最好带可调节的鼻托,且紧固件不应产生尖点或突起以至被触及的危险。对于镜架的材料,应尽可能减少使用从长期接触皮肤的部件中会析出有害物质的材料,需特别注意避免使用可能引起过敏、致癌或有毒的物质。

第三,对位良好。为了让顾客的瞳距和镜架的中心距匹配良好,要满足镜架的几何中心距与顾客瞳距相差不超过 10 mm,也就是双眼移心量在 10 mm 以内。如果孩子瞳距不大,但所选的镜架横径比较大的话,一方面会加大整个眼镜的重量,另一方面当眼睛向内、向下转看近时,视线会接近镜框内侧边缘,不利于近视防控。

(二) 适配儿童青少年镜片的选择

首先要确保镜片的质量。除了要符合国标《眼镜镜片》的基本质量要求外,还应该考虑儿童青少年这一独特群体,确保其安全性,如镜片材料要确保抗冲击,镜片表面基准点厚度不小于 1.0 mm,在标准《眼镜镜片光学树脂镜片》(QB/T 2506—2017)规定的抗冲击落球试验中镜片不应出现裂成两块及两块以上或者直接穿透,眼镜的近眼面也不应有碎片脱落。另外,由于这些近视防控产品往往采用各种特殊的光学设计,所以还要对其视力矫正效果(视远以及视近)、视功能情况以及是否出现视干扰(如眩光)和佩戴舒适度等问题进行全面评估,所以要在实际的临床工作中留意镜片的佩戴反馈,如果佩戴后因为近视防控特殊设计的原因出现持续的视物清晰度不达标、视疲劳、头晕头痛或者运动时有眩晕感等情况,则不建议继续使用。

其次是确保近视防控镜片的有效性。一款近视防控产品对于控制近视是否有效,除了具备充分的理论基础、完善的光学设计和产品品质之外,更重要的是要有充分的临床试验数据的支持。建议采用前瞻性的随机对照临床试验(RCT)结果作为判断有效性的金标准,因为它可以最大限度减少混杂因素干扰,科学性强、可比性好、结果可靠、证据等级高。另外,对于临床试验的持续时间,因多项近视防控方面的研究发现,即使第一年的治疗效果不错,随后的治疗效果往往不能持续,因此推荐至少 2 年作为评估近视防控效果是否有效的研究周期。另外,在主要监测的关键数据方面,对于镜片近视防控的有效性,国际上建议将睫状肌麻痹后客观验光的等效球镜屈光度和眼轴为主要防控效果指标。国际近视研究所还建议:使用眼轴长度作为首选的衡量防控效果的指标,因为眼轴长度使用光学生物识别方法进行测量,和屈光不正度数相比,波动性小,更加精准。而对于近视进展减缓效果的描述指标,除了使用治疗组和对照组相比的百分比外,还建议增加与对照组相比的屈光度及眼轴长度减少量的绝对值。可以采用相对值和绝对值来综合评估,能让有效性的评估更全面,避免误导。主要监测的关键数据的高低与纳入试验对象的年龄、种族、遗传、社会因素(如近处用眼时长、户外活动时长、佩戴眼镜的时长等)、入组时的初始近视屈光度及近视发展速度等都有很大关系。对于某一产品的单一试验来讲,随机双盲的试验设计可以在一定程度上消除这些影响;但对不同产品在不同试验中得出来的试验数据进行对比时,一定要留意以上这些条件,只有在同等条件下进行数据对比,对比出来的数据才有意义。最后试验结果应在同行评议后,在本专业权威学术期刊(核心期刊或 SCI 期刊)上发表。

上文讲解了各类近视防控镜片的防控原理、临床效果以及各自的适配人群,现总结如下表 4-1-1。

表 4-1-1 各类近视防控镜片的对比

镜片设计类型	技术名称	临床防控效果	适应证
渐进附加型(PALS)	/	ΔSE:24% ΔAL:28%(2 年临床)	高调节滞后、内隐斜
双光组合棱镜	/	ΔSE:51% ΔAL:34%(2 年临床)	低调节滞后
离焦类	周边离焦	ΔSE:3% ΔAL:5%(2 年临床)	几乎没有防控效果,不建议作为防控眼镜推荐
离焦类	多区正向光学离焦	ΔSE:52% ΔAL:62%(2 年临床)	没有明显禁忌证,除弱视之外的近视孩子均可佩戴
	高非球微透镜	ΔSE:55% ΔAL:51%(2 年临床)	
环带微柱镜	/	ΔSE:21% ΔAL:23%(1 年临床)	/
点扩散	/	ΔSE:74% ΔAL:50%(1 年临床)	/

最后,近视防控镜片的长期有效性和安全性在推荐给儿童时也要进行考虑。单纯性近视的发生发展是长期缓慢的过程,可涵盖整个儿童青少年时期,因此针对近视的治疗和干预也一定是长期持续的;如一种近视防控手段的效果不能持久,则有必要改换其他防控手段或与其他防控手段联合应用,以尽可能维持或提升近视防控效果。所以对这些镜片除了要了解其 RCT 临床数据外,还要知道是否有观察性研究或者临床研究,重点评估长期佩戴是否持续有效以及停戴后是否出现反弹等问题。

总之,任何镜片近视防控效果的数据都必须有高质量的循证医学证据,以便更好地配给不同进展速度和眼健康状况的儿童青少年。

三、近视防控框架眼镜的配装及配装质量

选择好镜片和镜架之后,就是眼镜的配适。配适是为了让儿童青少年在佩戴眼镜时,瞳孔中心与镜片的远用设计基准点相匹配,获得预期的视觉效果,也能让近视防控产品更好地发挥作用。

(一) 配适测量

1. 单眼瞳距的测量

使用工具：瞳距仪或有鼻梁槽的瞳距尺、笔灯。

(1) 检测者与被检者相隔 40 cm 的距离相对而坐，双方视线保持在同一高度，右手大拇指和食指拿着瞳距尺，其余手指靠在被检者的脸颊上，然后将瞳距尺放在鼻梁最低点处，并顺着鼻梁角度略微倾斜，如图 4-1-31。

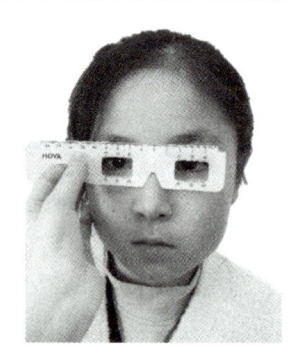

[讲解]

配适测量

图 4-1-31　测量瞳距手势

(2) 检测者闭上右眼，令被检者注视检测者左眼，准确读取瞳距尺在被检者右眼瞳孔中心的数值，另一只眼重复同样的操作。

(3) 把调整好的镜架放在镜片坐标卡的中间（坐标卡的基准线上下平分镜圈，坐标卡的鼻梁中间线左右平分镜架），如图 4-1-32。

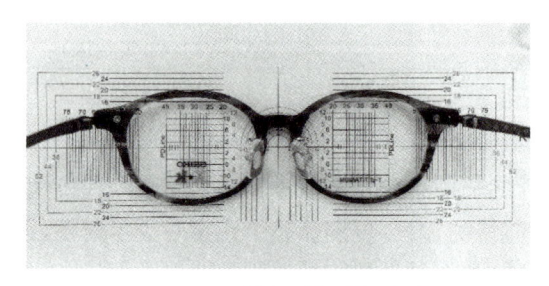

图 4-1-32　镜架放在坐标卡中间

(4) 左手固定住镜架，右手在镜架的衬片上，根据第一步所测得的单眼瞳距的数据标出单眼瞳距线，如图 4-1-33。

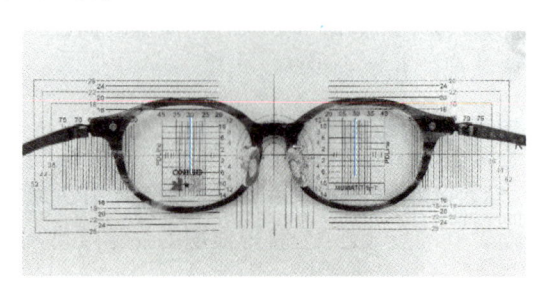

图 4-1-33　标出瞳距线

（5）检查者与被检查者分别坐在配适操作台的两侧，正面对坐，视线保持在同一高度上，给被检查者戴上标记好瞳距线的镜架，保持佩戴情况与刚调校时一致。

（6）请被检查者以舒适的姿势向前直视，头颈位置不偏高，也不偏低。

（7）检查者将笔灯置于自己的左眼下方，笔灯位置与左眼的位置在同一垂直面上。正面照射被检查者右眼，同时请被检查者双眼注视检查者的左眼，并且嘱咐其不要注视笔灯灯光，检查者闭上右眼用左眼观察，以避免平行视差。

（8）看被检查者右眼的瞳孔反光点是否在已经标记好的瞳距线上（图 4-1-34），对测量的瞳距是否正确做进一步的确认。

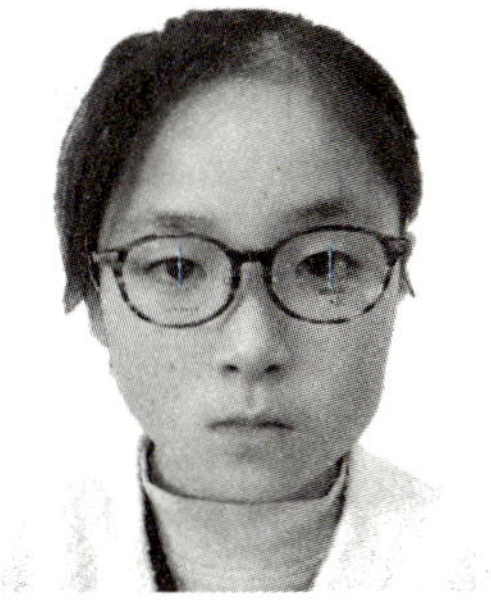

图 4-1-34　确认瞳孔反光点与瞳距线是否重合

（9）用同样的方法对被检查者的左眼进行瞳距的确认。

（10）如果确认结果与测量结果不一致，以确认结果为准，重新在衬片上画出正确的单眼瞳距线并记录单眼瞳距数据。

2. 单眼瞳高的测量

瞳高的测量一般是在瞳距测量确定完成之后进行，主要有两种方法，分别是描瞳标记法和基准线确认法。

使用工具：笔灯、记号笔、眼镜坐标卡。

（1）方法一：描瞳标记法

① 先在镜架的衬片上标记出左右眼的瞳距线并确认无误（步骤与上面确认被检查者单眼瞳距操作相同）。

② 用记号笔在衬片上被检查者的右眼角膜反光点的位置标出一点或一条短水平线，做标记时持笔的手可支撑于被检查者额部，保持稳定（如图 4-1-35）。

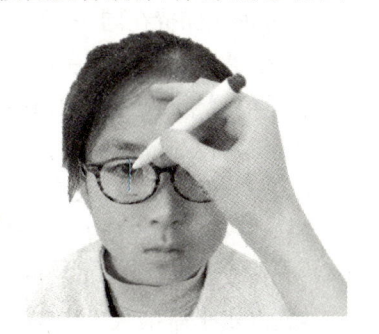

图 4-1-35　标记角膜瞳孔反光点

③ 用同样方法标出另一眼的角膜反光点位置。

④ 取下镜架,用瞳距尺(图4-1-36)或镜片坐标卡(图4-1-37)测量出标记线到镜框下内侧缘最低点的垂直距离,即为被检者的瞳高。

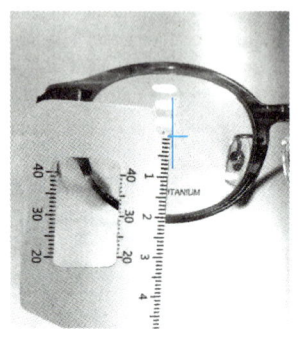

图4-1-36 瞳距尺测量被检查者瞳高

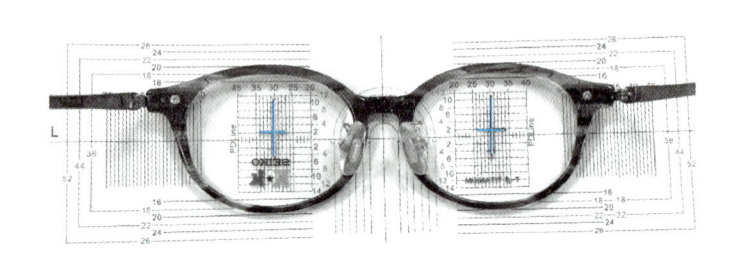

图4-1-37 镜片坐标卡测量被检查者瞳高

(2) 方法二:基准线确认法

① 确认好正确的单眼瞳距,并在镜架的衬片上标记好瞳距线和水平基准线后,再次把给被检查者调整好的镜架放在镜架坐标卡的中间(坐标卡的基准线上下平分镜圈,坐标卡的鼻梁中间线左右平分镜架,与描瞳标记法相同)。

② 在镜架的衬片上用记号笔画出水平基准线、单眼瞳距线,并在瞳距线上画出水平基准线上方2 mm、4 mm、6 mm处的水平横线,如图4-1-38。

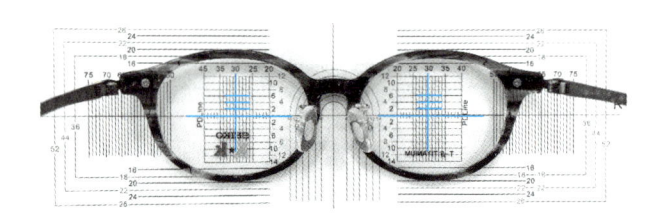

图4-1-38 在衬片上画出基准线、瞳距线和三条瞳高线

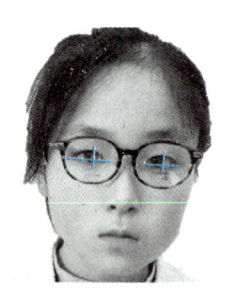

③ 检查者与被检查者面对面坐在配适操作台两侧,双方视线保持在同一高度上,让被检查者戴上标记好的镜架,然后让被检查者以舒适的姿势向前直视。检查者将笔灯置于自己的左眼下方,正面照射被检查者的右眼,请被检者双眼注视检查者左眼。检查者闭上右眼,用左眼观察被检查者右眼中的瞳孔反光点(图4-1-39),并确认瞳孔反光点所在的位置(2 mm处或4 mm处,还是3 mm或5 mm?),如图4-1-39瞳高的位置在2 mm处。(水平基准线上方第一根红线)

图4-1-39 被检查者戴上后确认瞳高

④ 相同的方法,用检查者的右眼观察被检查者左眼瞳孔反光点所在的位置。
⑤ 取下镜架,用记号笔重点标记左右眼瞳孔反光点在衬片上的位置(远用眼位配适点)。
⑥ 用瞳距尺测量出标记线到镜框下内侧缘最低点的垂直距离,即为被检者的瞳高,与描瞳标记法的第④步相同。

描瞳标记法和基准线确认法的主要区别是:在确认被检查者瞳高时不用尖锐的记号笔对着被检查者戴镜的眼睛,显得更加人性化。同时避免被检查者眼睛不自主地躲避逐渐靠近的记号笔导致的位置偏差。无论哪种方法,所测出的瞳高最好在镜框的上下平分线以上 2~6 mm。

(二) 填写配镜单

在完成配适之后,需要按照顾客最终的处方、镜架信息等填写配镜单。常规的配镜单应包括以下内容:配镜者姓名、性别、年龄、眼别、球镜、柱镜、轴位、棱镜度及基底方向、矫正视力、瞳距、瞳高、镜架信息、镜片信息、验光日期和验光人员签名等(如表 4-1-2)。配镜信息都填写完成之后,让顾客确认并签名,避免眼镜装配好之后,出现误会,引起不必要的麻烦或退货。配镜单建议一式三份,存档一份,加工中心一份,顾客一份用于取镜。

至此,配适测量步骤全部完成。

表 4-1-2 配镜单

姓名			联系电话		
配镜日期	年 月 日 时		取镜日期	年 月 日 时	
镜架信息					
镜片信息					
□远用 □近用 □其他	球镜	柱镜	轴位	棱镜	底向	下加光
左						
右						
远用瞳距	建议光学中心水平距离		瞳高	左	单眼瞳距	左
近用瞳距				右		右
加工内容						
备注			加工人员		检验人员	

(三) 特殊设计的近视防控镜片的加工

1. 核对镜片的屈光度

在镜片加工前一般要先核对镜片度数,和测量普通单焦点镜片一样,镜片凹面向下放置到焦度计上,并让镜片上标记的度数测量圈对准焦度计上的测量孔(图 4-1-40),读出这时焦度计上的度数,与包装袋上的标称值进行比对,并与国标中的度数允差值(若适用)进行比对。

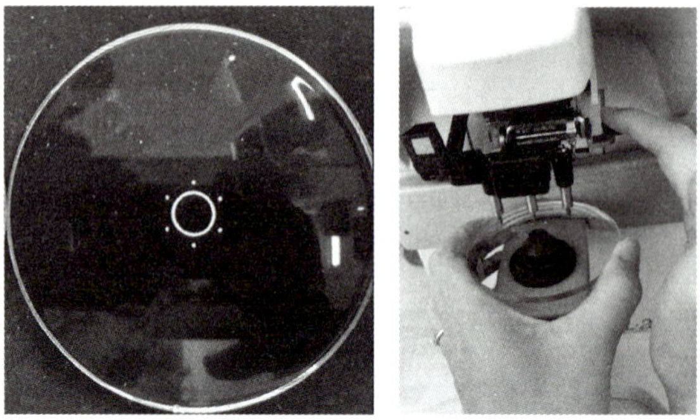

图 4-1-40　近视防控镜片的度数测量

另外,测量度数时要注意:因为一些近视防控镜片的外表面(凸面)有小微透镜或者环带柱镜等特殊设计,所以在核对度数对焦的时候,尽量不要使用固定夹,若使用固定夹,也请尽量不要在夹住后移动镜片,以免划伤镜片表面。

2. 核对镜片配适点(几何中心)棱镜

度数确认无误后,装配时要让镜片的几何中心或厂家制定的设计基准点对准镜架上所测量的佩戴者瞳高点,而不是像普通单焦点镜片一样测量出光学中心,用光学中心对应佩戴者的瞳高点。本处详细说明一下:用几何中心装配时,眼睛看远会有棱镜,如果棱镜控制在国标规定的范围内,则不会影响眼镜佩戴的舒适度,所以其几何中心或者规定配适点的棱镜需要遵循国标《眼镜镜片　第 2 部分:渐变焦镜片》(GB 10810.2—2006)中的相关条款(图4-1-41),该条款规定了在镜片的几何中心所测得的棱镜度偏差应符合图4-1-41中表4中0.00~2.00的允差规定(没有棱镜处方的单光镜片的标称棱镜值为0),也就是±(0.25+0.1×S_{max})。例如,-1.50 DS-1.00 DC 几何中心与光学中心允差范围为±(0.25+0.1×2.50)=±0.50$^\triangle$,相当于 0.50$^\triangle$/2.50 D=2 mm 的偏差,也就是说如果这个镜片的几何中心和光学中心的位置偏差在 2 mm 以内都是合格的,超出 2 mm 镜片就不合格了。

GB 10810.2—2006

表 4　光学中心和棱镜度的允差　　　　　　单位为棱镜屈光度($^\triangle$)

标称棱镜度	水平棱镜允差	垂直棱镜允差
0.00~2.00	±(0.25+0.1×S_{max})	±(0.25+0.05×S_{max})
>2.00~10.00	±(0.37+0.1×S_{max})	±(0.37+0.05×S_{max})
>10.00	±(0.50+0.1×S_{max})	±(0.50+0.05×S_{max})

注1:S_{max}表示绝对值最大的子午面上的顶焦度值。
注2:标称棱镜度包括处方棱镜及减薄棱镜。

4.2.5　棱镜度基底取向
将标称棱镜度按其基底取向分解为水平和垂直方向的分量,各分量实测值的偏差应符合表 4 的规定。

图 4-1-41　国标中关于棱镜允差的条款

另外,如果左右两只镜片都产生了几何中心和光学中心的偏差,要在装配前进行调整,尽可能让两只眼睛的光学中心和几何中心的偏差方向保持一致,避免出现双眼互差超标的情况(图 4-1-42)。

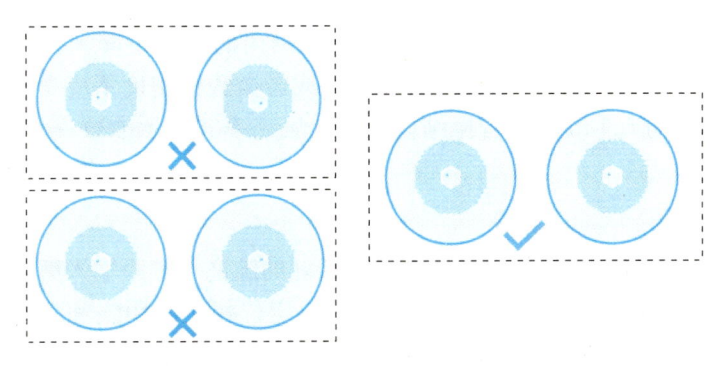

图 4-1-42　偏差方向尽量保持一致

3. 核对镜片特殊设计结构的质量

近视防控框架眼镜类的镜片中,渐进附加型镜片的 ADD 的度数及其他特殊渐进结构须符合国标《眼镜镜片　第 2 部分:渐变焦镜片》(GB 10810.2—2006)中的相关条款;双光组合棱镜镜片双光和棱镜部分质量须符合国标《眼镜镜片　第 1 部分:单光和多焦点镜片》(GB 10810.1—2005)中的相关条款。关于离焦类、环带微柱以及点扩散近视防控镜片中特殊结构的质量评估,目前还没有出台国家质量标准,但已经出台了行业团体标准。下面就以离焦镜片中微透镜这一特殊结构为例来说明一下质量要求,其中主要有三个指标。

[彩图]
微透镜的外观及测量图

第一,微透镜的外观质量。外观质量要求包含微透镜的几何尺寸是否符合当初的设计要求,使用具有 10 倍放大率以上的测量设备观察镜片微结构区域外观是否有缺陷,团标规定:微透镜阵列区域内不应出现 3 个以上的边缘缺陷,且微结构几何尺寸标称值偏差不应大于 0.1 mm。

第二,微透镜附加顶焦度。一般采用具有透射测量功能的光学仪器进行参数测量,测量区域须在距离微透镜几何中心直径 40 mm 区域内,单个微透镜附加顶焦度允差应符合图 4-1-43 中表 2 的规定值,另外在所有微透镜阵列区域中,不应出现大于 6 个微透镜附加顶焦度不符合图 4-1-43 中表 2 的规定值。

表 2　微结构附加顶焦度允差　　　　　　　　　　　　　单位:m^{-1}

微结构附加顶焦度标称值	允差
<4.00	≤±0.50
≥4.00	≤±0.75

图 4-1-43　团标中规定的微透镜顶焦度的允差值

第三，微透镜的填充率。目前根据产品设计特点，微透镜的填充率有三种：面积填充率（某一区域内微透镜几何孔径占据的面积与该区域总面积之比）、顶焦度填充率（某一区域内微透镜附加顶焦度分布面积占主镜片顶焦度和微结构附加顶焦度分布面积的百分比）以及微透镜密度（单位面积上的微透镜数量）。镜片厂家必须在其镜片包装袋上标明微透镜填充率，团标规定：直径为 6 mm 范围内的微透镜阵列区域，面积填充率应大于 20%，明示参数应在±10%误差范围内；或者微透镜密度不应少于 7 个，且最小微透镜直径不应小于0.4 mm；或者微结构顶焦度填充率其明示参数应在±10%误差范围内。

4. 装框加工

确认好镜片质量和镜架质量后，首先把测量好的瞳高与瞳距输入磨边机中，接着把镜片的几何中心或者装配基准点对准磨边机中心定位仪上瞳距线和瞳高线的交叉点，固定后进行切边加工。相关加工流程根据眼镜定配流程及所用仪器进行调试。加工时要注意的是加工中心的确定及移心量的计算。此外，因为有的镜片所使用的材料并不是一般树脂镜片，而是 PC，所以加工模式的选择上，一定要注意选择 PC 模式，避免加工错误。

（四）眼镜加工后的质量评估

加工好的眼镜在交付给佩戴者前，需要对加工质量进行评估确认，首先确认所加工的眼镜中各加工参数（散光轴、瞳高和瞳距）要符合国标《配装眼镜 第 1 部分：单光和多焦点》（GB 13511.1—2011）中规定允差。

1. 散光轴的评估

眼镜散光轴的评估和普通单焦点镜片一样，需要符合《配装眼镜 第 1 部分：单光和多焦点》（GB 13511.1—2011）中（图4-1-44）中表 2 的规定。

4.2.2.2 柱镜轴位方向

柱镜轴位方向允差应符合表 2 规定，按 5.2 描述的方法进行测定。

表 2 柱镜轴位方向允差

柱镜顶焦度值/D	≤0.50	>0.50～0.75	>0.75～1.50	>1.50
轴位允差/(°)	±7	±5	±3	±2

图 4-1-44 标准中散光轴的允差范围

2. 瞳距、瞳高的评估

在评估有着特殊设计结构的近视防控镜片的瞳高、瞳距的配装质量时，应该以镜片的几何中心（或设计基准点）作为测量的基准点。所以在核对瞳高、瞳距前，要先找到镜片的几何中心。没有擦掉定位标记时定位很简单，就像图 4-1-45 中一样，找到对称的两个小点，画出两条直线，两直线相交的点就是几何中心。如果镜片上定位标记被擦掉了，则要在灯光下找到离焦区，在离焦区的内环上标记 4～6 个小点以确认位置，如图 4-1-46，然后再找到对称点画出两条相交线,以此来确定几何中心,再以此点作为测量瞳高和瞳距的基准点。

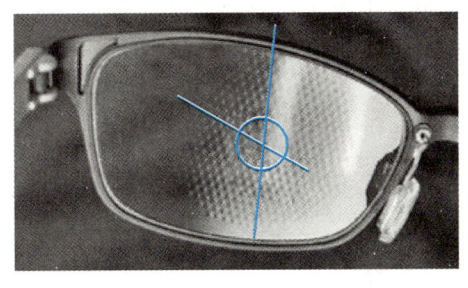

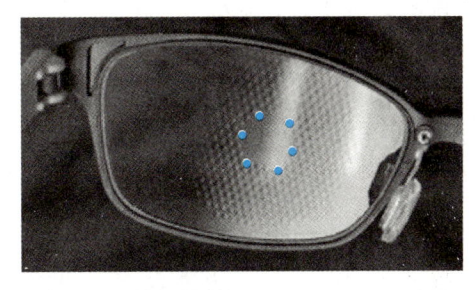

图 4-1-45　有定位标记时确定几何中心　　图 4-1-46　无定位标记时确定几何中心

找到几何中心后,用镜架坐标卡或瞳距尺测量出单眼瞳距。当左右眼单眼瞳距一样时,建议使用《配装眼镜　第1部分:单光和多焦点》(GB 13511.1—2011)的单焦点眼镜的配装标准(图 4-1-47 表1),根据镜片度数查看是否超标。当左右眼单眼瞳距不一样时,建议使用《配装眼镜　第2部分:渐变焦》(GB 13511.2—2011)的渐进镜片的配装标准:配适点(即几何中心)的水平位置与镜片单眼中心距的标称值偏差应为±1.0 mm,再查看左右眼几何中心互差是否也在标准范围内(图 4-1-47 表2)。再次提醒:如果对标的是GB 13511系列条款,则标准中描述的光学中心就是几何中心或设计装配基准点。

5.6.1　定配眼镜的两镜片光学中心水平距离偏差应符合表1的规定

表1　定配眼镜的两镜片光学中心水平距离偏差

顶焦度绝对值最大的子午面上的顶焦度值(D)	0.00～0.50	0.75～1.00	1.25～2.00	2.25～4.00	≥4.25
光学中心水平距离允差	0.67Δ	±6.0 mm	±4.0 mm	±3.0 mm	±2.0 mm

5.6.2　定配眼镜的水平光学中心与眼瞳的单侧偏差均不应大于表1中光学中心水平距离允差的二分之一。

5.6.3　定配眼镜的光学中心垂直互差应符合表2的规定。

表2　定配眼镜的光学中心垂直互差

顶焦度绝对值最大的子午面上的顶焦度值(D)	0.00～0.50	0.75～1.00	1.25～2.50	>2.50
光学中心垂直互差	≤0.50Δ	≤3.0 mm	≤2.0 mm	≤1.0 mm

图 4-1-47　标准中瞳距、瞳高的允差范围

3. 确认合格并包装

确认各项参数合格后，加盖合格印章，进行标准调校并清洁好后放入镜盒。至此，眼镜的配装质量评估全部完成，当取镜时再根据佩戴者的佩戴情况进行一下微调整就可以安全放心地佩戴了。

任务训练

（一）实训准备

用物准备：焦度计、装配好的近视防控框架眼镜各一副（渐进附加型、双光组合棱镜型、微透镜离焦型）、瞳距尺。

（二）实训注意事项

根据操作流程进行实操训练。

（三）操作过程及评价标准

实训项目名称__评估近视防控镜片的配装质量__　　限时_____　　得分_____

工作步骤	工作内容	分值	评分细则	得分
工作准备	1. 着装仪表端庄整齐	5	不符合要求全扣	
	2. 准备器材	5	少一样扣1分	
工作过程	1. 在主镜片测量圈测镜片度数（S、C、AX），并判定测量值是否符合国标	20	分别判定，并酌情扣分	
	2. 找到镜片几何中心，并测量该点的棱镜量，判定棱镜量是否符合国标	20	符合则不扣分，否则全扣	
	3. 测量单眼瞳距，并判定是否符合国标	10	符合则不扣分，否则全扣	
	4. 测量单眼瞳高，并判定是否符合国标	15	符合则不扣分，否则全扣	
	5. 判定该副眼镜是否合格	20	眼镜各参数符合要求则不扣分，否则酌情扣分	
工作结束	器材、物品归位	5	器材不全全扣	
总评		100	态度不好，本项目不合格	

任务小结

1. 各类近视防控框架眼镜镜片的近视防控效果及适配人群。
2. 给孩子选配适合的近视防控眼镜时需要注意的事项。
3. 因近视防控眼镜的独特结构而产生的配装注意事项及相关标准。

任务考核

1. 列表对比常见近视防控框架眼镜的原理、适合人群。
2. 如何评估一副近视防控框架眼镜的配装质量。

[文件]

任务参考资料

任务二　角膜接触镜

子任务一　角膜塑形镜的设计与验配

任务目标

知识目标：
1. 掌握角膜塑形镜的基本原理与设计。
2. 掌握角膜塑形镜的验配方式及验配流程。

能力目标：
1. 了解角膜塑形镜的矫正原理及产品设计。
2. 能进行适配者的选择，并依据检查结果给予合适的验配参数。

思政目标：

通过本任务学习，引导和帮助学生熟悉角膜塑形镜的规范流程验配，尤其强调无菌观念，验配过程中与患者的沟通。

任务导入

案例： 一位11岁儿童与家长一同前来，主诉进行近视矫正，目前该儿童近视度数左右眼均为-2.75 D，且患者主诉相较一年前近视增加了-1.00 D，听同学说角膜塑形镜效果好，想尝试一下。

请帮助该儿童选配一副适合的近视防控镜片。

任务内容

儿童青少年近视防控产品包括角膜塑形镜、阿托品滴眼液和日间佩戴双焦点或多焦点等特殊设计的软性隐形眼镜。近视实验研究和临床研究均表明，这些方法可以降低与近视进展相关的眼轴伸长率和屈光不正增加率。角膜塑形镜是重要的近视防控方法，下面从角膜塑形镜的近视防控、验配注意事项、验配流程、护理、订单、随访复查等方面进行介绍。

一、角膜塑形镜的近视防控原理及效果

(一) 角膜塑形镜的近视防控原理

儿童青少年近视眼患病率的不断提高,引起人们对近视防控研究工作的关注。角膜塑形镜被众多临床试验证明可以有效控制近视眼眼轴增长,作为近视防控的重要手段在全球范围内被广泛应用。角膜塑形镜(Orthokeratology contact lens,Ortho-k),简称 OK 镜,是一种经过特殊逆几何设计的硬性透气性角膜接触镜,其设计特点在镜片中央弧段平坦而中周部弧段有计划性陡峭的逆几何结构。此结构设计能使镜片与镜下泪液分布形成有规划的不均等效应,由此产生流体力学效应来改变角膜几何形态,从而暂时性降低一定量的近视度数,是一种可逆性非手术的物理矫正屈光不正的方式。

国内外专家普遍认为该项技术对降低近视度数和控制近视发展是有效的,其作用机制尚需深入研究。OK 镜作用中最基础也是最重要的原理之一是镜片对角膜的生物力学作用。不同于常规接触性镜片,OK 镜的设计是逆角膜形态的。通过镜片基弧区对角膜中央的压迫,使得角膜中央变平,从而实现其矫正视力的作用。目前认为眼睑张力、镜片压力、镜片与角膜之间泪液产生的液压膜力以及镜片周边泪液的表面张力都参与了角膜塑形的过程,而镜片周边的泪液表面张力主要起到稳定镜片的作用。角膜塑形镜通过以下因素的共同作用达到矫治近视的效果。

1. 中央镜片的机械压迫作用

一定厚度且中央平坦的硬镜片,对角膜产生一定量的机械压迫,使角膜变平坦。

2. 旁中央区的负压作用

在反转弧处,镜片与角膜存在一密闭的泪液层,对角膜产生负压作用,使角膜在顶部受压变平时,伴随着中央部变陡。

3. 微形态变化

角膜上皮细胞进行了重新分布,角膜组织形态发生改变而无生理病变,上皮细胞从中央向周围移行,中央角膜上皮细胞变薄,旁中央角膜上皮细胞变厚。

4. 按摩作用

眼睑的活动引起镜片的运动,使镜片在角膜上产生类似于按摩的作用,导致角膜变平坦。

5. 近视性离焦

镜片中周部的逆几何设计,在塑形时容纳了中央塑形后的细胞形态,其特殊的形态结构使得周边角膜上皮组织形成了近视性离焦的光学状态,即中央焦点成像在视网膜上和周边焦点成像在视网膜前(图 4-2-1)。而周边视网膜的近视性离焦的刺激,可以减缓眼轴增长。这是目前角膜塑形镜控制近视进展的主要理论。

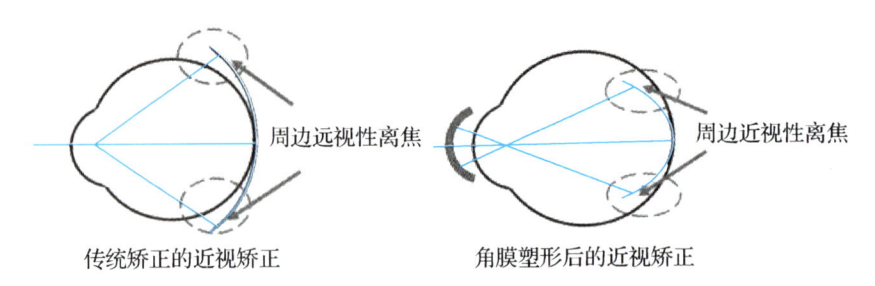

图 4-2-1　传统近视矫正与角膜塑形镜矫正光学成像差异对比

研究表明,更小的镜片中央区域的设计在延缓眼轴增长上更有效果。香港理工大学一项随机对照研究对比 5 mm 和 6 mm 后光学区治疗后 6 个月和 12 个月的治疗区直径和治疗区压平度,证实 5 mm 较 6 mm 在随访第 12 个月时眼轴增长有统计学意义。临床中通常会采用修改后光学区的设计,改变治疗区大小,从而达到临床目的。改变角膜塑形镜产品光学区设计大小后,相应佩戴后地形图治疗区大小的也会随之改变,同样,中周边光学成像的也会因此改变(图 4-2-2)。

OK镜的光学区直径减小后,在视网膜周边获得更多近视性离焦。

6.2 mm BOZD

5.6 mm BOZD

图 4-2-2　后光学区治疗后的角膜地形图差异及中周部光学成像示意图

(二) 角膜塑形镜的近视防控效果

在 John.G Laerenson 等(2023)的实时系统回顾和网络 Meta 分析(network meta-analysis,NMA)中(图 4-2-3),评估了光学、药学和环境干预措施对于减缓儿童近视进展的功效对比,总结并且评估了儿童近视干预措施的效果排名。其中,角膜塑形镜数据表现,是最有效的近视控制光学工具。

第1年眼轴变化(参考：资料)			第2年眼轴变化(参考：资料)		
治疗效果		平均值(95%可信度)	治疗效果		平均值(95%可信度)
HDA		−0.32(−0.38,−0.26)	HDA		−0.36(−0.46,−0.26)
MDA		−0.28(−0.38,−0.17)	MDA		−0.33(−0.46,−0.20)
ORTHOK		−0.18(−0.24,−0.12)	ORTHOK		−0.29(−0.41,−0.16)
LDA		−0.14(−0.19,−0.08)	PPSL		−0.23(−0.33,−0.12)
PPSL		−0.14(−0.20,−0.07)	LDA		−0.17(−0.25,−0.10)
MFSCL		−0.11(−0.14,−0.07)	MFSCL		−0.16(−0.22,−0.10)
PIR		−0.08(−0.19,0.02)	PIR		−0.12(−0.31,0.07)
MFSL		−0.04(−0.16,0.08)	MFSL		−0.09(−0.17,−0.01)
7MX		−0.03(−0.15,0.08)	UCSL		0.01(−0.09,0.10)
RGP		0.02(−0.07,0.12)	RGP		0.03(−0.08,0.15)
UCSL		0.05(−0.06,0.16)			

HDA：高浓度阿托品；LDA：低浓度阿托品；MDA：中等浓度阿托品；MFSCL：多焦点软性隐形眼镜；MFSL：多焦点框架眼镜；ORTHOK：角膜塑形镜；PIR：哌仑西平；PPSL：周边离焦框架眼镜；RGP：硬性角膜接触镜；UCSVL：欠矫单光眼镜。

图4-2-3 不同近视防控手段Meta分析汇总

二、角膜塑形镜的设计

角膜塑形镜的设计主要分为：VST设计(vision shaping treatment，视觉重塑治疗)和CRT设计(corneal refractive therapy，角膜屈光矫正)。

(一) VST设计的角膜塑形镜

VST设计分为4个弧段，如图4-2-4所示。

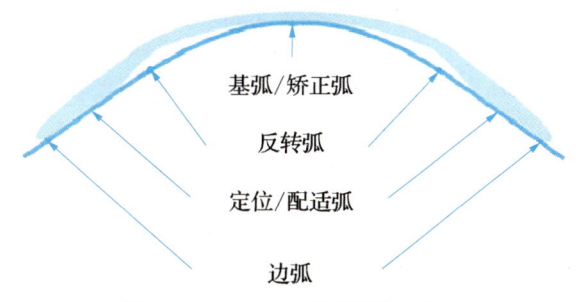

图4-2-4 VST设计镜片示意图

第一弧：基弧(Base Curve)，简称BC，也称为矫正弧。其设计比同区角膜平坦，以获得正向压力，给角膜中央上皮细胞施压，其中与角膜接触的部分称为压平区。

第二弧：反转弧(Reverse Curve)，简称RC。其设计比镜片基弧区曲率陡峭，形成逆几何转弧设计。此弧段下方的泪液集聚环以制造负向压力，允许上皮细胞的移行和细胞内的流动，以帮助中央塑形。

第三弧：定位弧/配适弧(Alignment Curve)，简称AC。其设计和角膜周边紧密贴适，起到定位作用，通常分为2个弧段，使镜片尽可能居中定位并产生内向附着张力，辅助反转弧和基弧共同作用。

第四弧：边弧（Peripheral Curve），简称 PC。其设计比定位弧平坦，使镜片边缘抬起，增加佩戴舒适度、活动度和泪液的交换。

（二）CRT 设计的角膜塑形镜

CRT 设计分为 3 个区域，如图 4-2-5（书后附彩图）和图 4-2-6 所示。

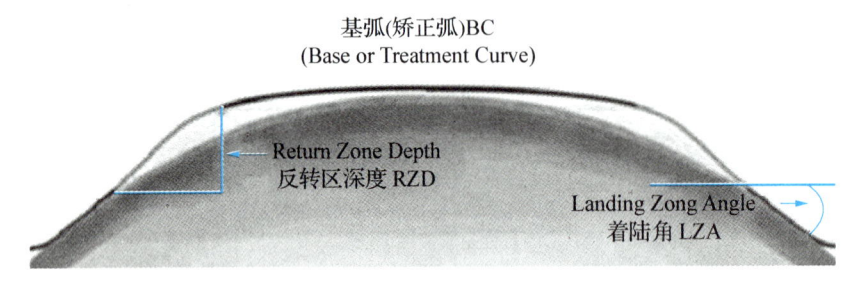

图 4-2-5　CRT 设计镜片示意图（后附彩图）

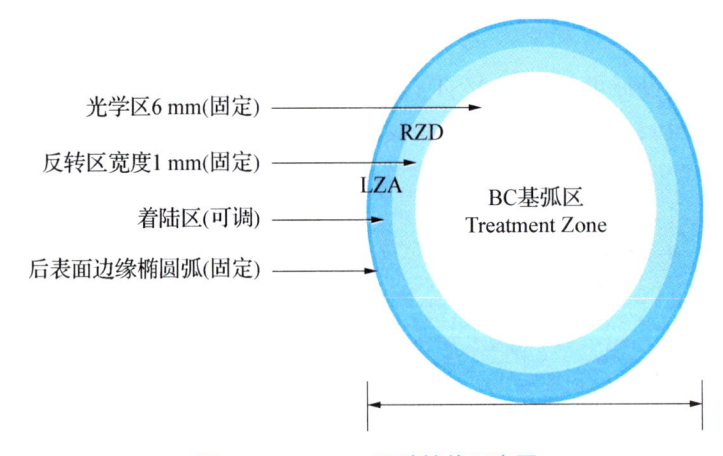

图 4-2-6　CRT 设计镜片示意图

第一区：基弧区（Base Curve），简称 BC。其设计是通过镜片中央平坦设计，使得泪液压迫角膜中央部，达到矫正近视的效果。

第二区：反转区（Return Zone Depth），简称 RZD。其设计是连接基弧与着陆角切线。其连接点自然平滑，提供泪液堆积空间的同时，也形成了一定的抽吸力量，辅助中央区域的矫正。

第三区：着陆区（Landing Zone Angle），简称 LZA。其设计能稳定镜片在角膜上的居中定位。与周边部角膜正切的设计，增加了镜片弧与弧衔接部所产生的平整性。

（三）CRT 和 VST 设计及荧光染色对比

CRT 和 VST 设计及荧光染色对比，如图 4-2-7（书后附彩图）和图 4-2-8 所示。

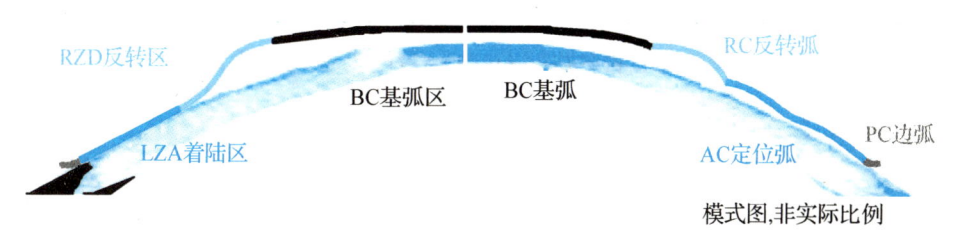

图 4-2-7　CRT 与 VST 镜片设计及荧光染色区别（后附彩图）

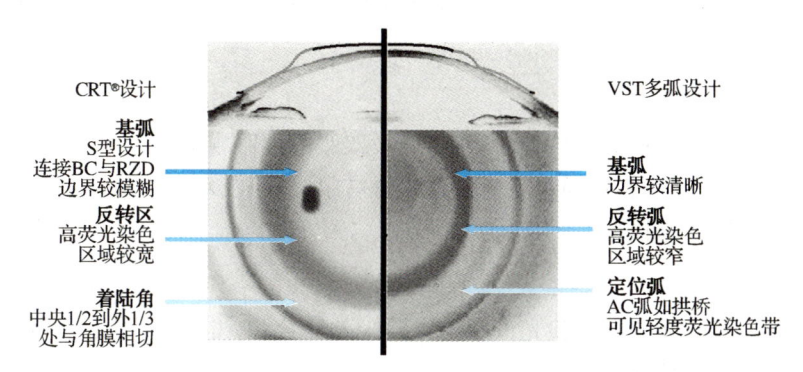

图 4-2-8　CRT 与 VST 镜片设计及荧光染色区别（后附彩图）

三、角膜塑形镜的验配注意事项

（一）适应证

1. 符合接触镜佩戴的基本适应证，包括眼部健康，能佩戴角膜塑形镜。
2. 8 岁以上，儿童青少年进行性近视。
3. 角膜曲率在 40.00~46.00 D。
4. 球镜度 −0.75~−6.00 D。
5. 小于 1.50 D 顺规角膜散光，或散光度少于 1/2 球镜度，小于 0.75 D 逆规角膜散光。
6. 角膜周边部更平坦，E 值较大。
7. 眼压和瞳孔直径正常。

（二）非适应证

1. 有角膜异常、角膜手术后、角膜外伤史、活动性角膜炎（如角膜感染等）、角膜知觉减退和圆锥角膜等。
2. 其他眼部疾病：如泪囊炎、眼干燥症、结膜炎、睑缘炎、眼睑闭合不全、麻痹性斜视、眼球震颤、慢性葡萄膜炎、弱视、视神经及视路疾患导致的视力矫正不良者、晶状体混浊及慢性青光眼等。
3. 远视。
4. 角膜弧度太平（不大于 39.00 D）、太陡者（不小于 46.00 D）。

5. 球镜度低,散光高,逆规散光大于 0.75 D,角膜形状不规则,或有明显的晶体散光。
6. 依从性差,不能按时复查者,无法保证规范清晰处理镜片者。

四、角膜塑形镜的验配流程

(一) 配前检查

检查前向佩戴者解释角膜塑形镜的基本原理、作用和治疗过程等相关问题。在佩戴者自愿要求使用角膜塑形镜的前提下,患者签署治疗同意书并做相关检查,创建病历记录档案。

1. 视力检查

(1) 在验配 OK 镜前需要检查右眼、左眼及双眼的裸眼视力。

(2) 矫正视力,了解客户通过屈光检查获得右眼、左眼及双眼的矫正视力。要求单眼矫正视力达 0.8(20/25)以上。

2. 屈光度检查

(1) 通过客观验光的电脑验光仪和主觉验光的综合验光或插片验光真实测量客户的屈光度及可达到的最佳视力。

(2) 验光的标准是单眼 MPMVA。

3. 眼部常规检查

(1) 眼前节检查:眼前节检查包括外眼、结膜、角膜、前房、晶状体及玻璃体等。

(2) 眼底检查:通过眼底照相机或检眼镜观察客户视盘、视网膜血管、黄斑及视网膜。根据眼底形态表现判断近视性质,如豹纹状、弧形斑、萎缩斑、杯盘比等。

(3) 眼压检查:非接触式眼压计测量,排除青光眼病症。

4. 可见水平虹膜直径(HVID)

通过角膜地形图仪或眼科生物测量仪测量虹膜可见水平径作为角膜直径参考,用于确定 OK 镜镜片直径大小。

5. 角膜曲率检查

角膜曲率计或角膜地形图检查,测量角膜平 K 和陡 K 及角膜其他参数。角膜地形图也可用于排除角膜潜在问题。可以观察 E 值(角膜平坦化速率)变化情况,E 值在 0.4~0.6 为佳,平均值为 0.55,E 值小于 0.4 或大于 0.6 需要调整镜片参数轴向图。最常规的角膜地形图显示,判断角膜散光类型和宽度的最佳模式。但不利于检测到角膜上微小的变化或异常。

6. 眼轴检查

用于监测佩戴 OK 镜期间近视进展情况,一般每 3 个月做一次。

(二) 参数选择

角膜塑形的成功是使镜片在角膜特定的位置稳定附着,这种附着是依赖镜片的定位弧与角膜平行吻合所产生的张力来实现的。当镜片与角膜稳定附着后镜片的基弧区对角膜的压平量才可以根据近视焦度来设计,故通常将定位弧作为镜片的稳定因素进行单独分析,因此需要进行试戴评估,临床上进行试戴法验配(图 4-2-9)。不同品牌的镜片设计有其特殊性,一般根据各品牌的设计特点和选片原则来选择试戴片。一般试戴镜片的参数包括:镜片基弧、镜片光学区直径、平行弧参数、镜片屈光度和镜片总直径等。

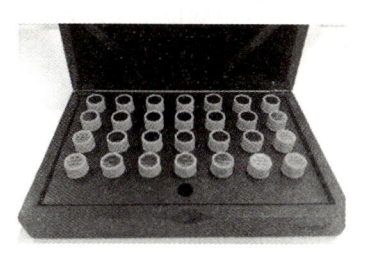

图 4-2-9 试戴片样式

1. 试戴片参数选择

(1) 根据佩戴眼角膜曲率,角膜曲率计或地形图平 K 值选择试戴片曲率(图 4-2-10)。

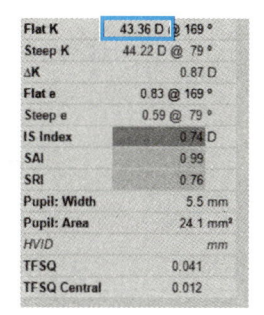

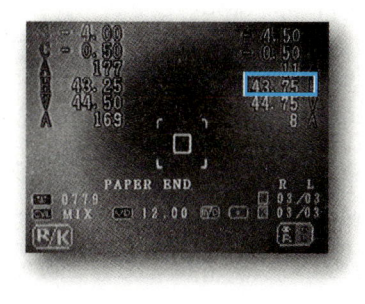

图 4-2-10 角膜地形图平 K 数据及电脑验光仪平 K 数据

(2) 参考角膜地形图 8 mm 弦长处平坦 E 值。
(3) 角膜地形图高度差≥30 μm,选择环曲试戴片。
(4) $0.4 \leqslant E \leqslant 0.6$,选择角膜平 K 值作为试戴片;$E < 0.4$,平 K 收紧 0.5 D 作为试戴片;$E > 0.6$,平 K 放松 0.5 D 作为试戴片。
(5) 如没有地形图,直接选择角膜平 K 值作为试戴片。

2. 环曲值的选择(表 4-2-1)

表 4-2-1 高度差及对应环曲量选择参考值

高度差	环曲量
20～30 μm	0.75
30～45 μm	1.00
45～60 μm	1.50
60～75 μm	2.00
75～90 μm	2.50
>90 μm	3.00

(1) 角膜散光:散光的"领结"形态大小要超过角膜中央弦长 8 mm,平坦和陡峭子午线高度差值超过 20 μm,如无地形图,则参考角膜曲率差值不小于 1 D。

(2) 常规镜片持续偏位。

(3) 根据地形图高度差选择对应的环曲量或选择角膜散光差值的 2/3。

(三) 配适评估

佩戴镜片模拟睡眠 30 分钟后开始评估，点上适量的荧光素，使用裂隙灯观察镜片的动态配适和静态配适。通过配适评估修改并确定几个重要的参数：镜片基弧（BC）、镜片光学区直径（OZD）、镜片总直径（OAD）、镜片度数、镜片第 2 弧曲率（反转弧）、第 3 弧曲率（定位弧），配适评估见表 4-2-2 所示。

表 4-2-2 角膜塑形镜的配适评估

		配适松（矢高低）	配适理想	配适紧（矢高大）
动态评估	中心定位	偏上或偏下	垂直和水平位置定位均良好	良好或偏下
	移动度	>2.0 mm	0.5~1.0 mm	<2.0 mm
静态评估	中央配适区	>3.0 mm	3~5 mm	<3.0 mm
	反转弧区	宽	宽，深约 50 μm	深且存在气泡
	平行弧区	减少或缺乏	全周均一平行配适	全周宽且重的压迫无荧光素区
	边缘区	>0.7 μm 翘起	约 0.7 μm 翘起	<0.7 μm 翘起

1. 静态配适评估

(1) 中心定位与镜片覆盖度：镜片居中，且能够完全覆盖角膜，镜片偏位不大于 0.5 mm，良好的中心定位对于角膜塑形镜的矫正效果起到重要作用。

(2) 理想配适为：光学区为黑色暗区（无荧光区），直径为 5~6 mm；反转区为绿色荧光区，宽为 0.5~1 mm；平行弧区与近周边角膜呈环形紧密接触，表现为无荧光环，环的宽度约 1 mm，边缘区宽约 0.5 mm。

[彩图]

荧光素钠染色标准

2. 动态配适评估

嘱佩戴者向前平视，缓慢瞬目，观察镜片位置与状况。

(1) 移动度：垂直顺滑最为理想，移动度为 1~1.5 mm。

(2) 松紧度：检测方式是瞬目后，下睑上推测试来观察。出现以下情况说明松紧度合适：镜片易推动（不需要使用额外的力量），镜片移动垂直顺滑，且能及时稳定的恢复到中心定位，无结膜压痕。

(3) 舒适度：佩戴舒适度良好，无刺激感及无法忍受的异物感。

(四) 验配流程

角膜塑形镜的验配流程小结如图 4-2-11 所示。

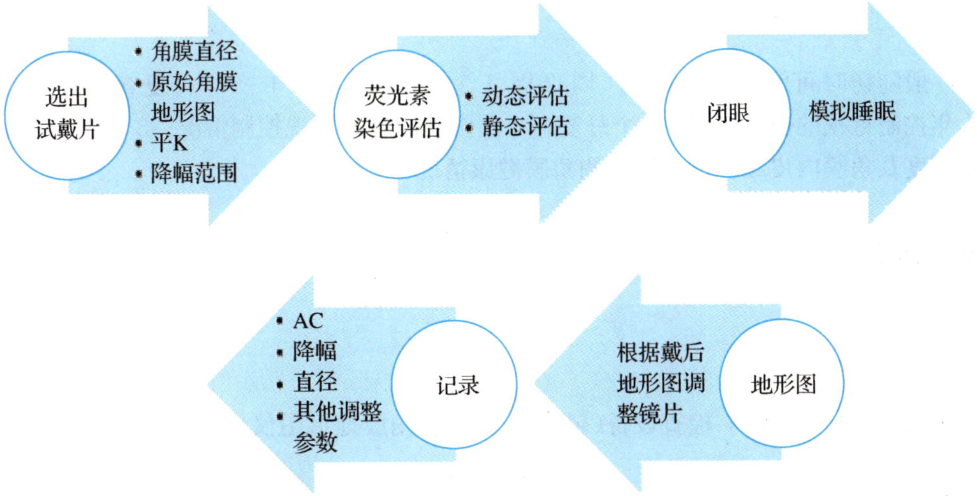

图 4-2-11 角膜塑形镜验配流程图

五、角膜塑形镜的摘戴指导及护理

(一)镜片的摘戴

儿童患者使用隐形眼镜时,应当要求患者能够自己独立操作镜片的佩戴及摘取,同时,父母也需要了解镜片的摘戴方式。

指导患者正确佩戴及摘取镜片的方式(参考产品说明)。

(二)镜片的护理

角膜塑形镜基本的护理步骤有清洁、消毒、湿润、冲洗、储存及去蛋白和润眼液的使用。

如为长周期镜片,请依据产品说明书进行每日清洁,消毒,存储。同时,长周期镜片,请依据镜片周期,定期更换。

六、订单

依据厂家要求,填写参数订单,制作镜片。

七、随访及复查

(一)随访复查方案

视力及验光,眼前节健康状况,角膜曲率,角膜地形图检查提示角膜塑性的范围程度和质量,镜片护理情况,镜片配适情况。

（二）推荐随访复查时间

一般随访时间是戴镜后1天、1周、2周、1个月、3个月、每3~6个月复查1次。儿童青少年控制近视的佩戴者，3~6个月复查1次眼轴以观察近视控制情况。3~6个月检查角膜厚度及角膜内皮细胞形态以监测角膜健康情况。

任务训练

（一）实训准备

用物准备：验配病例、检查设备（裂隙灯显微镜、角膜地形图仪）。

（二）实训注意事项

根据操作流程进行实操训练。

（三）操作过程及评价标准

实训项目名称　__角膜塑形镜验配流程__　　限时_____　　得分_____

验配步骤	检查内容	分值	评分细则	得分
验配准备	视力检查 屈光度检查 眼部常规健康检查 角膜地形图检查 眼轴检查	5	不符合要求全扣 少一样扣1分	
参数选择	基弧区参数 反转弧区参数 定位弧区参数 边弧区参数 直径参数 降幅参数	60	未解释项扣10分 参数判断需有一定逻辑性，符合镜片设计参数	
配适评估	动态配适评估 静态配适评估 地形图配适评估	30	未评估项扣10分 评估标准	
记录	知情同意书 订单填写	5	未评估项扣2.5分	
总评		100		

任务小结

1. 镜片参数的选择。
2. 镜片配适评估的分析。

任务考核

1. 验配前的检查内容及注意事项有哪些?
2. 角膜塑形镜内容及验配流程是什么?

子任务二　离焦软性角膜接触镜的设计与验配

任务目标

知识目标：
1. 掌握离焦软性角膜接触镜的基本原理与设计。
2. 掌握离焦软性角膜接触镜的验配方式及验配流程。

能力目标：
1. 了解离焦软性角膜接触镜的矫正原理及产品设计。
2. 能进行适配者的选择，并依据检查结果给予合适的验配参数。

思政目标：

通过本任务学习，引导和帮助学生熟悉离焦软性角膜接触镜的全流程验配，进行针对性的检查及数据读取，要求学生规范操作、检查并给出合适建议。

任务导入

案例： 一位10岁儿童由家长带来配近视眼镜，目前该儿童近视度数左右眼均为 $-2.75\,D$，希望进行近视防控以减缓近视进展，曾试用角膜塑形镜但未成功，不想佩戴框架眼镜。

请帮助该儿童选配一副适合的近视防控眼镜。

任务内容

对于不适合角膜塑形术治疗或未成功接受角膜塑形术治疗的患者来说，特殊设计的软性隐形眼镜是不错的选择。下面从软性角膜接触镜的近视防控、验配注意事项、验配流程、护理、订单、随访复查等方面进行介绍。

一、软性角膜接触镜与近视防控

离焦软性角膜接触镜（peripheral defocus soft contact lenses，PDSCLs），简称离焦软镜，是一种特殊光学区域设计的软性透气性角膜接触镜。离焦软性角膜接触镜是一种利用"光学离焦"原理，能够延缓近视度数增加的新型日戴的软性角膜接触镜，它不需要改变角膜的形态，而是通过镜片自身采用"离焦环"设计来减缓近视度数的增长速度。其设计是一种基于减少周边远视散焦可减缓近视进展的理论，所特殊设计的中心视近，中周部远距离多焦点设计的软性角膜接触镜。特点是在能够提供清晰的中心视力的同时，在中周部提供近视性离焦的光学设计，以达到延缓近视进展的目的。

(一)软性角膜接触镜的防控原理

理想的视觉成像是指所有入眼的光线都能完整的落在视网膜上,从而形成清晰的图像传输给大脑(图4-2-12)。然而,在佩戴普通框架眼镜或普通软镜的患者中,则会呈现另一种成像方式(图4-2-13)。中心区域成像在视网膜上,而周边区域则成像在视网膜后方,形成远视性离焦状态。这类光学成像的偏差可能会导致眼轴进一步增长。

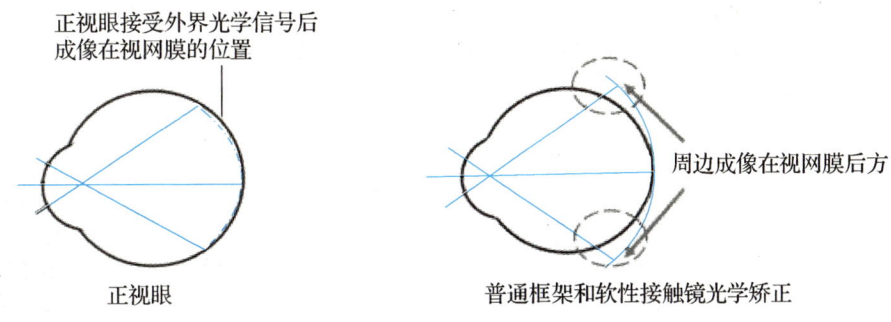

图4-2-12 正视眼的光学成像   图4-2-13 普通框架和传统软性接触镜的光学矫正成像

如果想要改变眼轴因此类刺激造成的眼轴增加,则需要改变这类不良成像位置。成像的位置改变,意味着周边与中央都是近视光学矫正的方式,可能需要改变为中央近视光学矫正,周边远视光学矫正的组合方式,从而将周边原本的远视性离焦改为周边近视性离焦。

(二)软性角膜接触镜的近视防控镜片设计

目前用于近视防控的离焦软镜产品设计种类繁多,主要归为三种类型(图4-2-14)。第一类是同心圆设计(多个同心圆及单个同心圆),此类产品设计特点是采用正性附加光圈与负性矫正光度交替的设计。各个品牌之间除了有光圈数量上的差异,还有光圈正性附加光度的差异等区别。第二类是周边光度渐变设计(双焦点、多焦点或渐进焦点),通过逐渐增加周边正性附加光度,来增加中央像差及周边近视性离焦,达到延缓近视进展的目的。第三类是扩展景深设计(Extended depth of focus,EDOF),采用扩展成像景深,结合高阶像差的综合效应,从而影响近视进展速度。

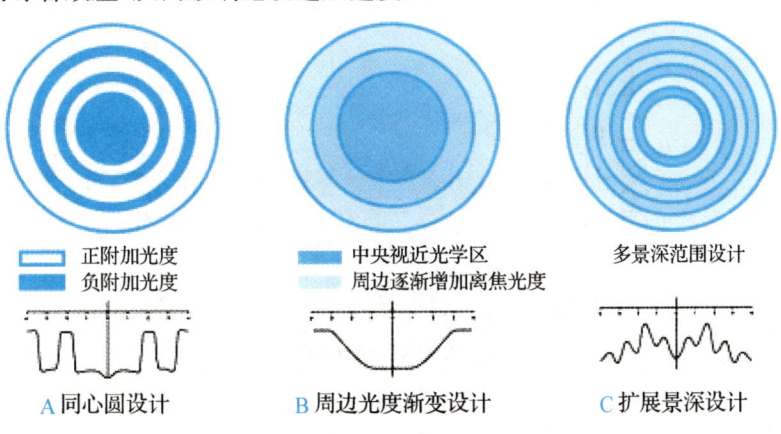

图4-2-14 三种类型的离焦软镜设计
A 同心圆设计   B 周边光度渐变设计   C 扩展景深设计

1. 同心圆设计

同心圆设计由中心的矫正区和周边延伸的一系列交替的离焦和矫正区组成,比例为1∶1。矫正区与远距离处的光度相匹配,而离焦区为+2.50 D。这种设计能够引入近视视网膜离焦,并同时保持清晰的视力(图4-2-15,扫二维码查看彩图)。

新西兰的对近视延缓的评估研究Dual-Focus Inhibition of Myopia Evaluation in New Zealand(DIMENZ)针对40名儿童的屈光度数及眼轴长度进行两种不同设计的软性角膜接触镜的影响研究。所试验的镜片采用中心视近设计,具有两个交替的间距同心区域和+2.00 D的下加光,同时产生近视视网膜散焦。发现同心圆设计的镜片,屈光进展减少了36%,轴伸长减少了50%。

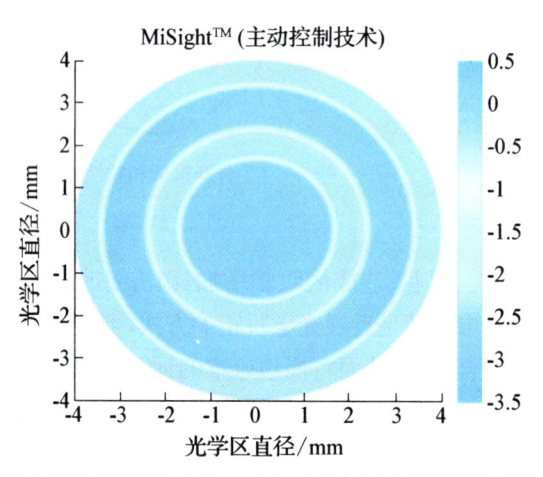

图4-2-15 同心圆镜片设计示意图(MiSight™)

2. 渐进多焦点设计

近视防控型渐进多焦镜片,是"单高附加"的中心视近周边逐渐增加ADD的设计,镜片的通用附加光焦度达+2.00 D(图4-2-16,扫二维码查看彩图)。

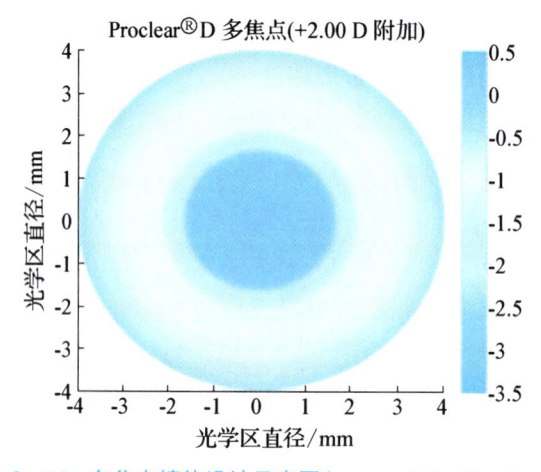

图4-2-16 多焦点镜片设计示意图(cooper vision Proclear® D)

Walline 等在 2013 年发表的论文《多焦点隐形眼镜近视控制》中首次评估了市售渐进多焦点隐形眼镜(通常用于老花眼)。研究包含 27 名 8~11 岁的儿童完成了为期两年的研究,该研究使用+2.00 D 的下加光多焦镜片,并将其与佩戴单光隐形眼镜的对照组进行比较。结果表明,近视进展减少了 50%,眼轴伸长减少了 29%。

3. 扩展景深设计

扩展景深设计(extend depth of field,EDOF)包括中央矫正区域,该中央矫正区域被过度矫正和正矫正外部区域围绕。当瞳孔在近距离工作收缩时,中心区域是主要为视觉区域。中央区域的欠校正能力可以帮助将图像聚焦在视网膜上,并减少近距离工作时所需的调节量,当观察远处目标时,瞳孔扩张以允许更多的光穿过隐形眼镜的不同折射区域(图 4-2-17,扫 P210 二维码查看彩图)。

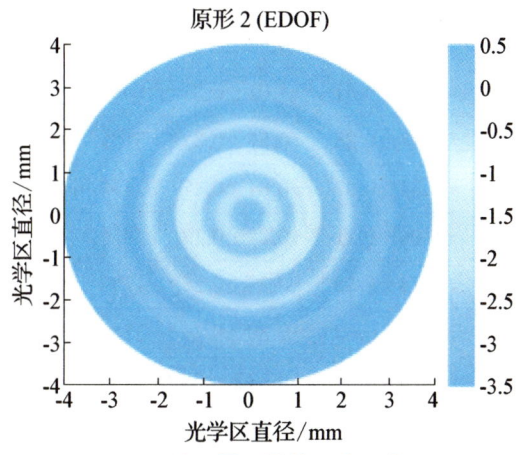

图 4-2-17 扩展景深镜片设计示意图(Mylo)

临床研究表示 EDOF 设计与同心圆设计对比,显示出相似的功效。并在 12 个月内达到 55%左右的减缓眼轴增加的控制功效,表明扩展焦深设计对延缓近视进展是有效的。

(三) 离焦软镜的近视防控效果

已有不少研究对特殊设计的软性隐形眼镜在近视进展的作用做出了证明(表 4-2-3)。研究中包含不同的基线资料的患者,器材包括不同设计的特殊软性隐形眼镜等。

表 4-2-3 不同多焦点软镜研究中的近视进展和眼轴增长情况

研究(作者,年份)	随访时间/月	近视进展/D 实验组	近视进展/D 对照组	近视控制率	眼轴增长/mm 实验组	眼轴增长/mm 对照组	眼轴控制率
同心圆设计双焦点软镜							
Aller et al. (2016)	12	−0.22±0.34	−0.79±0.43	72%	0.05±0.14	0.24±0.17	79%
Anstice et al.(2011)	10	−0.44±0.33	−0.69±0.38	36%	0.11±0.09	0.22±0.10	50%

续 表

研究(作者,年份)	随访时间/月	近视进展/D 实验组	近视进展/D 对照组	近视控制率	眼轴增长/mm 实验组	眼轴增长/mm 对照组	眼轴控制率
Lam et al.(2014)	6	−0.21±0.28a	−0.26±0.33a	19%	0.07±0.11a	0.11±0.12a	36%
	12	−0.36±0.37a	−0.48±0.47a	25%	0.13±0.17a	0.21±0.19a	38%
	18	−0.50±0.43a	−0.71±0.52a	30%	0.20±0.20a	0.29±0.22a	31%
	24	−0.59±0.49	−0.79±0.56	25%	0.25±0.23	0.37±0.24	32%
周边光度渐变多焦软镜							
Fujikado et al.(2014)	12	−0.37±0.33	−0.50±0.18	26%	0.09±0.08	0.17±0.08	47%
Walline et al.(2013)	12	−0.33±0.34	−0.60±0.34	45%	0.15±0.17	0.22±0.17	32%
	24	−0.51±0.31	−1.03±0.31	50%	0.29±0.16	0.41±0.16	29%
Sankaridurg et al.(2011)	6	−0.28±0.28	−0.57±0.33	51%	0.09±0.11	0.26±0.12	65%
	12	−0.54±0.37	−0.84±0.47	36%	0.24±0.17	0.39±0.19	38%
Paune et al.(2015)	6	−0.06±0.21	−0.27±0.13	78%	0.13±0.11	0.15±0.09	13%
	12	−0.28±0.38	−0.53±0.25	47%	0.26±0.15	0.28±0.17	7%
	18	−0.39±0.39	−0.80±0.40	51%	0.32±0.19	0.41±0.22	22%
	24	−0.56±0.51	−0.98±0.58	43%	0.38±0.21	0.52±0.22	27%
Cheng et al.(2016)	6	−0.19±0.28a	−0.39±0.33a	51%	0.06±0.10a	0.17±0.10a	65%
	12	−0.55±0.41a	−0.68±0.52a	19%	0.23±0.15a	0.37±0.16a	38%

二、离焦软镜的验配注意事项

1. 适应证

(1) 等效球镜≤−0.75 D,≥−10.00 D,散光≥−1.00 D,≤0.00 D。球柱比≥3∶1(以说明书为准)。

(2) 青少年处于进展性近视,每年增加屈光度≥0.75 D。

(3) 眼部及全身无接触镜禁忌。

(4) 理解多焦软镜的机制、潜在问题和局限性。

(5) 依从性较好,有良好的卫生习惯,能定期复诊。

2. 禁忌证

(1) 眼前节炎症或相关疾病。

(2) 眼睑肿瘤;重症结膜病;角膜病;泪器病;眼干燥症;青光眼。

(3) 过敏性疾病;中重度糖尿病;肾炎、肾衰竭、肺结核等抵抗力低下疾病。

(4) 精神病、抑郁症患者服药期;甲状腺功能亢进及服药期等。

(5) 不遵医嘱者；对触镜抵触者。

(6) 活动性角膜感染，或其他眼前节急性、慢性炎症。

(7) 依从性差，不能按时复查者。

(8) 不符合前述适用范围的患者。

三、离焦软镜的验配流程

(一) 配前检查

1. 问诊、病例档案建立

患者基础信息、了解屈光不正的程度，禁忌证和适应证的排查等。

2. 常规检查

裂隙灯眼前节检查、角膜曲率、泪液、眼压、内皮细胞、水平可视虹膜直径。

3. 视力检查

矫正视力，了解客户通过屈光检查获得右眼、左眼及双眼的矫正视力。要求单眼矫正视力达 0.8(20/25)以上。

4. 屈光度检查

通过客观验光的电脑验光仪和主觉验光的综合验光或插片验光真实测量客户的屈光度及可达到的最佳矫正视力。

5. 角膜曲率检查

角膜曲率计或角膜地形图检查，测量角膜平 K 和陡 K 及角膜其他相关参数。

6. 眼轴

用于监测佩戴离焦软镜期间近视进展情况，一般每 3 个月做一次。

(二) 参数选择

目前离焦软镜的设计各品牌各有异同。不同设计的近视防控理念，意味着其离焦量、离焦面积、光学区直径等都有所不同，对光学矫正、镜片定位、近视控制效果、视功能等影响也有所差异。所以，具体的验配适应证和配适情况要根据患者的检查结果和镜片设计来综合判断。

虽然设计上各有特色，但通常镜片的设计参数都会涵盖几个必要元素：基弧区曲率半径(BCR)，镜片总直径(TD)，镜片光度(D)。

1. BCR(基弧区曲率半径,也叫后表面曲率半径)

参考角膜前面曲率半径值，作为基础数据。

(1) 计算法

$BCR = (H+V)/2 \times 1.1$

式中，H 为角膜平坦方向曲率半径；V 为角膜陡峭方向曲率半径。

(2) 经验法

BCR=(H+V)/2+0.6~0.8 mm

式中，H 为角膜平坦方向曲率半径；V 为角膜陡峭方向曲率半径。

2. 球面顶点光度换算

(1) 公式法

$D'=D/(1-dD)$

式中，D' 为隐形眼镜的光度；D 为框架眼镜的光度；d 为框架眼镜的镜眼距。

(2) 表格法

表 4-2-4 球面顶点光度换算表

框架眼镜度数	隐形眼镜度数	框架眼镜度数	隐形眼镜度数
−3.75 D	−3.75 D（<−4.00 D，无需换算）		
−4.00 D	−3.75 D	−7.50 D	−6.75 D
−4.25 D	−4.00 D	−7.75 D	−7.00 D
−4.50 D	−4.25 D	−8.00 D	−7.25 D
−4.75 D	−4.50 D	−8.25 D	−7.50 D
−5.00 D	−4.75 D	−8.50 D	−7.75 D
−5.25 D	−5.00 D	−8.75 D	−8.00 D
−5.50 D	−5.00 D	−9.00 D	−8.00 D
−5.75 D	−5.25 D	−9.25 D	−8.25 D
−6.00 D	−5.50 D	−9.50 D	−8.50 D
−6.25 D	−5.75 D	−9.75 D	−8.75 D
−6.50 D	−6.00 D	−10.00 D	−9.00 D
−6.75 D	−6.25 D	−10.50 D	−9.25 D
−7.00 D	−6.50 D	−11.00 D	−9.75 D
−7.25 D	−6.50 D	−11.50 D	−10.00 D

(3) 经验法

若框架镜度数在−4.00~−5.00 D，则隐形眼镜度数为：近视减 0.25 D。

若框加镜度数在−5.00~−7.00 D，则隐形眼镜度数为：近视减 0.50 D。

若框加镜度数在−7.00~−9.00 D，则隐形眼镜度数为：近视减 0.75 D。

若框架镜度数在−9.00~−11.00 D，则隐形眼镜度数为：近视减 1.00 D。

3. 镜片直径的选择

TD(镜片总直径)＝HVID＋2 mm,HVID 为可见虹膜横径。

4. 诊断性试戴

试戴是一种非常好的评估镜片配适度的临床方法,尤其适合初次验配的患者。依据厂家提供的诊断用试戴镜片,进行配适评估,能够更加准确的为患者选择合适的参数。

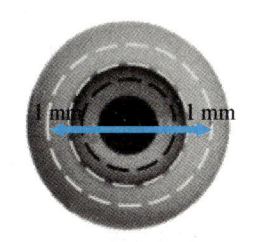

图 4－2－18　镜片居中定位示意图

(三) 配适评估

镜片佩戴 20 分钟后开始评估

1. 静态配适评估

(1) 镜片覆盖度:镜片居中,且能够完全覆盖角膜(图 4－2－18)。

(2) 镜片中心定位(图 4－2－19)。

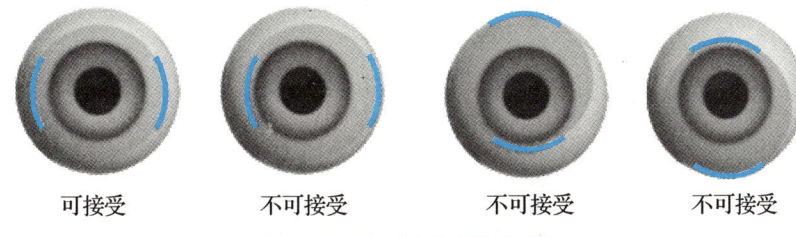

可接受　　　　不可接受　　　　不可接受　　　　不可接受

图 4－2－19　镜片定位判断图

(3) 其他不可接受的配适情况

镜片边缘卷曲/褶皱——太松(通常伴有不适感),即使上推试验好但是无镜片运动,镜片使角巩缘周边磨损(可用高分子荧光素进行染色观察)。

2. 动态配适评估

(1) 移动度:瞬目时镜片的移动度(0.5～2.0 mm)。

(2) 松紧度:检测方式是瞬目后,下睑上推测试来观察。出现以下情况说明松紧度合适:镜片易推动(不需要使用额外的力量),镜片移动垂直顺滑,且能及时稳定的恢复到中心定位,无结膜压痕。

(3) 舒适度:佩戴舒适度良好,无刺激感及无法忍受的异物感。

3. 矫正视力评估

戴镜视力检查:戴镜视力不低于验光矫正视力。

四、护理摘戴指导

1. 镜片的摘戴

如患者是孩子,其使用隐形眼镜时,应当要求孩子能够自己独立操作镜片的佩戴及摘取,同时,父母也需要了解镜片的摘戴方式。

参考产品说明指导患者正确佩戴及摘取镜片的方式。

初戴期,初次佩戴的患者可能出现轻微症状,如眼部敏感、视力不稳定、偶尔流泪和轻微眼红等。这是正常现象,通常几天内这些轻微症状会逐渐减轻及消失。如果这些症状持续存在,建议联系验配医生。

推荐佩戴的时间:白天佩戴型的接触镜片,不建议过夜佩戴。对于新患者,建议第一周佩戴时长如表4-2-5所示。

表4-2-5 新患者第一周佩戴时长建议表

天数/天	1	2	3	4	5
佩戴时长/h	4	6	8	10	12

2. 镜片的护理

如为长周期镜片,请依据产品说明书进行每日清洁,消毒,存储。同时,请依据长周期镜片周期,定期更换。

五、订单

依据厂家要求,填写参数订单,制作镜片。

六、随访及复查

1. 复查周期

戴镜后的1周、1个月、3个月,每6个月,佩戴者应到眼视光专业机构及眼科医院进行复查,如有不适情况,需立刻停止佩戴,进行就医。

2. 复查项目

眼部健康检查、屈光度检查、镜片配适评估和镜片检查。

3. 预约下一次复查

任务训练

(一) 实训准备

用物准备:验配病例、检查设备(裂隙灯显微镜等)

(二) 实训注意事项

根据操作流程进行实操训练

（三）操作过程及评价标准

实训项目名称__离焦软镜角膜接触镜验配流程__　　限时_____　　得分_____

验配步骤	检查内容	分值	评分细则	得分
验配准备	1. 视力检查 2. 屈光度检查 3. 眼部常规健康检查 4. 角膜曲率的测量 5. 眼轴检查	25	不符合要求全扣 少一样扣5分	
参数选择	1. 镜片曲率 2. 镜片直径 3. 镜片后顶焦度	30	1. 未解释项扣10分 2. 参数判断需有一定逻辑性，符合镜片验配参数	
配适评估	1. 动态配适评估 2. 静态配适评估 3. 地形图配适评估	30	1. 未评估项扣10分 2. 评估不标准，酌情扣分	
记录	1. 护理摘戴指导 2. 复查随访 3. 订单填写	15	未评估项扣	
总评		100		

任务小结

1. 镜片参数的选择。
2. 镜片配适评估的分析。

任务考核

1. 验配前的检查内容及注意事项有哪些？
2. 离焦软镜验配流程如何？

任务三　其他近视防控手段

子任务一　低浓度阿托品

任务目标

知识目标：
1. 掌握阿托品的安全性、适应证和禁忌证以及临床使用规范。
2. 熟悉阿托品的有效性。
3. 了解阿托品防控近视的机制。

能力目标：
能根据患者年龄、近视危险性等指标，制定阿托品临床用药方案。

思政目标：
通过本任务学习，培养学生严谨细致的工作作风和以患者为中心的医学人文精神。

任务导入

案例： 某男童，6.5岁，视力下降3个月余前来就诊。睫状肌麻痹剂下验光结果为双眼均 $-2.00\,D$ 近视，父母均为 $-6.00\,D$ 以上高度近视，拒绝角膜塑形镜。咨询是否有其他药物可以延缓近视进展。

请你根据患儿特点，制定合理的延缓近视手段，并进行患者宣教。

任务内容

阿托品具有松弛瞳孔括约肌和睫状肌从而扩大瞳孔和调节麻痹的作用，眼科临床常用阿托品以进行睫状肌麻痹下验光。19世纪开始，眼科医生用1%硫酸阿托品滴眼液用于近视的治疗，临床研究证明其局部应用可有效控制近视的进展，但散瞳后引起的畏光、视近模糊等不良反应导致儿童难以耐受。近年来，新加坡及中国香港地区的多项临床队列研究结果表明，0.01%、0.025%、0.05%等低浓度阿托品能够有效减缓儿童近视的进展，延缓眼轴增长速度，且能减轻用药后的不良反应，改善用药者耐受性和治疗依从性，中止用药后近视反弹效应小。该药物已越来越多地用于控制儿童近视进展而受到关注。

一、有效性

阿托品（$C_{17}H_{23}NO_3$）为非选择性的胆碱能 M 型受体（毒蕈碱受体）阻断剂，可与乙酰胆碱竞争副交感神经节后纤维突触后膜的乙酰胆碱 M-受体，从而拮抗过量乙酰胆碱对突触后膜刺激所引起的毒蕈碱样症状和中枢神经系统症状，临床上常用于抑制腺体分泌、扩大瞳孔、调节睫状肌痉挛、解除肠胃和支气管等平滑肌痉挛等情况。在眼部，阿托品常用于虹膜睫状体炎治疗、睫状肌麻痹下验光及儿童近视控制等，但其对近视的防控作用机制尚未完全阐明。

迄今为止，阿托品滴眼液仍是唯一经循证医学验证能有效延缓近视进展的药物。阿托品滴眼液的近视控制效果呈现浓度依赖效应，高浓度阿托品滴眼液对近视的控制效果可高达 60%～96%，但高浓度阿托品滴眼液存在严重畏光、近视力下降等不良反应以及停药后反弹效应。为兼顾阿托品滴眼液的有效性和安全性，更适宜浓度的阿托品滴眼液的近视防控效果被更多关注和研究。

目前，关于不同浓度阿托品滴眼液对近视防控作用的研究仍在进行中，表 4-3-1 列举了浓度分别为 0.01%、0.02%、0.025%、0.05% 的 4 种阿托品滴眼液对近视的防控效果。0.01% 阿托品滴眼液和安慰剂相比具有一定延缓近视进展作用，近视防控效果可达27%～83%，和更高浓度阿托品滴眼液相比不良反应最小、反弹效应最低，同时对近视控制具有累积效应，因此可能是现阶段延缓儿童青少年近视进展的合理浓度。

表 4-3-1 低浓度阿托品滴眼液用药后等效球镜度和眼轴长度的增长延缓率

治疗方案	研究时间/年	等效球镜度延缓率/%	眼轴延缓率/%	研究类型
低浓度阿托品（0.05%）				
J.C. Yam	1	66	51	随机对照临床试验
J.S. Moon	1	86	58	随机对照临床试验
J.J. Lee	1	63	—	回顾性研究（病例对照）
低浓度阿托品（0.025%）				
J.C. Yam	1	43	29	随机对照临床试验
J.S. Moon	1	65	45	随机对照临床试验
P.C. Fang	1	75	—	回顾性研究（病例对照）
低浓度阿托品（0.02%）				
C. Cui	2	39	30	随机对照临床试验
A. Fu	1	46	39	随机对照临床试验
低浓度阿托品（0.01%）				
J.C. Yam	1	36	22	随机对照临床试验
S. Wei	1	27	12	随机对照临床试验
J.S. Moon	1	48	20	随机对照临床试验

续 表

治疗方案	研究时间/年	等效球镜度延缓率/%	眼轴延缓率/%	研究类型
C. Cui	2	29	19	随机对照临床试验
A. Fu	1	33	29	随机对照临床试验
R. Saxena	1	54	21	随机对照临床试验
O. Hieda	2	15	19	随机对照临床试验
T.Y. Clark	1	83	—	回顾性研究(病例对照)
M. Sacchi	1	50	—	回顾性研究(病例对照)
G.L. Larkin	2	67	—	回顾性研究(病例对照)

对于部分对0.01%浓度阿托品应答不良的儿童,可以考虑选择较高浓度(如0.02%)以达到同样的近视防控效果。阿托品滴眼液近视防控的临床应用是否需要根据应答反应调整用药浓度,仍需更高级别循证证据。阿托品滴眼液的近视防控效果还受到其他因素的影响,如年龄、近视进展速度等。

二、机制

目前,阿托品对近视的防控作用机制尚不清晰。最早认为与其对调节的放松作用有关,在以哺乳类动物和鸟类作为实验动物的近视模型研究中均发现了阿托品对近视的防控作用,然而鸟类睫状肌是烟碱型受体(N-受体)支配的横纹肌(无M-受体),小鸡的调节反应在注射阿托品和注射0.9%氯化钠溶液后无区别,均提示阿托品的近视防控作用可能并非通过调节实现,而可能和眼内其他组织的M-受体有关,如视网膜色素上皮、脉络膜或巩膜组织等。近期研究提示脉络膜巩膜缺血、缺氧微环境是近视发生的重要机制,且关于阿托品治疗后的动物实验以及临床试验研究均发现实验组研究对象的脉络膜增厚、脉络膜血流灌注压增加,提示阿托品对近视的防控作用靶点可能在脉络膜组织。关于阿托品滴眼液对人眼近视的防控作用机制,仍需要进一步研究证实。

三、安全性及不良反应处理

(一)安全性和不良反应

阿托品的不良反应呈现浓度依赖性,高浓度阿托品眼用制剂(如1%阿托品眼用凝胶、1%阿托品滴眼液)可产生面部潮红、口干和皮肤干燥、眼睑皮肤红肿或脱屑、心跳加快或心律不齐、发烧、腹胀、便秘等全身不良反应。随着浓度下降,阿托品滴眼液的全身反应显著降低。在眼部的不良反应研究中,0.01%、0.1%、0.5%浓度阿托品滴眼液的应用均未出现视网膜功能受损现象(电生理检查),高于0.01%且低于0.5%浓度阿托品滴眼液应用后仍然存在较显著畏光(17.8%)和近视力下降(11.9%)症状,但0.01%阿托品滴眼液的眼部不良反应明显较低(畏光6.3%,近视力下降2.3%)。迄今为止,在0.01%阿托品滴眼液防控近视进展的研究中,尚未发现与药物使用相关的严重全身不良反应,眼部不良反应症状轻微、发生率较低,并且会随着用药时间延长逐渐耐受,0.01%阿托品滴眼液应用后可能出现的不良反应主要有以下几种。

1. 瞳孔散大

使用0.01%阿托品滴眼液后瞳孔散大现象比较常见,瞳孔大小较用药前常散大0.5~1.0 mm,连续用药4个月后瞳孔大小趋于稳定,停药2个月后基本恢复到用药前。

2. 畏光

在正常的室内或日常室外光线下,用药儿童没有明显畏光反应。在明亮环境下,少于24%儿童用药2周内可能会出现畏光反应,部分患者在随访4个月时症状消失,部分患者症状持续存在但可耐受。

3. 眼压升高

目前研究尚未发现0.01%阿托品滴眼液的应用与眼压升高存在风险关系,但在临床中仍能见到极少数患儿在使用后出现短暂眼压升高现象。关于眼压和阿托品滴眼液应用的关系仍需要进一步研究明确。

4. 调节能力和近视力下降

儿童用药后调节幅度平均下降2.00~3.00 D,停药2~4个月后恢复如初。少于4.9%的儿童用药后2~4周可出现轻微的近视力下降现象,后随着时间进展逐渐消退。

5. 过敏反应

0.01%阿托品滴眼液应用过程中过敏反应比较少见,发生率为0~6.4%,多见于阿托品过敏者,常在阿托品滴眼液应用2周内发生。常见症状为眼部瘙痒、灼热,体征为眼睑肿胀和眼周发红等。

6. 刺激性反应

少数儿童用药后会出现眼部刺激症状,如刺痛不适等。

(二)不良反应的处理

对于轻度不良反应,如畏光、近视力下降或者用药后刺激性反应,能耐受者可暂时观察,不予处理,不耐受者可给予相应的对症处理,如畏光可戴遮阳帽、变色眼镜缓解,视近不清晰可通过佩戴近附加眼镜或者调节功能训练缓解。若出现过敏反应,则应立即停药,一般停药24 h后症状减轻,停药1周后可恢复,局部适当应用糖皮质激素会加速恢复速度。

四、适应证和禁忌证

(一)适应证

1. 年龄

年龄为4岁至青春期(青春期一般指14~17岁和18~25岁2个阶段)的近视人群适

用(伴或不伴散光),目前文献报道使用人群年龄为 4~16 岁。对于小于 6 岁的儿童,用药需要更加严格的监控和随访。18 岁以后的青年,如近视仍较快进展或用眼负荷仍较大,可考虑适当延长用药时间。

2. 近视屈光度和增长量

近视等效球镜度达到或超过 −0.50 D,或等效球镜度年增长量达到或超过 0.50 D,或眼轴长度年增长量超过 0.3 mm 的近视人群适用;其中伴有近视快速进展危险因素(如高度近视家族史、发病年龄早、近视初始屈光度高)的儿童可较早干预。

3. 依从性

能理解低浓度阿托品滴眼液的作用机制和实际效果,依从性好,能及时、定期按照要求前往指定机构复诊的近视人群适用。

(二) 禁忌证

对莨菪碱成分过敏、患青光眼或有青光眼倾向(浅前房、房角狭窄等)、颅脑外伤、心脏病(特别是心律失常、充血性心力衰竭、冠心病、二尖瓣狭窄)等人群禁用。调节力低下、低色素者(如白化病)等慎用,部分伴有畏光症状的眼病(如角膜炎)患者可待痊愈后使用。

五、使用规范

在决定应用低浓度阿托品滴眼液防控近视之前,需要进行规范的临床评估以及危险因素评估,并和家长以及儿童充分沟通,取得家长和儿童的理解和同意后可开具低浓度阿托品滴眼液处方。在应用过程中需要严密随访用药反应以及近视防控效果,并及时处理可能出现的不良反应。

(一) 评估

1. 临床检查

具体的临床检查包括裸眼视力与最佳矫正视力检查、客观与主观睫状肌麻痹验光检查、调节幅度检查、调节灵活度检查、调节反应检查、瞳孔对光反应检查、瞳孔直径检查、眼压检查、眼轴长度检查、角膜地形图检查(可选)、眼前节健康状态检查(尤其关注泪膜破裂时间、泪液分泌试验以及有无眼部炎症)以及眼底检查。

2. 近视快速进展危险因素评估

常见的近视快速进展危险因素包括近视家族史、近距离用眼时间和强度、户外活动时间、近视发病年龄、既往进展速度等。对于具有近视家族史、近距离用眼强度大、户外活动时间短、发病年龄早、初始近视屈光度高、用药前进展速度快(每年增长量达到或超过 0.50 D)的儿童和青少年,尤其需要注意近视防控。

(二) 用药前宣教

用药前对患者宣教包括以下内容。

1. 目前循证医学证据支持低浓度阿托品滴眼液在近视防控中的应用。
2. 低浓度阿托品滴眼液对不同个体的控制效果可能不同。
3. 低浓度阿托品滴眼液的应用是为了延缓近视进展,与视力改善无关。
4. 用药需要规范、持续、遵照医嘱定期随访。
5. 用药过程中可能发生不同程度的不良反应,如刺激性反应、看近不清晰、畏光、过敏反应等,如遇到问题需要及时就医。
6. 用药过程中仍然需要进行屈光矫正,注意保持良好的用眼习惯,如减少近距离用眼的强度和时间、增加户外活动时间、改善坐姿和环境照明等。

(三)用药过程和随访

对于具备用药适应证、经过健康宣教同意使用低浓度阿托品滴眼液的儿童和青少年才可启用,推荐使用方法为每晚睡前1次,1次1滴,对推荐使用方法应答一般或应答不佳的儿童,可遵医嘱适当调整应用频率或浓度,但需严密随访,监控用药后不良反应及安全性。

建议第一次随访时间为用药后1~2周,以后每3个月随访一次。首次随访主要评估眼压、眼前节健康状态以及用药后主观反应。3个月随访内容包括最佳矫正视力(包括远、近视力)、调节功能、眼压、屈光度、瞳孔检查、眼前节检查、眼轴长度检查;每6个月随访增加眼底检查,每1年随访增加相关全身症状评估,如有无面色潮红、头痛、心脏病及泌尿系统症状的问诊等。如出现需要处理的不良反应如视近困难、畏光、过敏反应等,应及时、按需给予相应解释和处理。随访过程中需要和家长保持沟通,解释近视防控效果:

(1) 应答良好:近视年增长量不超过 0.25 D;或近视年增长量下降至少 50%。
(2) 应答一般:近视年增长量为 0.25~0.75 D。
(3) 应答不佳:近视年增长量达到或超过 0.75 D。

对于应答不佳或应答一般的儿童和青少年,应询问其用药是否规范、有无不良用眼习惯,以及其他增加近视危险的因素,在良好用眼习惯条件下,可酌情考虑增加用药频率(如早晚各1次)、提高阿托品浓度(如改为 0.02%)、其他近视防控手段的联合应用或更改其他近视防控方式。有研究显示 0.01% 阿托品滴眼液联合角膜塑形镜比单纯应用阿托品滴眼液或单纯使用角膜塑形镜的近视控制效果更佳。0.01% 阿托品滴眼液和除角膜塑形镜以外的其他近视防控手段的联合应用效果是否比单纯应用阿托品滴眼液的效果更佳,尚无明确循证医学证据。

(四)停药

关于阿托品滴眼液近视防控应用的停药选择,分为常规停药和异常停药两种情况。

1. 常规停药

(1) 停药时机选择

不同浓度阿托品滴眼液的长期用药安全性尚无高级别循证证据,不同研究均提示连续用药 2~3 年是有效且安全的。对于 0.01% 阿托品滴眼液应答良好(如第2年几乎没有近视进展或进展不超过 0.25 D），尤其是 13 岁及以上儿童青少年，可考虑停药并密切观察反弹效应；对于年龄小、近视进展快、应答一般的儿童青少年，可继续用药维持更好的近视防控效果，直至应答良好或青春期中后期停药，但需严密随访，监控用药后不良反应及安全性。

（2）反弹效应

阿托品滴眼液在停药后会出现一定的反弹效应，表现在屈光度以及眼轴长度的增长速度反弹。反弹效应是停药时机难以确定的主要原因。阿托品滴眼液浓度越低，近视反弹效应越小，其中以 0.01％阿托品滴眼液表现出最低的反弹效应；反弹效应还与停药年龄、用药期间近视进展率、用药前近视度数以及眼轴长度有关，停药年龄越大、用药期间近视进展率越低，用药前近视度数高和眼轴长，停药后出现近视反弹效应越小。

（3）停药后重新再用药

对于停药后近视进展反弹明显者（近视进展量达到或超过 0.50 D/a）可重新开始用药治疗。

2. 异常停药

（1）用药防控近视效果不佳

对用眼习惯良好、规范用药者，如 0.01％阿托品滴眼液应用应答不佳，且拒绝提高用药浓度、拒绝联合其他防控方式者，建议停用。

（2）不良反应

出现严重不良反应或轻症不良反应不能耐受者，建议停用。

任务训练

（一）实训准备

1. 物品准备：低浓度阿托品滴眼液相关宣教资料。

2. 操作者能力和素质准备：专业的近视防控理论知识储备，文献检索能力，实事求是的科学态度，循证医学理念，依法行医。

（二）实训注意事项

1. 检索《低浓度阿托品滴眼液在儿童青少年近视防控中的应用专家共识（2024）》，溯源检索相关的研究报告。

2. 基于循证医学理念和上述共识相关内容，向合适人群推荐低浓度阿托品用于儿童青少年近视防控，并客观理性告知相关注意事项。

3. 结合近视儿童的情况进行针对性讲解。

（三）操作过程及评价标准

实训项目名称　低浓度阿托品的推荐　　　限时_____　得分_____

工作步骤	工作内容	分值	评分细则	得分
工作准备	1. 着装整齐仪表端庄	5	不符合要求全扣	
	2. 准备用品	5	少一样扣 1 分	
工作过程	1. 告知检查目的及注意事项	10	不耐心细致扣 5 分，未解释全扣	
	2. 基线评估，结合患儿情况和产品优缺点，分析适应证/禁忌证	20	问诊全面有效、检查全面细致，不准确扣 5 分，适应证把握不合理扣 10 分	
	3. 用药前宣教和操作说明	15	不耐心或不细致扣 5 分，未解释全扣	
	4. 不良反应及处理说明	15	不耐心或不细扣 5 分，未解释全扣	
	5. 结合患儿情况进行针对性讲解，简要宣教其他近视防控建议	20	未结合患儿情况针对性讲解扣 10 分，未提及其他防控方式扣 10 分	
	6. 说明相关药监部门规定和产品供应，引导患儿及家长参与决策	5	未引导全扣	
工作结束	器材、物品归位	5	器材不全全扣	

任务小结

1. 阿托品防控近视的有效性。
2. 低浓度阿托品的临床应用。

任务考核

1. 阿托品的临床应用流程如何？
2. 使用阿托品的注意事项有哪些？

子任务二　视觉训练

任务目标

知识目标：
了解视觉训练的作用。

能力目标：
能为近视患者提供必要且合适的视觉训练方案。

思政目标：
通过本任务学习，培养学生求真务实的工作作风和诚实守信的职业素养。

任务导入

一儿童视力下降，家长不想配镜，前来咨询，欲做视觉训练。

任务内容

一、什么是视觉训练

视觉训练（vision therapy、vision training），指利用光学、心理学、物理学等方法，对眼睛视觉系统产生一定的认知负荷，从而有效激发眼的生理机能，挖掘眼自身的潜在能力，提高双眼视觉的适应能力，以达到舒适、协调使用双眼的目的。视觉训练是一种针对视觉障碍、与视觉相关的神经功能异常的非手术、个性化、系统性的物理治疗方法。视觉训练可以缓解患者的眼睛视觉疲劳症状、提升视力改善眼部屈光状态、增加正融像性集散和负融像性散，视觉训练可以激发调节和聚散反应与速度的潜能、可以提高眼手脑体的协调功能。视觉训练不仅能增加眼部肌肉的力量，有针对性的提升视觉功能康复过程，还能改变大脑对眼睛控制的功能。

二、视觉训练的作用

目前视觉训练不再仅仅针对斜视患者，同时还可以帮助有非斜视性双眼视异常的人群，包括调节功能、集合功能、融像能力、立体视功能、眼动功能以及与视觉相关的阅读功能障碍、对感知障碍的患者进行治疗和恢复。视觉训练在美国被作为一种矫正方案，与传统的配镜、RGP（硬性透气性）角膜接触镜等有机结合，在为大众提供个性化眼保健服务的同时，实现真正意义上的视光服务。目前视觉训练对儿童青少年近视防控的具体作用尚缺乏大样本的研究统计，但视觉训练的积极作用也是应该关注的。

调节功能的下降是近视发生发展的重要信号，近距离用眼所引起的眼部参数改变可能是近视发生发展的重要因素。调节异常是临床上的常见问题，有文献报道，在学生中，调节异常的发生率可达17%,青少年中发病率为6%～10%,调节功能的训练改善对于近视预防和控制有重要作用。

集合不足是临床上最常见的非斜视性双眼视异常,其发病率为3%～5%。某些视觉任务繁重的人群(如学生)集合不足发病率可达7%～8%。对于集合不足或集合过度的患者,可能同时伴随调节过度或调节滞后问题,这会增加近距离用眼负担或增加远视性离焦,而这些都是不利于预防和控制近视的因素,因此,良好的融像功能对于近视防控有积极作用。

眼球运动训练与阅读效率密切相关,主要包括扫视、注视追随和返回运动,通过眼球运动训练可以提高阅读的速度和准确性,不仅有助于提高学习成绩,也有助于缩短近距离学习时间,降低用眼负担,让孩子有更多时间进行户外活动,对于近视防控有积极作用。

通过视觉训练可以使得眼睛的功能保持良好的状态,减少各种眼部不适及功能性眼病的出现概率。良好的视觉功能不仅是斜视、弱视、视疲劳的康复终点,也是近视防控的基础和起点。在近视预防阶段,观察训练可以提高调节能力,保护远视储备。若发生假性近视可以通过训练消除假性近视。在近视发生后,可以单独或配合角膜塑形镜等使用,有效地控制由于调节不足、集合不足或集合过度导致的近视发展。有研究表示,青少年近视患者采取视觉训练能够有效促使眼轴长度增长延缓,减少调节滞后量,有效改善其近视现象,对青少年近视加深具有较好的防控作用,但其样本量较小。更主流的观点是,视觉训练不是训练眼睛而是大脑认知,不能控制儿童近视进展,相反可能会掩盖屈光度增加的情况。因此,对儿童青少年的近视防控应选择合适的矫正方式。视觉训练是解决其他的视功能问题,让眼睛保持良好状态的基础上进行近视防控能获得更好的效果。

三、视觉训练工具

视觉训练工具包括调节功能训练、脱抑制训练、集合及融像训练、眼球运动训练等方面的训练工具。

四、视觉训练分类

(一) 初级眼保健训练

初级眼保健训练适用于初次配镜、小度数、不想配镜的人群。

(二) 青少年近视防控训练

很多儿童青少年近视眼是在发育成长中发生发展的,受到成长发育过程中自身的、环境的、心理的、行为的诸多因素影响。根据"预防为主、综合防控、常抓不懈、全员参与"的大原则,青少年近视眼是可以有效控制和减缓的。青少年近视防控训练适用于阅读或完成作业后头痛、困乏,时常用眼后感觉眼睛累、眼酸胀,伴有视物模糊、聚焦困难,视物出现重影,调节性近视增长过快的人群。

(三) 阅读障碍训练

阅读障碍是一种常见的学习障碍。阅读障碍的人智力是正常的,但阅读能力和写作能力却与常人有较大差距。当一个人的阅读困难无法通过智力缺陷或视觉障碍等感知问题所解释的时候,通常就会被诊断为阅读障碍。阅读障碍训练适用于多动、注意力不能集中、阅读写作能力差、记忆力差、怯场、不喜欢交际、不喜欢集体活动、不爱学习等人群。

(四) 改善视疲劳训练

视疲劳症状通常发生在长时间阅读、使用电脑之后或在昏暗的环境下用眼。其中最常见的原因是电脑视觉综合征,是指因为电脑或手机使用时间过长从而造成视力变化。视疲劳的症状主要包括身体疲劳、眼痛、眼部烧灼感、流泪及眼干等。改善视疲劳训练适用于视近模糊,易困乏,长时间阅读后眼累(下午明显),伴眼干、眼胀、头痛等人群。

(五) 弱视治疗训练

弱视的诊断需要经过找到病因、屈光矫正、矫正视力不达标三步,这也是诊疗的基本原则。人的视觉发育存在3岁以前的关键期和12岁以前的敏感期,其中敏感期是视功能可塑性最强的时期,是弱视易发生的时期,也是弱视治疗的关键时期。弱视的治疗预后与年龄、病因、病程、弱视程度、依从性等有关。其治疗方法包括进行屈光矫正、遮盖/压抑疗法、视觉训练。弱视训练需要关注双眼视功能的稳定性,以获得较好的视觉功能。

五、视觉训练方式及训练时间

视觉训练方式:家庭训练方式(增量训练)、训练室方式(升级训练)。

家庭训练方式是居家自主训练,训练产品操作简单,效果明显。而训练室方式(为升级训练)是指在专业训练师的指导下,针对不同的症状及异常功能,进行个性化的训练。视觉训练所需要方式与时间,因不同患者的视觉障碍程度、依从性、年龄情况不同,需要根据个体情况做个性化的安排和方案。有研究指出,视觉训练的场地不局限于家庭和训练室内,学校是普及视觉训练最好的领域,体育课、训练课、课后班都是很好的推广平台,视觉训练在户外、校园、家庭都可进行,即训练可存在于任何场所;在读书写字、游戏运动、休息时也可开展,即训练可渗透到每时每刻;在学生与家长、老师共处中都可训练,即训练可融入互动情景。

任务训练

(一) 实训准备

物品准备:视觉训练相关器材。

（二）实训注意事项

按照实训流程规范进行相关训练。

（三）操作过程及评价标准

实训项目名称　视觉训练　　限时　　　　　得分　　　　

工作步骤	工作内容	分值	评分细则	得分
工作准备	1. 着装整齐仪表端庄	5	不符合要求全扣	
	2. 准备用品	5	少一样扣1分	
工作过程	1. 告知患者目的及开始前准备事项	10	不耐心细致扣5分，未解释全扣	
	2. 告知患者操作流程及注意事项	20	沟通有效、讲解全面，否则酌情扣分	
	3. 操作示范并讲解	15	操作示范正确，否则酌情扣分	
	4. 陪伴并监督患者操作	20	细致耐心负责，否则酌情扣分	
	5. 结合患儿情况进行针对性的方案调整	20	未结合患儿情况针对性调整方案扣10分	
工作结束	器材、物品归位	5	器材不全全扣	

任务小结

正确把握视觉训练对近视防控的作用，但不可夸大，并做好患者沟通与引导。

任务考核

如何评估视觉训练在近视防控中的作用？

子任务三　其他方法

任务目标

知识目标：
了解其他近视防控手段的特点。

能力目标：
能科学看待不同近视防控手段的原理和适用范围，解答患者的相关疑问。

思政目标：
通过本任务学习，培养学生求真务实的工作作风和诚实守信的职业道德。

任务导入

案例： 某男童，8岁，视力下降1月余前来就诊。睫状肌麻痹剂下验光结果为双眼均—1.00 D近视，家长询问是否可以不戴镜来控制近视的发展，并就市面上的"神药、神器"向你咨询。

任务内容

一、后巩膜加固术

高度近视进展到超高度近视、病理性近视会导致患者眼球过度增长，使得视功能下降。因此，超高度近视（含病理性近视）已成为目前主要的致盲原因之一，是防盲的主要防范对象。目前，人们对超高度近视进展的病因尚不清楚，但可以明确的是，超高度近视进展的临床主要特征是眼轴不断变长，如何控制眼轴过度增长成为临床研究的方向。

后巩膜加固术目前是临床上被认为可延缓眼轴延长的一种手术方式。手术主要是在患者全身麻醉状态下，采用异体巩膜或其余加固材料对患者眼球后极部位的巩膜部分进行加固，所植入的材料会和受体巩膜融合成一体，并形成一层加厚的"新巩膜"，对后极部巩膜的生物力学状态进行纠正，起到阻碍眼轴延长、眼球扩张的作用。研究显示，后巩膜加固术可以促进巩膜胶原重建，并改善眼球后极部的血液运输情况，加速视细胞的新陈代谢过程，加强视细胞功能，对视力起到保护作用。

后巩膜加固术常见的并发症包括眼睑水肿、球结膜水肿、高眼压、前葡萄膜炎、脉络膜水肿、视神经挫伤、视神经压迫、涡静脉或睫状动脉损伤、球后出血和眼外肌损伤、斜视、视网膜出血和视网膜脱离等。

由于后巩膜加固术操作难度大、并发症多等原因，目前尚未在临床中广泛应用，仅在超高度近视患者使用其他手段失败后予以尝试。

二、哌仑西平

M 受体阻断剂——阿托品的疗效得到不断证实，但其对 M 受体的作用是非选择性的而产生瞳孔散大等一系列额外的作用，因此近 20 余年来人们开始关注选择性 M1 受体拮抗剂——哌仑西平。

已有动物实验证明哌仑西平通过眼内注射能有效抑制雏鸡、树鼩实验性近视的发展。与非选择性 M 受体拮抗剂阿托品相比，哌仑西平无明显的调节瞳孔散大、抑制唾液分泌及胃肠运动等副作用，因此被认为是最有应用前景的近视防治药物。但其阻止近视发展的具体机制尚不明确，尤其在信号传导方面的研究尚属空白，目前多停留在动物实验研究阶段。Tan(2005)在一项针对亚洲人的双盲、随机、对照研究中给实验组使用 2% 的哌仑西平凝胶，并每日 2 次用药，发现与对照组相比 12 个月内实验组近视进展减少 44%、眼轴增长减少 39%。Siatkowski(2008)进行的一项为期 2 年的临床试验中，2% 的哌仑西平减少近视进展 41%。然而还需要大样本的研究来证实其有效性和安全性。

三、仪器

市面上常见的用于近视防控的仪器主要有基于调节理论的仪器和激光类仪器两类。

基于调节理论的仪器往往通过光学手段将近处的阅读材料投像至远处，模拟看远以放松眼部调节。但此类设备有些会干扰正常的调节/聚散比而可能导致双眼视功能紊乱，且往往因较大的像差、影响照明等原因而导致光学质量欠佳，其适应证和禁忌证不明，效果尚需要大样本的研究来证实。

以红光照射类为代表的激光类仪器最早用于弱视治疗，近年来被相关厂家用于近视防控。2022 年一份专家共识指出，基于医生们的临床观察，在一年观察期内重复低强度红光照射能控制近视增长，且在观察期内基本无不良反应。但也有视网膜黄斑光损伤等严重不良反应的临床案例报道。激光是通过光频放大技术得到的一种特殊光源，长时间刻意直视或凝视，可能对眼睛造成永久性不可逆损伤。激光类仪器控制近视的机制、激光的安全剂量等操作规范、适应证和禁忌证等尚需进一步明晰，其中长期有效性和安全性仍有待进一步研究。

任务训练

（一）实训准备

物品准备：其他近视防控相关资料物品。

（二）实训注意事项

相关近视防控资料的时效性、有效性、安全性探讨。

（三）操作过程及评价标准

实训项目名称 近视防控方法探讨   限时_____   得分_____

工作步骤	工作内容	分值	评分细则	得分
工作准备	1. 着装整齐仪表端庄	5	不符合要求全扣	
	2. 准备用品	5	少一样扣1分	
工作过程	1. 搜索近视防控相关的文献资料	10	酌情扣分	
	2. 小组讨论并整理资料	15	酌情扣分	
	3. 制作PPT	25	酌情扣分	
	4. PPT汇报	25	酌情扣分	
	5. 汇报评议	10	酌情扣分	
工作结束	资料、物品归位	5	资料物品不全扣	

任务小结

1. 后巩膜加固术适用于高度近视。
2. 选择性M受体阻断剂哌仑西平是有应用前景的近视防控药物，但还需大量样本证实其有效性和安全性。
3. 基于调节理论的仪器和激光类仪器，中长期有效性和安全性仍有待进一步研究。

任务考核

谈一谈你对其他常见近视防控手段的认识。

项目五 综合管理

项目简介 ▶▶▶▶

本项目包括眼健康档案的建立及信息化管理、健康教育与健康指导、不同年龄段近视防控方法、近视防控案例分析与综合训练等内容。本项目是在前面项目的基础上进行筛查建档、科普宣教、检查分析等工作,尤其注重综合知识应用与综合实践能力的培养。项目重点讲述与儿童青少年近视防控相关的先进理念、综合分析方法以及典型案例展示。屈光建档是近视防控最初始也是最科学的做法,科普宣教则是近视预防的最佳手段,通过对不同近视防控方法的对比分析,可综合研判出最优的防控实施路径,从而形成最佳的近视防控效果,并以案例实证加以总结。

项目分析 ▶▶▶▶

本项目分为4个任务,以视光理论方法与视光临床实践结合为目标,对综合近视防控的相关基础知识、检查方法、防控策略等知识技能进行分析组合并形成更佳的近视防控综合处理方法。项目还加入了相关信息化管理和健康宣教等内容,目的是使学生更为全面、充分地理解儿童青少年近视防控技术和方法。通过不同年龄段近视防控方法的个性化选择,从而提供更加科学、优越、适合的近视防控处理方案。

项目实施 ▶▶▶▶

本项目围绕近视防控的综合管理与处理方法这一总体目标,结合临床工作流程,以项目引领、任务驱动,通过情景模拟、案例讨论与分析、理实一体、任务训练及考核评价、临床实践等多种教学方式,强化对项目的理解与掌握,注重实践技能的学习和临床问题的处理能力。

项目导入 ▶▶▶▶

儿童青少年近视防控的屈光档案应该怎么做?应用信息化管理在近视防控实施中能否优化屈光建档或使其更易于实施?近视预防除了视力筛查外还有哪些有效的方法?与近视有关的健康宣教活动对于近视预防的效果如何?相关近视防控的科普宣教活动应该怎么实施才有效?针对不同年龄段的儿童青少年进行个性化的近视防控方法会不会更具针对性、更加行而有效?项目将从4个任务分别讨论相关内容。

任务一　眼健康档案的建立及信息化管理

任务目标

知识目标：
1. 掌握眼健康档案建立的内容。
2. 掌握眼健康档案建立的意义。

能力目标：
1. 能针对眼健康档案内容为家长及学生进行科普。
2. 能进行眼健康档案内容分析，为家长及学生提供更有针对性的指导意见。

思政目标：
通过本任务学习，引导学生进行筛查建档及数据分析，筛查过程中规范认真，建档全面仔细，数据分析采用高效方法，见微知著发现问题。

任务导入

某社区医院开展视光服务，对外开展筛查。请你为该社区医院出谋划策，尤其是如何开展眼健康档案及管理。

任务内容

一、眼健康档案建立

（一）儿童眼健康档案的内容

为儿童建立眼健康档案不仅要尽早，还应当全面，眼健康档案包括视力筛查档案、屈光发育档案、视觉健康档案三个方面。

1. 视力筛查档案

视力筛查档案的检查项目包括视力检查、屈光检查。使用的工具包括视力表、电脑验光仪或屈光筛查仪。视力筛查方便快捷，适合大规模的快速摸底筛查，如在学校进行的常规体检中对眼睛的检查。屈光筛查能粗略估计屈光度，尤其是年龄较小的儿童，检查结果更容易受到调节因素和配合度的影响。筛查数据还会受到检查环境、距离、光照、仪器设备精准度、操作人员专业度和被检查人员配合度等因素的影响,因此筛查数据只能作为参考,大致判断视力和屈光度的发展趋势。

2. 屈光发育档案

屈光发育档案的内容包括视力、屈光度、眼轴长度、角膜曲率、眼压、眼底等。屈光发育档案比视力筛查档案包含更多检查项目、检查手段更加可靠、检查结果也更加准确。

(1) 视力:视力是评判视觉功能的主要指标,但仅以该指标来判断,可能出现漏诊情况。如低度散光眼可以通过眯眼来提高裸眼视力,轻度远视眼可以通过晶状体调节代偿让视力正常。

(2) 屈光度:屈光度是反应近视状态的直接指标,但要注意的是,儿童视觉发育是不断正视化的过程,需要考虑其远视储备。此外受调节因素影响,一定要通过验光获得真实度数才有意义。因此,应进行散瞳验光获得屈光度并建立档案,在准确判断屈光度的同时,还可以观察远视储备,进而及时发现近视苗头。

(3) 角膜曲率:测量角膜曲率可以了解散光状态,通过测量角膜 K 值进而确定合适的矫正方法,若发现角膜曲率异常还应警惕圆锥角膜,需要加做角膜地形图。

(4) 眼轴:眼轴是影响屈光度的主要因素,眼轴越长近视度数越高;若眼轴发育超前,应注意近视的风险;当眼轴超过 26.5 mm 时,发生高度近视眼底病变的风险大幅增加。眼轴是观测近视的客观指标,其检查结果比屈光度检查结果更稳定,尤其是戴角膜塑形镜的儿童,其屈光度变化被掩盖了,此时眼轴是一个客观参考指标。在生长发育过程中,眼轴在不断增加,有研究显示,眼轴变化与年龄相关,年龄越小,眼轴增长导致的近视增长越小。因此,还需结合年龄因素综合考虑。

屈光发育档案对近视有一定的预警作用,将眼轴长度、角膜曲率、屈光度等结合起来进行对比分析,可以大致排除假性近视情况,有助于综合判断屈光发育情况。

3. 视觉健康档案

视觉健康档案的内容包括屈光发育档案和双眼视功能项目。良好的视功能是眼睛舒适持久视物的基础,视功能的变化往往早于屈光度和眼轴,且眼轴和屈光度的变化是不可逆的,当发现变化时,近视可能已经发生,此时再做预防为时已晚。因此,监测视功能能让近视防控提早一步,对近视防控起到较好的预警作用。视功能的监测内容包括调节幅度、调节灵敏度、调节反应、聚散功能、AC/A 等,检查中可以用一些小工具,这些工具不仅可以在专业机构使用,居家也可用来进行检查监测。

4. 其他可以计入档案的项目

(1) 眼压是眼健康的基本参数,对排查青光眼有重要意义。

(2) 观察眼底对高度近视的防控意义重大。

(3) 近视的发生发展是多方面的,因此还可记录父母屈光度以及孩子的身高、体重、饮食喜好、用眼习惯、用眼时长、户外活动时长等。

记录多种数据能帮助找到更有针对性的预防控制方法。

(二) 儿童眼健康档案建立的意义

儿童眼健康档案的建立能帮助个人了解眼健康状况,对近视预防有预警作用,帮助发现眼健康影响因素,早发现、早治疗。眼健康档案更重要的意义在于对群体档案进行大数据分析。通过数据分析,可以提高统计效率,方便统计近视筛查率,甚至可以分层级去分析近视群体,发现重点的地方,并通过研究方法帮助人们解决视觉健康问题,为学术研究提供基础信息。通过数据的分析,还可以给家庭、学校、各级各类医疗机构等提供更全面的信息,为儿童青少年的近视防控工作做更细致的原因和效果分析,为教育部门提供完整准确的儿童青少年视觉健康档案,为近视防控提供依据。

(三) 儿童眼健康档案建立的工作流程

儿童眼健康档案的建立是对儿童青少年近视管理工作的具体实践,这不仅体现在档案内所涵盖的内容,更体现在档案建立前对儿童青少年群体视力筛查工作的组织性、科学性、即时性的管理,同时还体现在档案建立后对儿童青少年群体屈光发育过程的定期追踪和针对近视预防、近视进展过程干预的管理。综上所述,儿童眼健康档案的建立应该是一个涵盖档案建立前期(视力普通筛查)、档案建立期(到院进行屈光发育检查与档案编辑)和档案建立后期(眼健康科普与用眼行为干预)三阶段管理的系统性工作方案。就此方案所需建立标准化流程如图5-1-1所示。

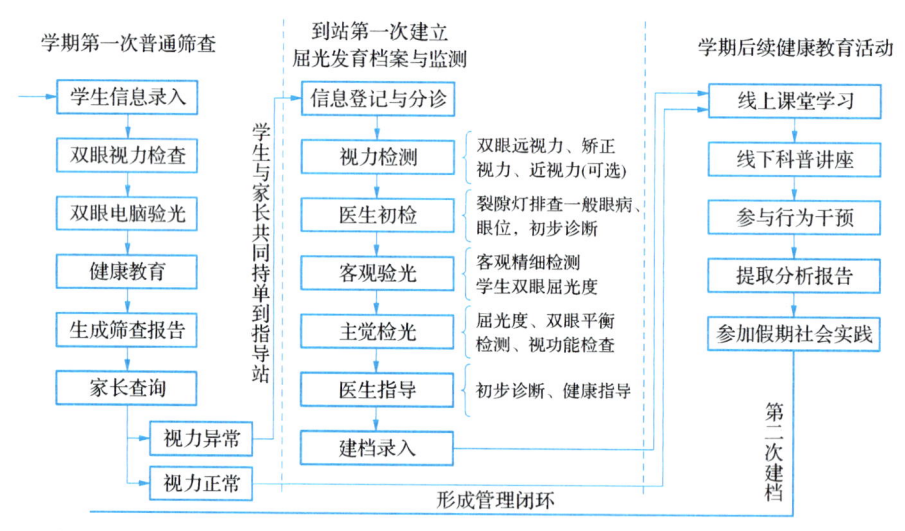

图5-1-1 儿童眼健康档案标准化流程建立

1. 档案建立前期——视力普通筛查阶段

每年完成2次校园视力检测,通过学校有效反馈至家长。针对屈光不正、远视储备不足的儿童,应通知家长建议尽快到医疗机构就诊。

2. 档案建立期——到院进行屈光发育检查与档案编辑

每年完成2次屈光发育档案建设工作,在学校的组织下,学生在完成筛查后到指定医疗机构进行复查并建立屈光发育档案,医疗机构医护技人员需提供符合标准的专业服务与健康指导。

3. 档案建立后期——眼健康科普与用眼行为干预

每年各学校联合建档机构为建档儿童提供 2 次以上健康教育科普讲座,发放科普读物,寒、暑假开展以"社会实践"为主要形式的健康教育活动。在家长认可的前提下,开展行为干预,以便携式、大数据技术设备制作个体行为分析报告并反馈家长。

(四) 建立儿童眼健康档案的机构应具备的常规资质

1. 应为眼科(眼视光)专业医疗机构。
2. 能够协助建设本地专家指导组,提供小儿眼科或眼视光学指导专家 1~2 名。
3. 能够提供系统性的近视防控解决方案。
4. 能够提供关于近视防控个体干预与群体干预方面的指导与支持,如学生行为习惯改变、教室光环境优化等,能够针对全区域每年举办不少于 4 次的课堂形式活动(线上、线下均可)。
5. 能够提供科研方面的支持,需有相关专职研究机构与团队。
6. 有长远发展能力,能够配合项目长期运作。

二、信息化管理

信息化是客观精准获取近视本底数据的重要保障,也是数据安全存储和快速传递的有效路径,同时又是国家政府层面大数据分析的前提和基础,故近视普查的规范化流程需要实现信息化管理。

(一) 信息化管理的功能

1. 信息的唯一性

为确保被检者资料的唯一性,被检者的资料由 3 个部分组成。例如,一般信息录入包括身份证号、病历号和姓名等 3 个关联数据,系统自动进行核对确定,发现不一致时自动提示操作人员,确保信息的唯一性。

2. 流程的优化

通过信息化,医疗机构对每个患者的检查工作流程可以优化为四步,包括个人信息设置、视力检查结果、特殊检查结果、外眼检查结果的录入及其电脑验光检查结果获取。其中个人信息设置工作在检查之前完成录入或导入,电脑验光检查结果由系统自动获取录入。

3. 信息的安全性

政府部门、学校、医疗机构及其他授权的机构应妥善存储、管理近视防控信息,保障数据安全;对于数据采集、管理、统计和分析人员进行权限控制,保证近视防控工作有序开展,同时最大程度地保障儿童青少年的合法权益和社会公共利益。其他未经授权的机构不得非法收集、滥用、泄露近视防控相关信息。

(二) 数据表的结构化设计

儿童青少年屈光档案的建立共分为4个数据表,分别是学校信息表、学生信息表、视力检查数据表和电脑验光数据表。这样的结构化设计是后续的数据检索和统计分析的基础。

1. 学校信息表

学校信息表存储被普查学校的一般信息,示例见表5-1-1。

表5-1-1 儿童青少年近视普查结果之学校信息表

学校编码	学校名称	类别	省(市、自治区)	地市	县(区)	社区(街道)
XX0003	北京市××小学	小学	北京市	—	××区	××街道

2. 学生信息表

学生信息表存储被检查学生的一般信息,示例见表5-1-2。

表5-1-2 儿童青少年近视普查结果之学生信息表

学籍号	姓	名	出生日期	身份证号	性别	民族	籍贯	学校编码	年级	班级
000056	张	三	2010-05-03	××××××	男	汉	北京	XX0003	2016	01

3. 视力检查数据表

视力检查数据表存储被检查学生的视力检查结果,包括裸眼视力、戴镜视力和戴镜类别。其中学生信息通过学籍号与学生信息表关联,示例见表5-1-3。

表5-1-3 儿童青少年近视普查结果之视力检查数据表

学生学籍号	眼别	裸眼视力	戴镜视力	戴镜类别	备注	检查日期
000056	右眼	4.6	4.9	框架眼镜	无	2018-12-1
000056	左眼	4.5	5.0	框架眼镜	无	2018-12-1

4. 电脑验光数据表

电脑验光数据表存储被检查学生的电脑验光检查结果,包括球镜度数、柱镜度数和轴位。其中学生信息通过学籍号与学生信息表关联,示例见表5-1-4。

表5-1-4 儿童青少年近视普查结果之电脑验光数据表

学生学籍号	眼别	球镜度数	柱镜度数	轴位	备注	检查日期
000056	右眼	−1.00	−0.75	180	无	2018-12-1
000056	左眼	−1.25	−0.50	10	无	2018-12-1

（三）信息系统的架构和模块

1. 系统架构

信息系统建议采用 B/S（浏览器/服务器）架构，包括浏览器客户端、Web 服务器和数据库服务器，客户端通过 Web 服务同数据库进行数据交互。该架构因为采用了统一的网页浏览器客户端，所以简化了系统的开发、维护和使用。网页浏览器还可以内嵌于移动 APP 内，方便移动客户端的开发和应用。服务器端配置部署 Web 服务和 SQL Server 等数据库，实现系统功能的核心部分，减轻系统应用对客户端的要求。

2. 功能模块

信息化功能模块包括个人信息管理模块、视力检查结果录入模块、普查结果判断模块、数据接口模块和数据统计模块等。

（1）个人信息管理模块

通过个人信息管理模块可以对各类患者信息进行管理。个人信息安全由检查机构和数据开发管理者负责。

（2）视力检查结果录入模块

视力检查结果由工作人员进行操作录入。视力检查结果和屈光检查结果需手工录入，电脑验光检查结果可由系统自动获取。

（3）普查结果判断模块

系统可根据近视标准（根据临床研究结果进行调整）自动判断检查结果是否近视，也可以统计分析某一年龄阶段或某一群体的近视率。

（4）数据接口模块

数据接收接口指系统自动接收数字化视力表和电脑验光仪传送过来的检查结果数据。数据传送接口指该信息系统开放接口供政府相关部门或授权的第三方机构对儿童青少年近视信息进行查询、统计、调阅等，或导出条件查询结果数据为 Excel 文档进行后续统计分析，以提供近视防控工作评议考核和决策支持的依据。

（5）数据统计模块

数据统计模块应当能快速获取近视信息数据，使医生能快速分析、掌握儿童青少年近视原因和变化。同时，该模块应具有一定的可扩展性，以便加入新的分析组件和功能。移动云计算指通过移动互联网以按需、易扩展的方式获得所需的基础设施、平台、软件或应用等的一种数据资源或信息服务的交付与使用模式。在这种医疗大数据模式下，学生近视筛查数据将通过眼科检查智能移动终端采集，经过云端中央处理器密集计算分析后存储于云端数据平台，并通过专用接口与区域卫生信息系统内的眼科检查数据互联互通，自动形成学生眼健康电子档案库，如图 5-1-2 所示。

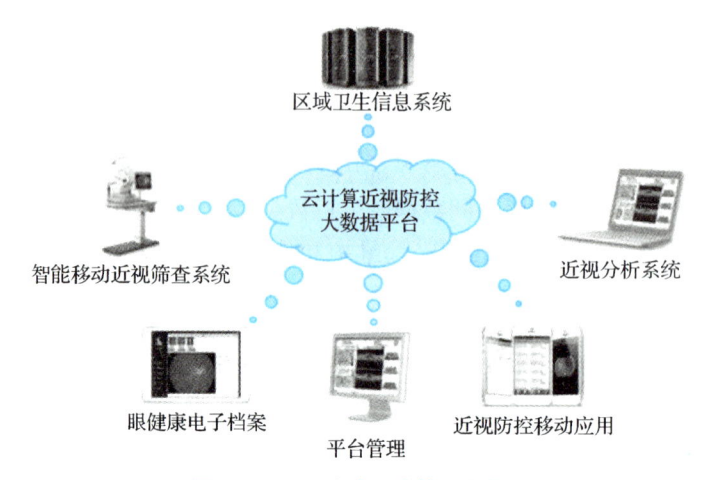

图 5-1-2　移动云计算服务模型

（四）应用规范和指南

儿童青少年近视防控信息的采集使得越来越多的学校、医疗机构及授权的第三方机构开始大规模收集、存储、分析和使用儿童青少年近视的相关数据，但这也使得近视信息和个人信息尤其是儿童青少年个人信息面临非法收集、滥用、泄露等威胁。档案信息安全保障涉及档案的保密性、完整性和可用性，是实现医院信息化建设目标的基础。为规范收集、保存、使用近视防控信息等信息处理环节中的相关行为，确保近视防控工作有序开展，信息化管理应遵循以下规范和指南。

1. 数据存储与传输

数据存储与传输过程中应采用物理、技术和管理控制等措施来保护数据安全，防止未经授权的数据泄露、被修改或破坏，同时确保授权用户的可用性。

2. 系统访问控制

政府部门、医疗机构、学校及授权的第三方机构，应根据不同的使用目的，具有不同等级的访问近视防控信息的权限。使用系统时工作人员必须输入编号、姓名和密码进行登录。登录后系统可根据用户类别和关联信息赋予相应使用权限，使其只能访问职责所需的最少且够用的相关信息。

3. 一般信息管理

（1）机构信息管理

由政府教育主管部门对本地区的各类各级机构信息进行管理。

（2）个人信息管理

由机构管理人员对个人信息进行管理。

4. 检查数据获取

（1）视力检查数据获取

现场检查工作人员登录信息系统，扫描个人所持身份识别码或者社保卡，显示、核对姓名后,即可对视力检查结果进行录入。左右眼分别检查录入,裸眼视力和戴镜视力均以 5 分记录法记录,以方便科学统计。如采用数字化视力表检查,则可由信息系统自动获取数据。如要记录戴镜视力,则需要在框架眼镜、角膜接触镜、夜戴角膜塑形镜中选择 1 项打钩。

(2) 电脑验光检查数据获取

现场检查工作人员登录信息系统,扫描所持个人身份识别码或社保卡,显示、核对姓名后,即可进行电脑验光检查,信息系统自动读取数据(包括左右眼的球镜度数、柱镜度数和柱镜轴位)进行记录保存,球镜度数和柱镜度数保留 2 位小数。

(3) 屈光数据和特殊检查数据获取

检查工作人员登录信息系统,扫描所持个人身份识别码或社保卡,显示、核对姓名后,根据表格内容对每一项检查结果进行录入保存。

5. 数据使用

在向不具有个人信息访问权限的近视防控信息管理者(如提供数据分析服务的第三方机构等)分享近视信息时,上级管理者应采取技术和管理方面的措施,将去标识化后的近视数据与可用于恢复识别个人的信息分开存储,将去标识化后的近视数据分享给下一级近视信息管理者,并确保在这些信息处理过程中不被重新识别个人标识。

通过信息化手段实现档案的数字化和共享,可以大幅提高档案管理的效率和安全性。尤其是现在多个医疗机构平台都在使用不同的设备进行筛查,如何更高效地进行数据档案管理,实现信息共享很重要,这需要制定信息化建设统一标准。信息共享不仅可以让医务人员及时获取所需的档案信息,还可以实现跨部门、跨机构的数据共享,促进医疗资源的整合与优化。统一的标准可以确保各部门和系统之间的互操作性和数据的一致性,避免出现信息孤岛和数据冗余的问题。

(五) 统计分析

1. 描述性分析

描述性统计就是针对儿童青少年群体近视信息数据,按照群体的特征,分析数据的集中趋势和离散趋势,以了解近视各个信息项的集中与分散的情况,如不同年龄下的视力分布和屈光度数分布。描述性分析还可以对不同地区的儿童青少年群体的信息数据进行观察和分析,为近视防控工作的开展提供重要的基础数据。

2. 选择合适的数据分析软件

可以选用专业的数据分析软件对导出的检查数据做进一步的统计分析。分析的结果需要注明所采用的分析软件和操作步骤及相应参数设置,以供校对和检验。

(六) 信息化管理的综合应用

儿童青少年近视防控工作主要流程包括:针对目标人群的宣传发动、告知、基本信息采集、筛查评估、结果反馈、分类管理(危险因素监测和强化干预、转诊、医学干预等)、视觉健康宣教、建立档案、定期随访管理等(如图 5-1-3)。因此,儿童青少年近视的信息化管理不局限于筛查的管理,应该与其他环节充分结合,并可与物联网、人工智能、大数据系统等技术结合,采集专业机构、学校和家庭的近视数据,形成人工智能模型,建立儿童青少年近视防控领域的数据中枢(如图5-1-4),建档、屈光筛查、统计分析,构建儿童青少年近视防控管理闭环,优化儿童青少年近视防控管理流程,持续规范诊疗干预方式,提高儿童青少年近视预防和临床诊治效率,在社区、定点医院形成筛查、诊断与治疗的全程视觉健康管理体系。

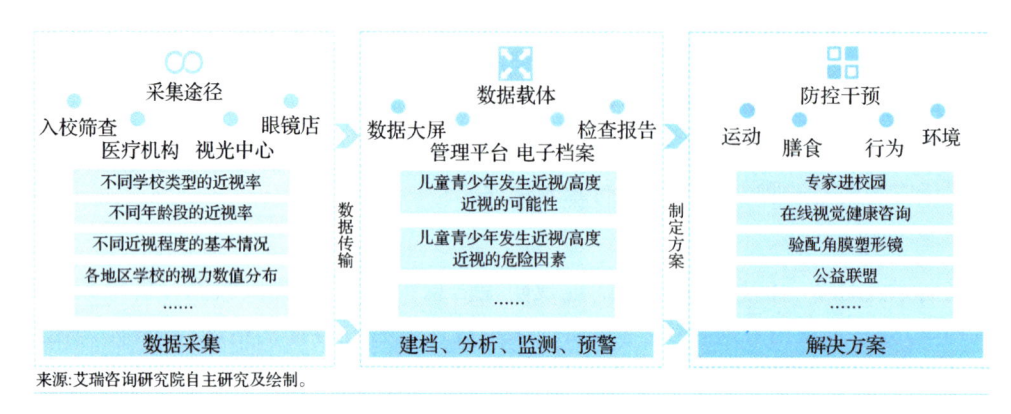

图5-1-3 中国儿童青少年视觉健康监测分析平台工作流程

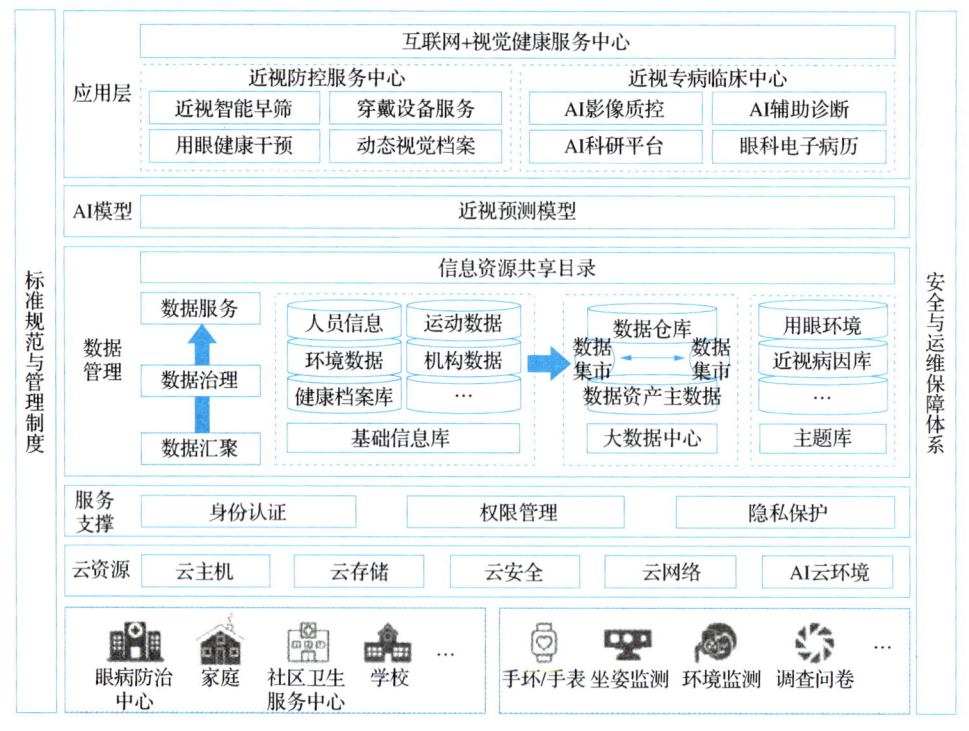

图5-1-4 儿童青少年近视防控领域的数据中枢

通过汇聚户外运动数据、坐姿数据、用眼环境数据和视力筛查数据等视觉健康的全生命周期数据,运用近视预测模型,实施多层级筛查,面向不同近视危险等级定制干预方案并跟踪执行,做到近视早预防、早干预,同时,做好近视风险因素的监测分析,构成近视防控大数据信息闭环。开展近视智能早筛服务,将互联网 APP 对接户外监测可穿戴设备并获取监测设备状态情况,进行用眼健康干预并建立动态视觉档案,档案数据自动统计、分析、汇总,图文上报,并设有多组织端口,设定不同权限,支持教育、医疗、政府机构的查阅与共享需求。采集眼底图像,通过 AI 辅助诊断帮助医生确诊。充分利用算法模型,从大量数据中找出规律,为医生以及科研工作者提供全文高级检索、智能入组匹配等功能,为决策者提供问题分析、辅助决策,最终达成预防近视或延缓加重等多层次防控战略。

任务训练

(一) 实训准备

1. 物品准备:眼健康档案、信息化软件。
2. 操作者能力和素质准备:专业的近视防控理论知识储备,数据整理能力,实事求是的科学态度,循证医学理念。

(二) 实训注意事项

根据眼健康档案的内容、数据和信息化管理进行分析。

(三) 操作过程及评价标准

实训项目名称　__眼健康档案建立与信息化管理__　　限时_____　　得分_____

工作步骤	工作内容	分值	评分细则	得分
工作准备	1. 着装整齐仪表端庄	5	不符合要求全扣	
	2. 准备用品	5	少一样扣1分	
工作过程	1. 眼健康数据采集	10	数据采集漏或错一项扣5分	
	2. 眼健康档案建立及分类管理	20	档案分类不准确扣5分	
	3. 眼健康档案的数据整理	20	数据整理不当酌情扣分	
	4. 眼健康档案的信息化管理	15	信息化管理不当酌情扣分	
	5. 结合患儿眼健康档案,进行针对性分析并给予近视防控建议	20	未结合患儿情况进行正确分析扣10分,未进行针对性建议扣10分	
工作结束	器材、物品归位	5	器材不全全扣	

任务小结

1. 儿童眼健康档案的内容。
2. 儿童眼健康档案建立的流程。
3. 儿童眼健康档案的信息化建设与管理。

任务考核

谈一谈儿童眼健康档案建立的意义及信息化管理作用。

任务二　健康教育与健康指导

任务目标

知识目标：
1. 掌握近视管理健康教育与健康指导所必需的专业知识。
2. 掌握近视管理健康教育与健康指导的文件。

能力目标：
具备对儿童青少年及其家长进行近视管理科普的工作能力，包括一对一或者一对多的方式。

思政目标：
理解近视防控国家战略、国家政策，不断学习，积累近视防控等眼科眼视光专业知识，利用最新的国家文献，为儿童青少年、学校、家庭、医疗机构等相关人士提供专业、严谨、有效的近视防控等眼科眼视光专业知识，配合国家视觉健康战略，做好近视防控的科普工作。

任务导入

近视管理的工作需要多方的共同参与，包括学校、社会、家长、ECP（eye care professionals，眼健康关爱人员，包括眼科医生、视光师、眼镜公司工作人员）。尤其对家长和儿童青少年的眼健康科普很重要，需要ECP不断为他们提供科普宣教，使大家齐心协力共同做好近视管理，那么如何更好地进行健康教育与指导呢？

任务内容

健康教育从上到下可以分为多个层面：国家、社会、学校、家长和儿童青少年本人。

一、各个层面的近视管理健康教育

近视已成为中国的国病，影响人口质量，迫切需要管理。我国近视总人数近5亿；知识人群中近视人数占85%～90%，青少年近视情况尤为严重，近视人数占50%～60%。近视可能引起视力低下、视觉功能受损，如果是高度近视还会引发其他眼科疾病甚至致盲。2018年，习近平总书记做出重要指示：我国学生近视呈现高发、低龄化趋势，严重影响孩子们的身心健康，这是一个关系国家和民族未来的大问题，必须高度重视，不能任其发展,全社会都要行动起来,共同呵护好孩子的眼睛,让他们拥有一个光明的未来。

为了做好眼健康教育,国家发布了多份具有指导意义的近视管理健康教育文献,如《近视管理适宜技术指南》等。近视防控已成为国家健康战略的重要一环,有效控制近视发生、发展是我国教育界和医学界的艰巨任务。青少年近视的防治,要建立干预体系,推进教医协同,突出学校主体责任,抓好眼保健操、户外活动,普及健康知识等措施落地落实,坚决遏制青少年视力低下势头。

国务院原副总理孙春兰强调各地各部门要切实担负起防治重大疾病的职责,健全工作机制,加强协作配合,形成防控工作的合力。2018 年 8 月 30 日,中华人民共和国教育部牵头、国家卫生健康委员会等八部门联合印发《综合防控儿童青少年近视实施方案》(以下简称方案),近视防控上升为国家策略。在方案中,加强儿童青少年的健康教育是非常重要的一环。方案规定了相关方面的行动,具体内容如下。

(一) 家庭

家庭对孩子的成长至关重要。家长应当了解科学用眼、护眼知识,以身作则,带动和帮助孩子养成良好用眼习惯,尽可能提供良好的居家视觉环境。0~6 岁是孩子视觉发育的关键期,家长应当重视孩子早期视力保护与健康,及时预防和控制近视的发生与发展。

在近视管理健康教育中,需要家庭了解、理解并能够正确实行以下近视管理策略:增加户外活动和锻炼、控制电子产品使用、减轻课外学习负担、避免不良用眼行为、保障睡眠和营养、做到早发现早干预。

(二) 学校

减轻学生学业负担、加强考试管理、改善视觉环境、坚持眼保健操等护眼措施、强化户外体育锻炼、加强学校卫生与健康教育、科学合理使用电子产品、定期开展视力监测、加强视力健康管理、倡导科学保育保教。

(三) 医疗卫生机构

1. 建立视力档案

严格落实国家基本公共卫生服务中关于 0~6 岁儿童眼保健和视力检查工作要求,做到早监测、早发现、早预警、早干预,2019 年起 0~6 岁儿童每年眼保健和视力检查覆盖率达 90% 以上。在检查的基础上,依托现有资源建立、及时更新儿童青少年视力健康电子档案,并随儿童青少年入学实时转移。在学校配合下,认真开展中小学生视力筛查,将眼部健康数据(包括屈光度、眼轴长度、屈光介质参数等)及时更新到视力健康电子档案中,筛查出视力异常或可疑眼病的,为儿童青少年提供个性化、针对性强的防控方案。

2. 规范诊断治疗

按《近视防治指南(2024 版)》进行规范操作,不得在开展近视矫正对外宣传中使用"康复""近视治愈"等带有误导性的表述。

3. 加强健康教育

儿童青少年近视是公共卫生问题，必须从健康教育入手，以公共卫生服务为抓手，发动儿童青少年和家长采取自主健康行动。针对人们缺乏近视防治知识、对近视危害健康严重性认识不足的问题，发挥健康管理、公共卫生、眼科、视光学、疾病防控、中医药相关领域专家的指导作用，主动进学校、进社区、进家庭，积极宣传、推广预防儿童青少年近视的视力健康科普知识，加强营养健康宣传教育，因地制宜开展营养健康指导和服务。

（四）学生

1. 强化健康意识

每个学生都要强化"每个人是自身健康的第一责任人"意识，主动学习、掌握科学用眼护眼等健康知识，并向家长宣传。积极关注自身视力状况，自我感觉视力发生明显变化时，及时告知家长和教师，尽早到眼科医疗机构检查和治疗。

2. 养成健康习惯

遵守近视防控的各项要求，认真规范做眼保健操，保持正确读写姿势，积极参加体育锻炼和户外活动，每周参加中等强度体育活动 3 次以上，养成良好生活方式，不熬夜、少吃糖、不挑食，自觉减少电子产品使用。

（五）有关部门

1. 中华人民共和国教育部

加快修订《学校卫生工作条例》和《中小学健康教育指导纲要》等文件，成立全国中小学和高校健康教育指导委员会，指导地方教育行政部门和学校科学开展儿童青少年近视防控和视力健康管理等学校卫生与健康教育工作，开展儿童青少年近视综合防控试点工作，强化示范引领。进一步健全学校体育卫生发展制度和体系，不断完善学校体育场地设施，加快体育与健康师资队伍建设，聚焦"教"（教会健康知识和运动技能）、"练"（经常性课余训练和常规性体育作业）、"赛"（广泛开展班级、年级和跨校体育竞赛活动）、"养"（养成健康行为和健康生活方式），深化学校体育、健康教育教学改革，积极推进校园体育项目建设。推动地方教育行政部门加强现有中小学卫生保健机构建设，按照标准和要求强化人员和设备配备。鼓励高校特别是医学院校、高等师范院校开设眼视光、健康管理、健康教育相关专业，培养近视防治、视力健康管理专门人才和健康教育教师，积极开展儿童青少年视力健康管理相关研究。会同有关部门开展全国学校校医等专职卫生技术人员配备情况专项督导检查，着力解决专职卫生技术人员数量及相关设备配备不足问题。会同有关部门坚决治理规范校外培训机构，每年对校外培训机构教室采光照明、课桌椅配备、电子产品等达标情况开展全覆盖专项检查。

2. 中华人民共和国国家卫生健康委员会

培养优秀视力健康专业人才，在有条件的社区设立防控站点。加强基层眼科医师、眼保健医生、儿童保健医生培训，提高视力筛查、常见眼病诊治和急诊处置能力。加强视光师培养,确保每个县(市、区)均有合格的视光专业人员提供规范服务,并根据儿童青少年近视情况,选择科学合理的矫正方法。全面加强全国儿童青少年视力健康及其相关危险因素监测网络、数据收集与信息化建设,会同教育部组建全国儿童青少年近视防治和视力健康专家队伍,充分发挥卫生健康、教育、体育等部门和群团组织、社会组织作用,科学指导儿童青少年近视防治和视力健康管理工作。加快修订《中小学生健康体检管理办法》等文件。2019年年底前,会同有关部门出台相关强制性标准,严格规范儿童青少年的教材、教辅、考试试卷、作业本、报刊及其他印刷品、出版物等的字体、纸张,以及学习用灯具等,使之有利于保护视力。会同相关部门按照采光和照明国家有关标准要求,对学校、托幼机构和校外培训机构教室(教学场所)以"双随机"(随机抽取卫生监督人员,随机抽取学校、托幼机构和校外培训机构)方式进行抽检、记录并公布。

儿童青少年近视防控是一项系统工程,各相关部门都要关心、支持、参与儿童青少年视力保护行动,在全社会营造政府主导、部门配合、专家指导、学校教育、家庭关注的良好氛围,让每个孩子都有一双明亮的眼睛和光明的未来。

二、各级眼保健机构层面的近视管理健康教育要求

健康教育与健康指导可以分为两个部分:针对从业者的健康教育和针对非从业者的健康教育。对于前者而言,需要将最新的近视防控手段、近视防控专家共识、眼健康指南、近视防控理念、近视防控产品、近视防控验配技能、近视防控的方法等专业知识传递给眼视光行业的从业者,帮助他们选择最适合的方式,完成高效、健康、可靠的近视防控工作;而针对非从业者的健康教育,需要相关人员采用国家和行业权威的科普材料为非从业者,如家长、儿童青少年、学校老师及领导等提供眼健康科普。

针对不同的受众进行健康教育和健康指导时,需要遵循以下准则。

1. 专业性

需要用专业、权威、可靠、客观、科学的资料和文献对受众进行客观、中立的科普宣传。

2. 中立性

面向受众进行科普时,应该本着客观、中立的立场进行健康教育和指导,不得对未经过临床试验或者没有取得可靠循证医学证据的近视防控手段进行广告植入或者软性广告植入,所推荐的近视防控方法需要经过专家、行业的认可,并需要有符合循证医学要求的临床证据。

3. 个性化

针对不同受众,健康教育和健康指导的方法应该个性化。比如,针对儿童青少年进行近视防控科普时,要遵循有趣、有料、有效果的原则,用儿童青少年喜闻乐见的方式进行科普,如全国综合防控儿童青少年近视专家宣讲团指导的立体书等。

4. 可靠性

在近视防控的健康教育和健康指导的过程中提出的近视防控解决方案,需要安全可靠,无不可逆的严重视觉损伤等不良反应。

在健康教育和健康指导的内容和形式方面,面对眼科眼视光行业从业者的内容要求更高,除了需要宣讲者自身掌握翔实的理论基础、扎实的专业知识以外,还需要紧跟时事,了解最新的科技、产品和理论,需要做到规范化培养、利用行业专家共识作为工具,采用线上、线下等多种方式触达受众。

因此,从业者的健康教育需要围绕三个词:共识、规范和触达。随着近视问题的日益严峻以及科技日新月异的发展,技术手段也在不断地补充并升级,临床上需要根据个体自身条件综合考量,给予儿童青少年以科学的、个性化的近视管理方案。目前,信息触达的渠道越来越多,如何将规范化的信息、科学的知识、真实的数据更加高效地触达从业者,也需要不断思考和尝试。

三、近视管理健康教育的计划、实施、评价

(一) 健康教育计划的制定

1. 健康教育计划设计原则

计划设计指一个组织机构根据卫生服务需求评估,通过科学的预测和决策,选择需要优先干预的健康问题,提出在未来一定时期内解决该健康问题的目标及实现该目标所采取的策略、方法、途径等所有活动的过程。计划设计是健康教育项目成功与否的关键环节,为计划实施及质量控制奠定了基础,也为科学评价效果提供了依据。健康教育与健康促进项目计划设计应遵循以下基本原则。

(1) 目标原则

健康教育计划设计必须坚持以始终正确的目标为导向,目标应明确,并且重点突出。健康教育的目标一般有明确的总体目标和具体目标。

(2) 整体性原则

健康教育是国家近视防控工作的一个重要组成部分,制订近视防控健康教育计划应围绕近视防控工作总目标展开,以健康为中心,明确公众健康发展的需求,解决居民健康问题。近视防控健康教育计划应体现出整体性和全局性,目标要体现社会长远发展对健康的需求。

(3) 参与性原则

近视防控健康教育活动需要广泛动员相关组织和目标人群的积极参与,只有把计划目标和目标人群所关心的健康问题紧密结合起来,才能吸引广大群众参与。计划制订之前,要进行深入细致的需求分析,以使制订的健康教育计划契合目标需要。

(4) 可行性原则

制订近视防控健康教育计划要从实际出发,根据当地的实际情况,因地制宜地进行计划设计,尽可能地预见到实施计划过程中可能发生的情况,并结合目标人群的健康问题、认知水平、风俗民情、生活习惯等主客观情况,提出符合实际、易为目标人群接受、切实可行的健康教育计划。

(5) 灵活性原则

计划设计要留有余地,健康教育计划应能包容实施过程中可能发生的变化,制订基于

过程评价和反馈问题的应对策略、计划修订指征,根据实际情况,进行适当的计划修订,以保证计划的顺利实施。

(二) 健康教育与健康促进计划的实施

在需求评估的基础上,健康教育与健康促进项目设计的基本步骤包括目标设计、框架设计、参与者以及经费预算等内容。

1. 确定计划目标

计划目标既要体现项目的远期方向,又要显示近期应当完成的工作指标,因此将目标分为总体目标和具体目标。

(1) 项目目的(goal)

项目目的是计划理想的最终结果,是在计划完成后预期可获得的总体效果,具有宏观性和远期性。

(2) 具体目标(objective)

具体目标是为实现总体目标设计的具体的、量化的指标,即为了实现总目标而需要取得的各阶段、各方面、各层次的结果。具体目标设计一般按照 SMART 原则:special、measurable、achievable、reliable、time bound。SMART 原则从另一个层面明确了健康计划的目标应具有具体的、可测量的、可完成的、可信的、有时间性等要求。教育目标包括提高目标人群对近视危害的认识、增强目标人群预防近视的意识和能力、掌握科学的用眼习惯和日常预防近视的方法。可利用 SMART 和 4W2H 方法制定项目评估目标,见表 5-2-1。

表 5-2-1 利用 SMART 和 4W2H 方法制定的项目计划表

目标设计要点		
时间(When)		
地点(Where)		
内容(What)		
人员(Who)		
预算(How much)		
如何衡量达成(Measure)		

2. 确定目标人群

目标人群指健康教育干预的对象或特定群体。根据卫生服务需求评估,确定优先解决的健康问题,并明确特定健康问题在社区人群中的分布及特点,受疾病或健康问题影响最大、问题最严重、处于最危险状态的群体,确定为健康教育干预的目标人群。目标人群一般可分为三类。

一级目标人群:计划直接干预的、将实施健康行为的人群。一级目标人群是项目的直接受益者。如青少年近视防控项目中,青少年为一级目标人群。在婴幼儿保健教育计划中,目标人群一般为婴幼儿的母亲、祖母、外祖母,或其他亲属或婴幼儿实际监护人。

二级目标人群：对一级目标人群的健康知识、态度和行为可产生重要影响的人群，如卫生保健工作人员、亲属、朋友、同事或单位行政领导。

三级目标人群：对项目有支持作用或重大影响的人群，如行政决策者、项目资助者或其他对计划实施有重要影响的人。

在此基础上，还可根据各类目标人群内部的一些重要特征分出亚组，以利于制订策略和使干预更有针对性。目标人群定位如下：

（1）主要针对学龄儿童和青少年，特别是小学高年级和初中学生。

（2）家长、教师等监护人也是重要的教育对象。

（3）从业者。主要对从业者进行近视管理专业知识、规范化操作和标准化处置方式等的培训。

（4）学校校医及近视管理相关责任人。对学校校医及近视管理相关责任人进行近视管理专业知识培训。

（5）在儿童青少年近视管理过程中需要参与的其他人员。

3. 确定干预内容

根据《近视管理适宜技术指南》等权威专业文献中最新、最可靠、最科学且成熟的近视防控干预方案，为儿童青少年近视防控健康教育目标人群提供专业教育内容。具体教育内容规划如下：

（1）近视的成因、危害及预防措施。

（2）正确的阅读和写字姿势。

（3）合理安排学习和休息时间，避免长时间近距离用眼。

（4）增加户外活动，促进眼睛健康发育。

（5）定期进行视力检查的重要性。

4. 确定健康教育干预场所

健康教育干预场所是指针对项目目标人群开展健康教育干预活动的场所。

5. 健康教育的实施

（1）健康教育的实施方式

① 通过学校健康课程、讲座、互动工作坊等形式传授知识。

② 利用大型集中讲座进行近视防控科普宣传。

③ 通过教育系统的线上教育平台进行近视防控线上微课科普宣传。

④ 利用宣传册、海报、视频等多媒体材料辅助教学。

⑤ 组织户外活动和体育课程，鼓励学生多参与户外运动。

⑥ 家庭作业和日常生活中的实践引导。

（2）健康教育实施的进度表

健康教育干预进度表是以时间为引线，整合排列出各项干预活动的内容、工作日数量、工作目标与监测指标、工作地点、经费预算、分项目负责人、特殊需求等内容的综合计划执行表。儿童青少年近视防控健康教育干预活动的实施是按照计划要求实施各项干预活动，以有序和有效地工作去实现计划目标、获得效果的过程。实施进度表（见表

5-2-2)是根据健康教育方案的计划进度,对各项具体工作的时间、地点、内容、负责人及其他事项做出的具体安排。实施进度表是各项干预活动和措施在时间和空间上的整合,各项干预活动的实施应以进度表为指引,逐步实现阶段目标和总体目标。如果项目计划时间较短,如半年或1年,可将实施工作编制在一个进度表内;如果项目计划时间长,如2年、3年或更长,可按年度或半年度编制整个项目计划的实施进度表。

表5-2-2 项目实施监测表

监测时间	监测内容	监测结果
工作进度		
活动质量		
人员能力		
阶段效果		
预算使用		

(三)健康教育与健康促进的评价

健康教育评价是对评价对象的各个方面,根据评价标准进行量化和非量化的分析,最后得出结论的过程。儿童青少年近视防控健康教育是国家健康战略的重要一环,也需要我们对项目的目标、内容、方法、措施、过程、效果等进行评估,确保项目质量能够达到预期。

1. 儿童青少年近视防控健康教育项目的评价标准

(1) 有效性(effectiveness):目的和目标实现的程度。

(2) 适当性(appropriateness):干预措施和需求的相关性。

(3) 可接受性:(acceptability):内容、方式方法是否敏感。

(4) 效率(efficiency):是否花费的时间、资金和资源能够带来确实的近视防控相关收益。

(5) 公平性(equity):需求和供给达到平衡,投入产出成正比。

2. 儿童青少年近视防控健康教育项目的评价指标

不同群体的评价指标不同,以下列出儿童青少年、各级眼保健机构从业人员、家庭、学校等不同主体的评价指标以供参考。

(1) 儿童青少年的健康教育评价

① 儿童青少年近视防控知识的掌握程度。

② 儿童青少年用眼行为和习惯的改变情况。

③ 儿童青少年近视发生率的变化情况。

(2) 各级眼保健机构从业人员健康教育评价

① 眼保健专业人士近视防控理论知识掌握程度。

② 眼保健专业人士近视管理实操技能水平评估。

③ 眼保健专业人士近视防控知识方案掌握程度。

（3）家庭健康教育评价

① 儿童青少年家庭近视防控知识的掌握程度。

② 儿童青少年家庭用眼环境的改变情况。

③ 儿童青少年家庭日常护眼知识掌握程度。

（4）学校健康教育评价

① 学校相关责任人近视防控理论知识掌握程度。

② 学校相关责任人近视防控措施的落实情况。

③ 本校儿童青少年近视发生率的变化情况。

3. 儿童青少年近视防控健康教育项目的评价方法

（1）通过问卷调查、访谈、观察等方式收集数据。

（2）定期对学生进行视力筛查，记录近视发展情况。

（3）对比教育实施前后的相关数据，评估教育效果。

4. 儿童青少年近视防控健康教育项目的总结与反馈

（1）根据评价结果调整教育计划，优化教育内容和方法。

（2）向所有参与者提供反馈，强化成功经验，针对不足提出改进建议。

表 5-2-3 项目执行甘特图示例

日期 项目	第1周	第2周	第3周	第4周	第5周	第6周	第7周	第8周	第9周
指定近视防控计划									
与相关方确定细节									
确定场地									
确定内容和形式									
物料准备									
课程实验									
物料收集									
结果反馈评估									
线上继续教育									

儿童青少年近视防控是一项长期而系统的工作，需要家庭、学校和社会的共同努力。科学制定和有效实施健康教育计划（见表 5-2-3），不仅可以提升学生的健康素养，还能为降低近视发生率做出贡献。

任务训练

(一) 实训准备

1. 用物准备

用于健康教育和健康指导的专业、可靠、权威、科学、个性化的近视防控资料,包括但不限于权威来源的 PPT、专家共识、儿童青少年近视防控适宜技术指南等资料。

2. 人员准备

操作者应具备丰富的专业知识储备、公众演讲能力、实事求是的精神、循证医学的理念、对公众负责的态度。

(二) 实训注意事项

1. 根据操作流程和规范进行实操训练。

2. 收集的资料需要有可靠的来源,需要客观中立,并且所推荐的近视防控方法和理念需要有已经发表的可靠的临床数据、遵循循证医学方法。

3. 在进行健康教育和健康指导的时候要有针对性,以良好的精神状态将效果最大化。

(三) 操作过程及评价标准

实训项目名称 儿童青少年近视防控健康教育与健康指导   得分_____

工作步骤	工作内容	分值	评分细则	得分
工作准备	着装整齐仪表端庄	10	不符合要求全扣 少一样扣1分	
讲解	1. 演讲具备趣味性	10	根据演示者演讲是否具有趣味性、专业性,以及听众接受度、演讲者语言清晰度等酌情评分	
	2. 内容专业、权威、可靠	20		
	3. 讲解方式是受众容易接受的	25		
	4. 普通话标准	20		
	5. 声音洪亮,听众听得懂	10		
工作结束	个性化解答听众疑惑	5	根据解答情况评分	
总评		100		

任务小结

1. 健康教育与健康指导的要求。

2. 健康教育与健康指导的方法。

任务考核

1. 某高校眼视光学生拟到一幼儿园开展近视防控宣讲活动，请你为其设计一次宣讲活动，并为其设计宣讲活动评价表。

2. 某眼视光机构拟开展儿童青少年近视防控科普宣讲系列活动，请你为其设计活动方案。

任务三　不同年龄段近视防控方法

任务目标

知识目标：

基于视觉和屈光发育过程，会列举不同年龄段近视防控目标，会列举不同年龄段近视防控方法。

能力目标：

会设计针对不同年龄段近视防控的科普作品；培养专业循证思维，能运用前沿研究成果和政策文献持续优化不同年龄段近视防控策略。

思政目标：

将近视防控方法融入健康中国战略和近视防控国家战略，倡导生命全周期、健康全过程的大健康理念，在政府引导下，基于不同年龄段儿童青少年的学习生活特点，针对性动员并指导社会各角色参与近视防控工作，助力"健康中国"建设。

任务导入

儿童青少年处于视觉和屈光动态发育、表达和认知不断加强的过程中，在不同年龄段具有不同的用眼习惯、校园社交和心智模式，因此，儿童青少年近视防控的重点内容和方法应根据不同年龄段进行针对性设计。此外，家庭、学校、社会在儿童青少年成长过程中也发挥着重要作用，在近视防控国家战略大背景下，各角色亦应根据儿童青少年的年龄段特点采取相应的近视防控策略。

任务内容

一、指导思想

（一）全局战略

儿童青少年近视防控是涵盖国家战略、政府政策、校园建设、家庭支持等多维度的系统工程，除了眼科和视光专业外，还涉及儿童身心发育、认知及行为模式、营养学、人体工程学、基础教育等专业。眼视光专业人员在近视防控工作中，要以国家政策为指导，以行业规范为引导，培养大局观意识，发挥自身在近视防控工作中的关键技术指导作用。

儿童青少年近视防控应贯穿全生命周期，把近视发生发展及其防控嵌入儿童动态发育过程中。尽管学龄期至青春期是近视高发人群，但防控工作要前移至学龄前期，甚至部分眼健康筛查工作要从新生儿期及婴幼儿期开始；而对于病理性近视的高危人群，其高度近视并发症的防控工作还要坚持至成年以后。

儿童青少年近视防控应突出全过程管理，坚持预防为主、关口前移，涵盖预防、控制、治疗、健康促进等多个环节。重视近视高危因素干预，结合家族史、地区患病率、生活及教育模式等因素开展普遍性和针对性措施相结合的防控，做到早监测、早发现、早预警、早干预。对于已经近视的儿童，应加强近视的科学矫治，延缓近视进展，避免因使用不当的产品导致二次伤害，还要尽早干预减少高度近视者致残致盲可能。

（二）循证医学

应以循证医学为前提选择干预手段，科学辨证看待近视防控工作。循证医学是基于大样本数据分析得出的结论，而非个案的成功或失败；循证实践是基于当前证据能提供的最合理的实践，能帮助眼视光专业人员避免由于经验不足和直觉而选择干预手段。

然而，在绝大部分大规模临床试验中，没有任何一种干预方法具有100%的效果；循证医学帮助医务工作者找到对大部分人有效的方法，但面对少部分效果不佳的儿童及家长，还应做好充分解释。此外，科学研究的极大魅力就在于其可以在长期动态视角下，以科学的方法不断审视、反思、验证前期研究所产生的证据，因此，在提供基于当前研究（特别是观察窗口较短的研究）的决策建议时，也要保持客观理性的立场。

总之，在实践工作中，不可因某种道听途说的"良方"在个别案例中有效而盲目推广，也不可因某种循证支持的良方在个别案例中效果不佳而彻底否定。

二、不同年龄段近视防控方法

（一）0~6岁（新生儿至学龄前期）

防控关键词：呵护引导，快乐成长。

此期儿童视觉系统处于从远视眼向正视眼快速发展的关键阶段，但许多影响视觉发育的眼病发病隐匿，且儿童年龄小不会表达，往往需要眼视光专科检查或特殊检查才能发现儿童眼部异常。参照2021年国家卫健委办公厅制定的《0~6岁儿童眼保健及视力检查服务规范（试行）》，对于此期儿童，要从出生开始就根据发育阶段开展相应频次的筛查工作，包括眼外观检查、红光反射、眼位检查、屈光检查等，早期发现儿童常见眼病、视力不良及远视储备量不足，应结合检查结果及时向家长普及相应年龄的儿童眼保健知识，开展健康指导。完善转诊和建档工作，定期监测视力和屈光发育情况，发现异常应及时就诊，做到早监测、早发现、早预警、早干预。

3~6岁学龄前期是近视防控的重要关口，此期儿童思维处于直觉行动思维向形象思维过渡的时期，对事物的理解仍然是具体、形象、直接为主。然而，很多眼视光专业人员不具备学龄前教育经验，在防控工作中常忽略此期儿童的见识和理解能力。例如，为避免使用过度专业化的术语，眼视光专业人员常将眼球比喻为相机，但许多学龄前期儿童并未见过相机,更不能理解相机的内部结构,这样的讲解未必能发挥作用。因此,针对此期儿童的近视防控要帮助其树立是非观,重在行为指导,而非原理解释;对幼儿提出的干预要求要具体,多使用正面教育;利用此期儿童具有活泼好动、爱玩会玩的特点,通过形式丰富的游戏、动画等载体,让儿童在玩中学会正确的近视防控方法。

同时也要教育幼儿园老师和家长,鼓励幼儿园老师和家长积极带领孩子参加以玩乐为主的户外活动或简单的体育运动,避免幼儿小学化,减少读写,减轻学习压力,保证每日户外活动时间2小时以上。尽量避免接触和使用手机等电子产品,近距离注视场景下,距离应保持50厘米以上,保证环境光照亮度足够,持续时间不超过20分钟。注意膳食营养均衡,每天应保证充足睡眠时间10小时以上。尽早教会孩子通过视力表进行视力检测。

(二) 6~12岁(小学阶段)

防控关键词:习惯养成,积极预防。

小学时期是近视发生和发展的高峰,眼轴增长相对较快,个体差异较大,且自我意识逐步加强、人格和行为方式逐渐稳定,校园社交深度进一步提升。儿童需要适应环境和角色的转变,注意用眼卫生,养成良好习惯;教师和家长应把近视防控与素质教育结合,建设视觉友好环境;眼视光工作者应密切跟踪个体情况,因人而异选择方案,科学防控近视发生发展。

家长应配合学校贯彻《关于进一步减轻义务教育阶段学生作业负担和校外培训负担的意见》,切勿忽视孩子视力健康,盲目报班。控制持续阅读和书写的时间(低年级每次不超过20分钟,高年级每次不超过30分钟),休息时应进行户外活动或远眺。此期仍要求学校和家长共同营造良好的体育运动氛围,保障儿童每日户外活动时间累计达到两小时以上。严格控制视屏类电子产品使用时长,应谨慎开展线上课程,尽量不布置线上作业。

学习场所的文印产品、灯光照明等要求应参照国家标准《儿童青少年学习用品近视防控卫生要求》(GB 40070—2021)、《中小学校教室采光和照明卫生标准》(GB 7793—2010)执行,保证学习场所充足光照,同时避免眩光。小学低年级阶段是培养阅读和书写姿势的关键时期,学校和家长应严格进行姿势训练,通过"一拳一尺一寸"口诀和操作演示培养正确姿势,及时纠正错误姿势,教导儿童不要躺在床上或沙发上看书,不要在摇晃的车厢内看书。

学校和家长应重视定期开展视力检查,及时查阅检查结果。若发现视力出现异常现象的学生,包括看远模糊、看远时眯眼或皱眉、写作业眼睛贴得近、频繁眨眼、歪头视物、斜视等,应及时提醒家长带孩子前往正规的医疗机构进一步检查确认。学校还应动态调整教室座位,避免部分学生长期距离讲台过近而掩盖视远模糊的症状。

进入学龄期的儿童和家长会较学龄前期接受更多近视防控的信息,除了来自官方的和正规医疗机构的科普宣传,也包括相关产品广告和非官方宣传资料,其中不乏未经科学研究验证的建议,甚至还有诸如"近视可治愈"等虚假消息。应该指导家长,不可病急乱投医,要遵从正规的医疗机构进行科学干预和矫正。

正确看待眼镜等矫治方式。一方面,部分儿童看到身边近视的同龄人佩戴眼镜,结合一些眼镜的明星代言效应,可能产生盲目跟风和攀比心理;针对这些儿童,要正确告知近视危害,树立健康的眼健康观念。但另一方面,许多家长期望通过渲染戴镜危害(如"影响美观""越戴越深"等),引导儿童对近视产生恐惧心理,诚然这种教育形式可能快速养成儿童的健康用眼习惯,但也应警惕,一旦形成近视,此前过度"谈镜色变"的引导可能会降低儿童戴镜依从性,因此应劝诫家长,避免使用错误的观念向儿童开展近视防控教育。

对于近视早发或进展较快的高危儿童,还应在循证医学理念指导下,根据儿童的眼生物学参数、配合能力、学段特点、睡眠情况、家庭经济水平、视光医疗机构资质、地区法律法规等推荐具有科学研究支持的近视防控产品,包括角膜塑形镜、低浓度阿托品等。应该注意,任何科学研究的结论外推都存在研究对象、观察时长和共存混杂因素等多方面的考量,即便是具有较高证据等级的随机对照试验的结果,随着时移世易,也绝不是放之四海皆准的;而科学研究、专家共识和地区法规也并非同步推进,在实际防控工作中,还应注意规避潜在的医疗风险和纠纷。

(三) 12~18岁(中学阶段)

防控关键词: 主动参与,科学防控。

青春期儿童处于生长发育的尾声,在生理状态下近视进展的速度较学龄期而言相对缓慢;但中学生学业压力逐年递增,用眼压力也不容忽视,应劝诫儿童注意劳逸结合,保持心情舒畅,正确认识繁重课业下长时间近距离用眼对近视发生发展的作用。初中阶段仍应以防为主,防止近视发生与发展;高中阶段要避免已经近视的儿童发展为高度近视,更要避免高度近视的儿童出现并发症。

此期儿童拥有独立自主意识,这是引导儿童主动参与近视防控、树立"每个人是自身健康的第一责任人"意识的重要基础。应鼓励儿童主动学习、掌握科学用眼护眼等健康知识,并向家长宣传;积极关注自身视力状况,自己感觉视力发生明显变化时,及时告知家长和教师,尽早接受正规诊治,做到早发现、早干预、早治疗。

继续强化健康的用眼习惯和生活方式。控制持续阅读和书写的时间,每次连续读写尽量不超过40分钟,把握好课间休息时间和体育课活动时间,多参加户外活动,积极参加体育运动,牢记"20-20-20"原则,即近距离用眼20分钟,要注意看20英尺(6米)外的远处物体20秒钟放松眼睛。自觉控制视屏类电子产品使用时长,减少非学习目的的视屏类电子产品使用,使用视屏类电子产品时,尽量选择大尺寸的屏幕,保持50厘米以上的注视距离。学习环境采光照明、纸质读物仍要遵循相关标准。养成规律、健康的生活方式:每天保证8~9 h睡眠时间;注意营养均衡和食物多样性,少吃甜食和油炸食品。

重视基于校园开展的近视普查,约每半年应进行一次视力筛查,不可因学生课业压力大、课时紧张而躲避近视筛查。同时,眼视光工作者还可探索用于家庭或校园场景的自主验光模式,利用此期儿童较强的学习能力和操作能力,开发相关验光设备,供儿童自我监测屈光度和视力,引导儿童主动参与到近视监测工作中。

近视戴镜矫正后应定期复查,尽量每半年复查一次,控制近视发展;对于近视进展较快的高危儿童,应重点推荐近视防控产品,避免成为高度近视。此期儿童如果处于中低度近视、眼轴26 mm以下、度数相对稳定,那么近视防控任务基本完成;如果处于高度近视,那么还需要继续观察若干年,直到度数相对稳定,且要重点排查高度近视相关并发症,包括视网膜脉络膜病变、白内障等。

任务训练

（一）实训准备

1. 物品准备：低浓度阿托品滴眼液、角膜塑形镜，及相关宣教资料。

2. 标准化病人/家属准备：标准化病人为近视儿童（备选：4岁幼儿园男童，7岁小学儿童，11岁小学儿童，15岁初三儿童，17岁高中儿童等）。近视儿童家长，携带其小孩近两年近视检查报告，前来咨询是否可使用低浓度阿托品或角膜塑形镜。

3. 操作者能力和素质准备：专业的近视防控理论知识储备，文献检索能力，实事求是的科学态度，循证医学理念，依法行医。

（二）实训注意事项

1. 检索《低浓度阿托品滴眼液在儿童青少年近视防控中的应用专家共识（2024）》、《角膜塑形镜验配流程专家共识（2021）》，溯源检索相关的研究报告。

2. 基于循证医学理念和上述共识相关内容，向合适人群推荐使用低浓度阿托品或角膜塑形镜用于儿童青少年近视防控，并客观理性告知相关注意事项。

3. 结合近视儿童的不同年龄段进行针对性讲解。

4. 推荐过程应结合国家和各地区药监部门的相关规定和供应现状开展。

（三）操作过程及评价标准

实训项目名称　特定年龄段近视防控产品的应用推荐

限时＿＿＿＿　　标准化病人年龄＿＿＿＿　　得分＿＿＿＿

工作步骤	工作内容	分值	评分细则	得分
工作准备	1. 着装整齐仪表端庄	5	不符合要求全扣	
	2. 准备用品	5	少一样扣1分	
工作过程	1. 告知检查目的及注意事项	10	不耐心细致扣5分，未解释全扣	
	2. 基线评估，结合患儿情况和不同产品优缺点，分析适应证/禁忌证	20	问诊全面有效，检查全面细致，不准确扣5分，适应证把握不合理扣10分	
	3. 用药或戴镜前宣教和操作说明	15	不耐心或不细致扣5分，未解释全扣	
	4. 不良反应及处理说明	15	不耐心或不细致扣5分，未解释全扣	
	5. 结合患儿年龄和学段进行针对性讲解，简要宣教其他近视防控建议（如户外运动等）	20	未结合患儿年龄针对性讲解扣10分，未提及其他防控方式扣10分	
	6. 说明相关药监部门规定和产品供应，引导患儿及家长参与决策	5	未引导全扣	

续　表

工作步骤	工作内容	分值	评分细则	得分
工作结束	器材、物品归位	5	器材不全全扣	
总评		100		

任务小结

1. 根据不同年龄段儿童开展针对性的、具有循证医学支持的近视防控工作，是对生命全周期、健康全过程的大健康理念的有力实践。

2. 儿童青少年处于视觉和屈光动态发育的过程中，近视防控产品、睡眠作息建议、科普宣教、筛查频率等近视防控手段应根据近视儿童的年龄段进行针对性设计。

任务考核

1. 结合不同年龄段近视儿童的眼部特点和行为心理模式特点，说明各年龄段近视防控的目标。

2. 分析不同年龄段近视儿童应用近视防控产品时的常见问题和注意事项。

任务四　近视防控案例分析与综合训练

任务目标

知识目标：

掌握近视防控的案例分析方法。

能力目标：

能进行案例分析并找出其中的关键点；有综合检查、科学判断的能力；能运用前沿研究成果和临床实践，为患者提供个性化的近视防控方案。

思政目标：

培养学生理论联系实际、科学思辨的能力，学以致用，知行合一，将知识和技能转化为解决儿童青少年近视防控的能力。有担当、有爱心，努力做到"有效减少近视发生，共同守护光明未来"。

任务导入

近视防控的实际工作中，有很多非常有代表意义的案例，这些案例中，视光师都是根据不同近视患者的实际情况进行干预，并起到了非常不错的近视延缓效果。随着近视问题的日益严峻以及科技日新月异的发展，技术手段也在不断地补充并升级，临床上需要根据个体自身条件综合考量，给予儿童青少年以科学的、个性化的近视管理方案。

任务内容

本节内容主要是针对不同情况的儿童青少年设计个性化近视防控方案，通过综合训练和相关案例进行分析，提高相关能力，并分享在真实生活中用什么样的方法能够更好地延缓儿童青少年的近视度数增长和眼轴的过度增长。本节收集了使用单一光学手段、使用近视防控联合方案等方案的近视防控案例，从处理较好的案例中总结经验，从处理待完善的案例中分析原因，找到借鉴改进的方法。

案例一 8岁患者,患者基本信息见表5-4-1。

表5-4-1 案例一中首次配镜时的检查单

基本信息									
姓名	康某	性别	男	年龄	8	家庭住址	××	日期	20211215
裸眼视力		OD	0.5	OS	0.6	家族史		无	

眼部检查					
眼底			正常		
眼压	OD	正常		OS	正常
眼轴	OD	23.95 mm		OS	23.87 mm
角膜曲率	OD	43.05		OS	43.09

屈光检查				
电脑验光				
小瞳主观验光	OD	−1.00	OS	−0.75
散瞳主观验光	OD	−1.00 DS	OS	−0.75 DS
散瞳方法	阿托品滴眼液/盐酸环喷托酯滴眼液/托吡卡胺滴眼液/其他			

配镜处方								
配镜时间	眼别	球镜	柱镜	轴向	PD	是否散瞳	CVA	品牌及品种
2021.12.15	OD	−1.00	/	/	30	0	1.2	/ /
	OS	−0.75	/	/	29	0	1.2	/ /

三级双眼视检查						
worth 4 dot		4	融像	正常	立体视觉	正常

视功能检查							
远眼位	隐斜	−4	近眼位	隐斜	−6	聚散幅度	远 / /
							近 / /
调节幅度	OD	10	调节灵敏度(单)	OD	11	调节灵敏度(双) 11	BCC +0.50
	OS	11		OS	11		
诊断							

1. 初次就诊检查结果分析及解决方案

该患者经过检查,眼位正常,故不再检测聚散幅度;调节功能正常;根据2022年不同年龄段眼轴长度平均值范围[①],该患者的眼轴长度超过同年龄段的平均值,需要考虑延缓

---

① 中华预防医学会公共卫生眼科分会.中国学龄儿童眼球远视储备、眼轴长度、角膜曲率参考区间及相关遗传因素专家共识(2022年)[J].中华眼科杂志,2022,58(2):7.

眼轴增长,以预防近视度数的过度加深。

(1) 配镜处方

OD:-1.00 DS,VA 1.2;OS:-0.75 DS,VA 1.2,瞳距59。

(2) 配镜方案

使用某品牌离焦镜片。

其他干预手段:无。

(3) 消费者教育内容(医嘱)

① 增加户外活动时间。

② 离焦眼镜需要常戴,每日戴镜时间要保证12小时以上,即白天需要常戴。

③ 均衡饮食,甜食切忌过量。

④ 20-20-20法则科普。

⑤ 其他用眼注意事项如端正坐姿、光源要求、减少数码产品的使用时间等。

⑥ 3个月随访复查一次。

2. 3个月后随访复查

3个月随访复查结果如表5-4-2所示。

表5-4-2 案例一中3个月随访检查单

复查日期	复查数据							
	球镜	柱镜	轴向	矫正视力	眼轴		角膜曲率	双眼视检查结果
					OD	OS		
2022.2.11	-0.50(R)	0	/	1.2	23.77 mm	23.68 mm	43.04	视功能指标正常
	-0.25(L)	0	/	1.2			43.05	

在3个月随访过程中发现康某的屈光度有降低,与此同时,使用生物测量仪测出的眼轴长度也有降低。

3个月随访复查意见及干预处理方法:

按照最新的屈光检查结果,孩子的屈光度变化为-0.50 DS,根据MPMVA原则和《儿童青少年屈光矫正专家共识(2017)》,建议更换处方。和家长沟通后,更换新的同类别离焦眼镜,并叮嘱3个月后继续随访观察。其他医嘱和首次配镜时一样。

3. 6个月随访复查

6个月随访复查结果如表5-4-3所示。

经过检查,6个月相对于3个月的复查结果显示屈光度一致,眼轴略有波动,矫正视力不变;眼镜磨损程度轻微,可继续佩戴。6个月随访意见:保持现有干预方案,无需更换处方;眼镜磨损轻微,无需更换眼镜;其他医嘱与首次配镜时的医嘱一致,继续保持。

表 5-4-3　案例一中 3 个月、6 个月随访复查检查单汇总

复查日期	复查数据								
^	球镜	柱镜	轴向	矫正视力	眼轴		角膜曲率	双眼视检查结果
^	^	^	^	^	OD	OS	^	^
2022.2.11	−0.50(R)	0	/	1.2	23.77 mm	23.68 mm	43.04	视功能指标正常
^	−0.25(L)	0	/	1.2	^	^	43.05	^
2022.5.24	−0.50(R)	0	/	1.2	23.56 mm	23.53 mm	43.04	视功能指标正常
^	−0.25(L)	0	/	1.2	^	^	43.05	^

4. 12 个月复查

12 个月复查结果如表 5-4-4 所示。

根据 12 个月的检查结果,发现患者的随访复查检查结果相较于 6 个月和 3 个月的随访复查无明显变化。

12 个月随访意见:继续保持现有矫正方式和日常护眼注意事项,并每隔 3 个月随访复查。

表 5-4-4　3 个月、6 个月和 12 个月随访复查数据汇总

复查日期	复查数据								
^	球镜	柱镜	轴向	矫正视力	眼轴		角膜曲率	双眼视检查结果
^	^	^	^	^	OD	OS	^	^
2022.2.11	−0.50(R)	0	/	1.2	23.77 mm	23.68 mm	43.04	视功能指标正常
^	−0.25(L)	0	/	1.2	^	^	43.05	^
2022.5.24	−0.50(R)	0	/	1.2	23.56 mm	23.53 mm	43.04	视功能指标正常
^	−0.25(L)	0	/	1.2	^	^	43.05	^
2022.12.25	−0.50(R)	0	/	1.2	23.60 mm	23.58 mm	43.04	视功能指标正常
^	−0.25(L)	0	/	1.2	^	^	43.05	^

5. 案例经验与思考

本案例中,小患者本身每日坚持佩戴离焦镜片,符合离焦镜片每日常戴的要求。与此同时,他还坚持每天进行大量的户外活动。从小患者父母处了解到,他在 2022 年初时新买了一辆自行车,每天坚持骑行 2 小时以上,患者也因此累积了大量的户外运动时长,保证了近视度数无增长,甚至是有所降低。由此可见,坚持佩戴离焦镜片,同时配合足够的户外活动(2 时/天以上),对于延缓近视加深效果很有帮助。但是本案例中也需要注意:根据当前的研究及生物测量仪的原理,该患者的眼轴有回退,是属于视网膜后的脉络膜一过性增厚且其增厚的幅度超过了眼轴增长的幅度,从而引起生物测量仪测出的眼轴数据回退。而引起脉络膜增厚、眼轴回退的原理目前并没有明确,有可能是离焦或者户外活动

等引起,我们需要警惕后期回退的眼轴再次增长。

案例二 患者基本信息及检查情况详见表5-4-5。

表5-4-5 案例二中首次配镜检查单

基本信息							
姓名	李某	性别	男	年龄	7	家庭住址 ××	日期 2022.2.5
裸眼视力	OD	0.6	OS	0.5	家庭史		无
眼部检查							
眼底	正常						
眼压	OD	17 mmHg			OS	18 mmHg	
眼轴	OD	23.24 mm			OS	23.26 mm	
角膜曲率	OD	/			OS	/	
屈光检查							
电脑验光								
小瞳主观验光	OD	−1.00 DS−0.25 DC×172			OS	−1.00 DS−0.25 DC×2	
散瞳主观验光	OD	/			OS	/	
散瞳方法	未散瞳						
配镜处方							
配镜时间	眼别	球镜	柱镜	轴向	PD	是否散瞳	CVA	品牌及品种
/	OD	−1.00 DS	−0.25 DC	172	29	否	/	/
	OS	−1.00 DS	−0.25 DC	2	29	否	/	/
三级双眼视检查							
worth 4 dot	4个			融像	正常	立体视觉	正常	
视功能检查							
远眼位	−2	/	近眼位	−4	/	聚散幅度	远	未检查
							近	未检查
调节幅度	OD	12 D	调节灵敏度(单)	OD	11 cpm	调节灵敏度(双)	11 cpm	BCC +0.25
	OS	12 D		OS	12 cpm			
诊断							

1. 初次就诊检查结果分析及解决方案

该患者经过检查,眼位正常,故不再检测聚散幅度;调节功能正常;经询问,孩子无眼部疾病家族史;眼压正常,无药物过敏史;该患者的眼轴长度超过同年龄段的平均值,需要考虑延缓眼轴增长,以预防近视度数的过度加深。

(1) 配镜处方

瞳距 OD:29 mm;OS:29 mm。

OD:−1.00 DS−0.25 DC×172,VA 1.2;OS:−1.00 DS−0.25 DC×2,VA 1.2。

(2) 配镜方案

使用某品牌近视离焦镜片。

其他干预手段:无。

(3) 消费者教育内容(医嘱)

① 增加户外活动时间。

② 离焦眼镜需要常戴,每日戴镜时间要保证 12 小时以上,即白天需要常戴。

③ 均衡饮食,甜食切忌过量。

④ 每 3 个月随访复查一次。

2. 12 个月随访信息

(1) 屈光检查

戴镜视力为 OD:0.8;OS:0.8。

(2) 电脑验光

OD:−1.75 DS−0.25 DC×172。

OS:−1.75 DS−0.25 DC×2。

(3) 主观验光

OD:−1.50 DS−0.25 DC×172,VA1.2$^-$。

OS:−1.50 DS−0.25 DC×2,VA1.2$^-$。

(4) 眼轴检查

OD:23.47 mm;OS:23.48 mm。

3. 其他情况

根据随访中的问诊,患者在戴镜时并不是常戴,他在上课、户外活动时佩戴,但是在写作业的时候总是摘下来;放假或回家时,也会在看手机或者看书时摘掉眼镜;由于学校作业多发在群里,其使用手机时长为 1.5 时/天。此外,该患者并没有按照医嘱每 3 个月随访一次。

该患者度数 1 年增长 0.50 D,虽然增速并不大,但是其眼轴增速为右眼 0.23 mm 和左眼 0.22 mm,需要警惕。

该案例中,患者未根据医嘱保持足够的戴镜时长、使用数码产品时间较长,且未及时随访复查是近视度数增长的关键。

4. 处理方法

由于度数增长超过 0.50 D,且旧镜视力与矫正视力相差两行,建议家长更换新的离焦眼镜,并强调了减少数码产品使用、保证戴镜时长、合理用眼的 20-20-20 法则、户外活动等方案,留下家长微信后安排专人做回访。

5. 案例的经验与思考

在本案例中,患者及家长对近视防控工作不重视、未按照医嘱进行护眼是本次度数增长的主要因素。在近视防控工作中,如何准确地检查、如何根据结果给予患者最佳的近视防控单一方案或者联合方案非常重要,与家长、患者本人的沟通同样重要。近视防控方案需要家长、患者本人和视光师密切配合才能够更好地发挥它的作用,争取家长、患者本人对于近视防控方案的理解非常重要的。

在消费者教育或者患者教育的过程中,有三个事情需要做:交代、管理和确认——即交代注意事项,如如何戴镜、戴镜时长、摘戴和护理眼镜的方法等;管理期望值,让家长对于近视防控和视力矫正工作能够有一个科学的认知;确认随访周期,每隔3个月一定要随访,意义就是能够及时了解近视防控效果,及时发现问题并调整方案。

案例三 赵某,男,15岁,高中生,在某视光中心配离焦镜片。经检查,数据如下:OD:$-1.50-0.50\times3$,VA 1.0;OS:$-1.00-0.50\times15$,VA 1.0;PD:64 mm。

眼轴:OD:24.01 mm;OS:24 mm。

眼压:OD:19 mmHg;OS:19 mmHg。

视功能检查:

远眼位:$3^{\triangle}$BI;近眼位:$5^{\triangle}$BI。

AC/A:3。

NRA:+2.00 D;PRA:−0.50 D;BCC:+0.50 D。

调节幅度:OD:6.5 D;OS:7 D。

BAF:5cpm(−)。

MAF:OD:5.5cpm(−);OS:5cpm(−)。

1. 结果分析

根据数据分析,该患者的调节幅度、单眼调节灵敏度(MAF)、眼位和聚散数据等结果经诊断为调节不足。

2. 干预方法

视光师根据诊断结果建议配镜,同时做视功能训练。但家长认为患者的学习比较忙,没有时间训练,故选择普通非球面镜片给孩子佩戴。

3. 3个月复查

3个月复查电脑验光结果如下:OD:$-2.50-0.50\times3$;OS:$-1.00-0.50\times15$。

配镜师看到结果,以为度数增长。但赵某反馈眼睛酸胀疲劳,尤其是右眼。

经视光主任复查,确认孩子的戴镜视力为OD:1.0;OS:1.0。

由于赵某的旧镜度数并没有改变,且赵某自己主诉为视疲劳,而不是看不清,故视光主任判断赵某为调节不足导致的视疲劳,暂未出现近视度数增长。

随后,视光主任跟家长和患者沟通后,根据学生的学习时间,开具后续视功能训练处方,并将视觉训练分为周末的诊室训练和周中的家庭(学校)训练,具体的训练方案如表5-4-6所示。

表 5-4-6 案例三视功能训练方案

阶段	周期	场所	内容
第一阶段	第一周	诊室训练	① 镜片阅读 ② 聚散球 ③ 红绿可变矢量图 01 组
		家庭训练	聚散球
第二阶段	第二周	诊室训练	① 晶体操/字母表 ② 镜片排序 ③ 红绿可变矢量图 02 组
		家庭训练	翻转拍
	第三周	诊室训练	① 镜片排序 ② 红绿可变矢量图 03 组
		家庭训练	① 翻转拍 ② 聚散球
第三阶段	第四周	诊室训练	① 镜片排序 ② 插片翻转拍 ③ 红绿可变矢量图 01 组
		家庭训练	① 翻转拍 ② 聚散球

4. 训练结果

训练 1 个月之后，调节幅度恢复正常，视疲劳症状基本消失，度数无增加。

5. 案例经验与思考

通过本案例可以发现在日常工作中，遇到电脑验光单的验光结果显示度数增长的情况，可以再检查旧镜视力、主观验光等参数，以此判断近视度数是否确有增长；同时需要了解患者的视功能状态，对于视功能异常的患者，需要给予针对性的视觉训练方案，并需要根据患者的实际情况调整训练方案，适当调整诊室训练或者家庭训练的时长。

案例四 郑某，男，9岁，相关情况如下：

2021年，郑某 7 岁时检查出远视储备为 0，有近视倾向。眼科医生建议孩子使用低浓度阿托品进行干预，避免发展成为近视，家长犹豫后选择先观察，暂不处理。一年后学校组织体检，郑某被查出有近视，于是前往医院进行屈光检查。

1. 检查结果

郑某小瞳下主观验光测得的屈光度数如下：

OD：−1.00 D，VA 1.0；OS：−1.00 D，VA 1.0；PD：62 mm。

眼轴检查结果如下：

OD：23.01 mm；OS：23.05 mm。

2. 配镜处方与建议

在医生的建议下，配离焦镜片。

3. 其他干预手段

在进行必要的检查（眼压、眼底、角膜地形图等）之后，眼科医生建议使用离焦镜片配合使用0.01%阿托品,进行联合干预。

使用方法:每日睡前滴1滴,滴完后按压眼角。

4. 其他医嘱

(1) 一旦遇到过敏性结膜炎、过敏性睑缘炎需停止使用药物,并及时前往诊室随访观察。

(2) 离焦眼镜需要坚持佩戴,每日戴镜时长12小时以上最佳。

(3) 坚持户外活动,必要时可以配合遮光片。

5. 12个月后复查

12个月后复查结果如下:

小瞳下主观验光结果:

OD:$-1.00-0.25\times138$,VA 1.0;OS:$-1.00-0.25\times62$,VA 1.0。

PD:

R:32 mm;L:30 mm。

眼轴长度:

OD:23.03 mm;OS:23.08 mm。

随访复查结果分析:

在1年的随访过程中,郑某的屈光度数、球镜度数无变化,眼轴长度基本无变化,近视控制效果佳。

6. 案例经验与思考

本案例中,近视管理技术的联合应用是当前一种比较新的尝试。采用以上近视控制光学策略或药物手段治疗6个月后,眼轴增长速度过快(≥0.4 mm/a)或近视屈光度进展速度过快(≥0.75 D/a)者建议采用联合应用方案。多个研究显示,联合应用的近视控制方案相较单一方案对眼轴控制效力显著提高,可最大限度提高当前方案的近视控制效力。联合应用方案指一种光学策略联合药物方案,而非2种及2种以上的光学控制方案的结合。

案例五 患者年龄8岁,双眼屈光度OD:-1.25 DS,OS:-1.75 DS,首次发现近视。不接受框架眼镜,故要求角膜塑形术治疗。通过和患者家长沟通,确保其已经完全理解并接受角膜塑形镜的优缺点及可能出现的问题。眼健康检查及配适评估确定该患者是否可以佩戴角膜塑形镜。通过检查适合佩戴,确定镜片参数并定片。到片后配发镜片并教授患者镜片摘戴护理操作流程,确保其熟练掌握后,患者回家过夜佩戴,并按照要求前来复查,患者无戴镜史,裂隙灯检查角膜、结膜无异常。双眼基线角膜地形图见图5-4-1,基础检查数据见表5-4-7。

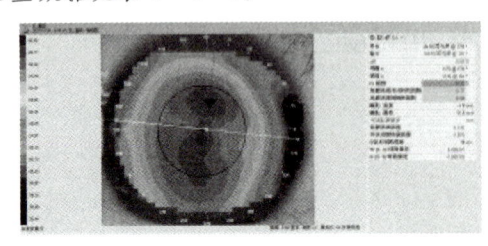

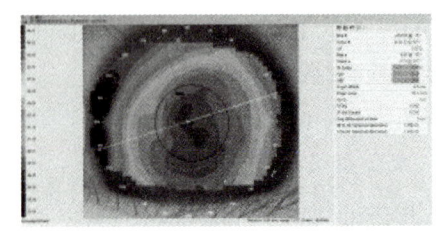

A 右眼　　　　　　　　　　　B 左眼

图5-4-1 双眼原始地形图(轴向图)

表 5-4-7 案例五患者检查数据

基本情况	姓名：王×× ；性别：女 ；年龄：8	
病史	初次戴镜	
近视进展	快速	
眼别	OD	OS
裸眼视力	0.6	0.4
主觉验光	−1.25	−1.75
Kf/Ks	44.00/44.93	43.97/44.54
HVID	11.75	11.7
E 值	平 E 0.7 陡 E 0.46	平 E 0.67 陡 E 0.71
8 mm 高度差	18 μm	1 μm
BUT	>10 s	>10 s

1. 解决方案

（1）根据上述检查结果，患者角膜散光较小，角膜形态较为规则，故选择常规球面设计镜片。考虑到患者 E 值偏大，首片试戴片选择 AC 放松 0.50 D，镜片直径 10.6 mm。试戴参数：OD：43.50/−3.00/10.6，OS：43.50/−3.00/10.6。

荧光配适见图 5-4-2。

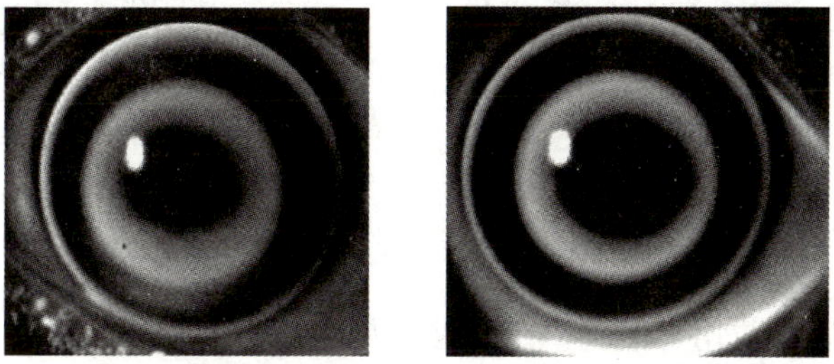

A 右眼　　　　　　B 左眼

图 5-4-2　试戴荧光结果

（2）戴后 30 分钟切线差异图地形图如图 5-4-3 所示。

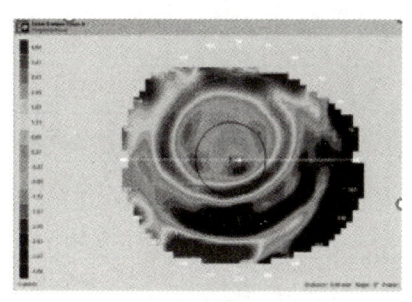

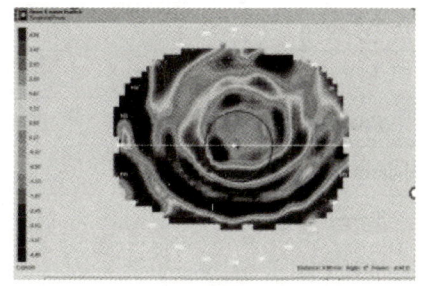

A 右眼　　　　　　B 左眼

图 5-4-3　双眼戴后地形图(切线差异图)

(3) 试戴荧光配适评估判断,镜片活动度较大,AC 有轻微荧光逃逸现象,地形图显示笑脸症,表示镜片定位矢高过低,镜片配适较松。选择右眼收紧 0.25 D,左眼收紧 0.50 D。
重新试戴 OD：43.75/－3.00/10.6,OS：44.00/－3.00/10.6。
荧光配适见图 5-4-4。

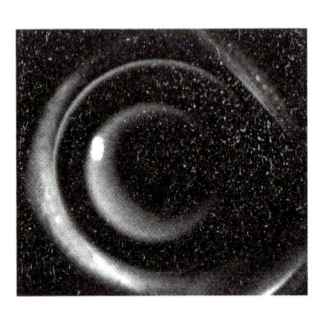

A 右眼　　　　　　　　B 左眼

图 5-4-4　调整后试戴荧光结果

(4) 重新试戴后 30 分钟切线差异图地形图如图 5-4-5 所示。

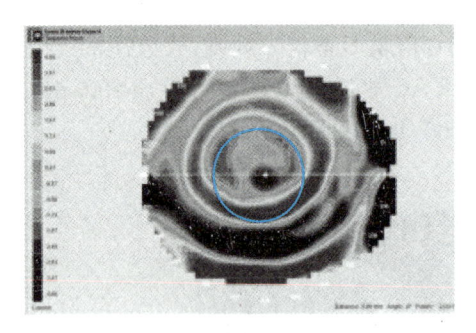

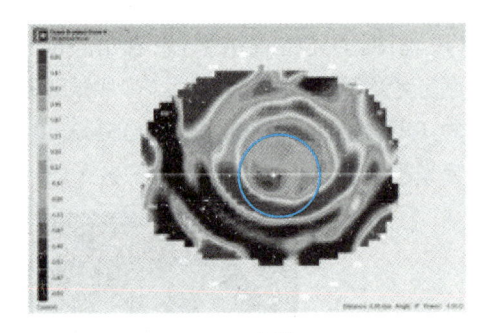

A 右眼　　　　　　　　B 左眼

图 5-4-5　调整后双眼戴后地形图(切线差异图)

(5) 双眼塑形后定位均有改善。定片参数如表 5-4-8 所示。

表 5-4-8　定片参数表

	OD	OS
BOZR/D	8.04	8.13
AC/mm	7.71	7.67
PC/mm	11.5	11.5
Power/D	＋0.75	＋0.75
Diameter/mm	10.6	10.6
Target/D	－1.25	－1.75
后光学区	5.6	5.6

2. 复查结果

(1) 第一周复查,患者主诉看远看近均清晰,VA:OD 1.0,OS 1.0,裂隙灯检查双眼角膜染色阴性,地形图呈牛眼(见图5-4-6)。

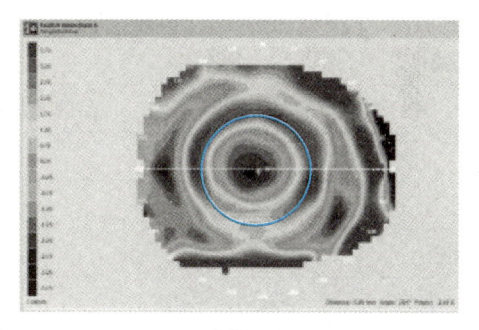

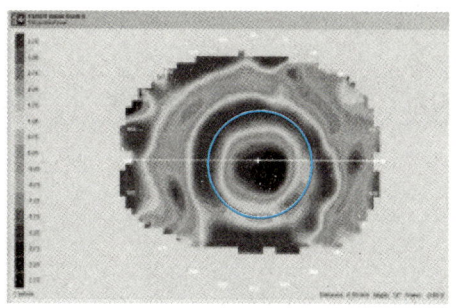

A 右眼　　　　　　　　　　　　B 左眼

图5-4-6　第一周复查双眼戴后地形图(切线差异图)

(2) 第三周复查,患者主诉看远看近均清晰,VA:OD 1.2,OS 1.2,裂隙灯检查双眼角膜染色阴性,地形图呈牛眼(见图5-4-7)。

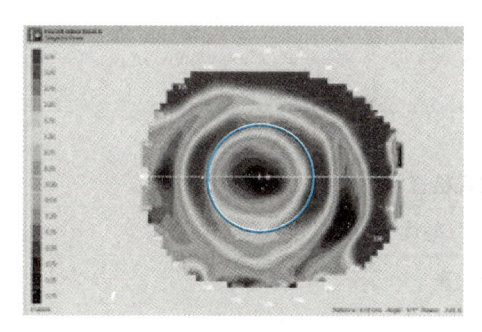

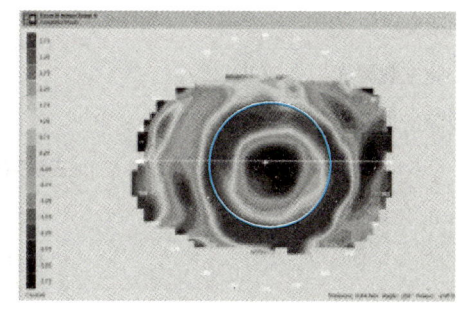

A 右眼　　　　　　　　　　　　B 左眼

图5-4-7　第三周复查双眼戴后地形图(切线差异图)

3. 小结讨论

该患者屈光度比较低,年龄较小,在镜片设计中可以考虑使用小光学区设计,增加近视防控效果。塑形后第一周就能达到较好的矫正效果,三周以后基本稳定。对于本例来说,在塑形一周时塑形已经达到镜片最大矫正降度,之后趋于稳定。该患者视力一直保持清晰稳定的状态,无不良反应,可持续观察其眼轴控制效果。

任务训练

(一) 实训准备

1. 相关数据采集和视功能训练记录表,可参考表5-4-9和表5-4-10。

表 5-4-9 数据采集记录表

基本信息								
姓名		性别		年龄		家庭住址		日期
裸眼视力		OD		OS		家族史		无

基本信息								
配镜时间	眼别	球镜	柱镜	轴向	PD	是否散瞳	CVA	品牌及品种
	OD							
	OS							

眼部检查			
眼底		正常	
眼压	OD		OS
眼轴	OD		OS
角膜曲率	OD		OS

屈光检查		
电脑验光		
小瞳主观验光	OD	OS
散瞳主观验光	OD	OS

三级双眼视检查			
worth 4 dot		融像	立体视觉

视功能检查					
远眼位		近眼位		聚散幅度	远
					近
调节幅度	OD	调节灵敏度（单）	OD	调节灵敏度（双）	OD	BCC
	OS		OS		OS	
诊断						

复查数据							
复查日期	球镜	柱镜	轴向	矫正视力	眼轴		角膜曲率	双眼视检查
					OD	OS		

表 5-4-10　视功能训练记录表

姓名		性别		年龄		电话		档案号	
训练周期		训练项目		其他					
日期	训练记录					检查结果	签字	下次训练预约时间	

（二）实训注意事项

1. 根据操作流程进行实操训练。
2. 寻找案例中的关键数据并进行科学分析处理。
3. 结合儿童青少年近视防控相关知识进行分析处理。

（三）操作过程及评价标准

实训项目名称　　儿童青少年近视防控综合训练及案例分析

限时_____　　标准化病人年龄_____　　得分_____

工作步骤	工作内容	分值	评分细则	得分
工作准备	1. 着装整齐仪表端庄	5	不符合要求全扣	
	2. 准备用品	5	少一项扣1分	
工作过程	1. 告知检查目的及注意事项	10	不耐心细致扣5分，未解释全扣	
	2. 结合患儿情况进行全面的检查	20	问诊全面有效、检查全面细致，不准确扣5分	
	3. 结合患儿情况进行针对性讲解，简要宣教其他近视防控建议（如户外运动等）	15	不耐心扣5分，解释知识点正确且有针对性，未解释全扣	
	4. 结合患儿情况进行针对性临床方案处理	15	方案详尽有据，缺一项扣5分。	
	5. 及时进行随访复查，并调整方案。	20	复查全面细致，方案调整合适，未提及其他防控方式扣10分	
	6. 整个过程与家长沟通，引导家长支持，协同进行近视管理。	5	不耐心细致5分，未引导全扣	
工作结束	器材、物品归位	5	器材不全全扣	
总评		100		

任务小结

1. 近视防控综合训练需要掌握完整、正确的检查流程及方法。
2. 近视防控案例分析需要找到关键问题并给予合适的解决方案。

任务考核

1. 近视防控案例需要采集哪些信息？
2. 如何做好患者的近视防控综合管理？

项目六 近视防控新进展

任务目标

知识目标：
1. 掌握近视管理技术的应用及进展。
2. 熟悉近视管理技术的联合应用。

能力目标：
能通过各项检查报告结果，结合近视防控新应用给予个性化的近视管理策略。

思政目标：
通过本任务学习，引导和帮助学生掌握进展性近视管理技术的应用及进展、近视管理技术的联合应用，给予合适的近视管理策略。

任务导入

近视发生与发展的机制尚不明确，近视防控技术要基于科学研究进程不断更新。新的近视管理技术要通过临床试验，进行科学验证，获得循证依据，才能判断其是否有效。根据临床试验结果，多种近视管理技术有了新的进展，提高了近视控制效能。进展性近视的控制手段主要包括角膜塑形镜、多焦点软性角膜接触镜、特殊设计框架眼镜以及药物。

任务内容

一、近视管理技术的应用及进展

近视会产生视力低下、视觉功能受损及严重的并发症等，导致不可逆的视力残疾甚至失明，因此，对青少年儿童的近视问题进行纠正和管理是当务之急。研究证明角膜塑形镜通过重塑角膜形态，使角膜屈光力呈现中央区降低、旁中央区升高的改变，使周边视网膜形成近视性离焦状态，从而能够有效地控制近视的发展速度。因此，验配角膜塑形镜成为临床上矫正近视和防控近视进展的有效方法之一。

(一) 角膜塑形镜的应用及进展

角膜塑形镜(orthokeratology lens),也称 OK 镜。目前,人们已普遍认同角膜塑形镜作为一种可有效控制近视进展的治疗手段,依靠其独特的三弧、四弧或五弧设计,可重新塑造近视患者的角膜形态,从而达到降低近视屈光度的效果,是一种可逆转、无需进行手术的治疗近视的方法。角膜塑形镜利用逆几何设计的独特性,可改变角膜的前表面形状,使中央角膜变平坦、中周角膜变陡峭,进而矫正近视,让患者在日常生活中获得优良的裸眼视觉和视觉品质。同时,这些改变可能通过周边视网膜近视性离焦信号和高阶像差变化延缓佩戴者的近视进展。研究证明佩戴角膜塑形镜可实现近 50% 的近视控制效果。由于角膜形态的改变受一定因素的影响,因此一般可用于 8 岁以上、近视度数 −6.00 D 以下、角膜散光度数 −1.50 D 以内的患者;角膜散光较大的患者也可定制双轴设计的角膜塑形镜,但是对于高屈光度数、高散光等疑难病例的验配,需由有丰富临床经验的医师酌情考虑验配。

近年来的研究对提高角膜塑形镜的近视控制效能提供了相关优化建议。

1. 缩小光学区

小光学区设计的角膜塑形镜通过减小镜片光学区直径来获得更小的中央角膜治疗区和更接近瞳孔的离焦环。相比传统角膜塑形镜,小光学区角膜塑形镜佩戴者塑形后角膜治疗区直径更小,旁中央离焦环更陡、更宽,产生更多的高阶像差,更好地控制眼轴增长。同时,在首片验配成功率、屈光矫正、裸眼视力、戴镜舒适度、眼表健康和严重不良反应等方面,小光学区角膜塑形镜与传统镜片相似。但由于治疗区变小,小光学区角膜塑形镜佩戴者可能产生更多光晕、对比度视力下降等视觉质量问题。

2. 提高 Jessen 因子

为了补偿角膜在摘镜后恢复造成的日间视力消退,镜片在设计时会增加一个过压因子(又称 Jessen 因子)。研究表明,Jessen 因子由传统的 +0.75 D 提高至 +1.75 D,角膜塑形镜佩戴者的总高阶像差和球差增加。因此,相较于传统角膜塑形镜,高 Jessen 因子的角膜塑形镜可能更快速达到矫正终点,且首片成功率、中心定位、屈光矫正、裸眼视力和眼表健康无明显差异。

(二) 多焦点软性角膜接触镜的应用及进展

大量研究表明,多焦点软性角膜接触镜相较于单光框架眼镜和单焦点软性角膜接触镜,能有效延缓近视度数及眼轴的增长,屈光度进展减缓 0.2~0.3 D/a,眼轴增长减缓 0.1 mm/a。

近年研究提示有诸多的影响因素可以影响多焦点软性角膜接触镜近视控制的效果。

1. 离焦量的优化

Walline 等的一项随访了 3 年的多中心双盲随机对照试验发现,高附加(+2.50 D)多焦点软性角膜接触镜与中附加(+1.50 D)多焦点软性角膜接触镜相比,近视屈光度进展延缓 0.30 D,眼轴增长延缓 0.16 mm,高附加多焦点软性角膜接触镜显著降低了 3 年的近视进展率。另一项 Meta 分析得出类似结论：当附加度数增加到＋2.50 D 时，多焦点软性角膜接触镜的近视控制效果可能会有明显的提升。

2. 离焦环的设计

Meta 分析发现，同心圆双焦设计的多焦点软性角膜接触镜近视控制效果优于渐进多焦设计的多焦点软性角膜接触镜。多项报告也得到了类似的结论，认为同心圆双焦设计的多焦点软性角膜接触镜具有比渐进多焦设计更好的对眼轴增长的控制作用（44.4% VS 31.6%），而它们对近视屈光度进展的影响相似（36.3% VS 36.4%）。

3. 佩戴时长的管理

研究发现，佩戴时间是影响多焦点软性角膜接触镜近视控制效果的一个因素。每日佩戴时间越长，近视控制效果越好。当每天佩戴镜片 7 h 或更长时间时，近视控制效果可达 58%。

因此，选择多焦点软性角膜接触镜作为近视干预措施时，除了考虑年龄、屈光度等因素，应综合镜片设计及佩戴时长做出最佳选择。

（三）特殊设计框架眼镜的应用及进展

特殊设计框架眼镜具备佩戴方便、不良反应少等优势，成为临床近视控制技术的主要选择之一。近年来，近视管理机制的研究进展为特殊设计框架眼镜的设计提供了新思路。

1. 多点近视离焦设计技术的进展

多点近视离焦设计框架镜片中央区有清晰的单焦光学区，在镜片旁周边利用紧密排列的微透镜产生旁周边视网膜近视性离焦，从而可能延缓近视进展。传统的多点近视离焦设计框架镜片诱导产生 2 个分离的离焦面，新的多点近视离焦设计框架镜片通过具有屈光度梯度的非球面微透镜诱导产生连续的近视性离焦带。一项 2 年随机对照试验发现，佩戴非球面微透镜设计框架眼镜近视屈光度进展延缓 55%，眼轴增长延缓 51%（每天佩戴时间 12 h 以上，近视屈光度进展延缓 67%，眼轴增长延缓 60%）。

2. 视网膜对比度理论的应用

遗传学研究显示，近视相关基因位点 MYP1 发生突变的儿童，视网膜对比度信号异常增高，可能导致高度近视。多种近视管理技术在使用过程中被发现会导致对比敏感度降低，也体现了视网膜对比度信号在近视发生、发展与管理中的重要作用。一项双盲随机对照临床试验发现，佩戴点扩散技术设计的新型框架眼镜，通过降低视网膜对比度，近视屈光度进展延缓 74%，眼轴增长延缓 50%。

（四）药物的应用及进展

目前，低浓度阿托品眼药水在药物近视控制临床研究和临床实践中占主导地位。低浓度阿托品眼药水的临床使用需要进行规范的临床评估以及危险因素评估，与家长以及儿童需充分沟通，取得家长和儿童的理解和同意。在应用过程中需严密随访用药反应以及近视控制效果，并及时处理可能出现的不良反应。2022 年发布的《低浓度阿托品滴眼液在儿童青少年近视防控中的应用专家共识(2022)》中明确了0.01%阿托品滴眼液和安慰剂相比具有一定延缓近视进展作用,与更高浓度阿托品滴眼液相比不良反应最小、反弹效应最低,因此,0.01%阿托品可能是现阶段延缓儿童青少年近视进展的合理浓度。目前也有大量文献表明低浓度阿托品联合使用光学离焦产品延缓儿童青少年近视进展可获得更好的控制效果。2023年7月,1项研究指出,低龄(≤10岁)近视儿童使用0.01%阿托品滴眼液联合角膜塑形镜治疗效果更好。

除低浓度阿托品眼药水之外,哌仑西平、7-甲基黄嘌呤等药物没有广泛地用于临床近视管理,其有效性和安全性还需要进一步研究。

二、近视管理技术的联合应用

(一) 近视管理技术的联合应用适应证

联合应用方案指1种光学策略联合药物方案,而非2种及2种以上的光学控制方案的结合。

采用以上近视控制光学策略或药物手段治疗6个月后,眼轴增长速度过快(不小于0.4 mm/a)或近视屈光度进展速度过快(不小于0.75 D/a)者建议采用联合应用方案(见图6-1-1)。多项研究显示,联合应用的近视控制方案相较单一方案对眼轴控制效力显著提高,可最大限度提高当前方案的近视控制效力。

(二) 近视管理技术的联合应用有效性判断

以眼轴或屈光度变化作为联合应用方案的有效性评价指标,每3个月为1次访视周期进行随访,连续观察6个月。联合应用后相对于独立近视管理技术,眼轴增长减缓量不小于0.1 mm/a或近视屈光度进展减缓量不小于0.25 D/a视为联合方案有效。联合应用6个月眼轴增长速度和近视屈光度进展无明显减缓,建议逐级提升低浓度阿托品药物浓度或增加滴用频次。

户外活动是有效的预防近视方法。通过设计控制入瞳光线强度、方向、持续时间等模拟户外活动,以更好预防近视。目前用于近视控制的框架眼镜和镜片、角膜接触镜、角膜塑形镜等都是标准化设计制作的,未来会根据个体眼睛的屈光度、周边离焦状况、瞳孔直径、双眼视功能甚至像差等检查结果设计个性化的近视控制镜片。如对眼表形态通过人工智能分析后,得出最合理的配适,辅助验配近视防控眼镜,通过3D打印获得个性化的眼镜。

项目六 近视防控新进展

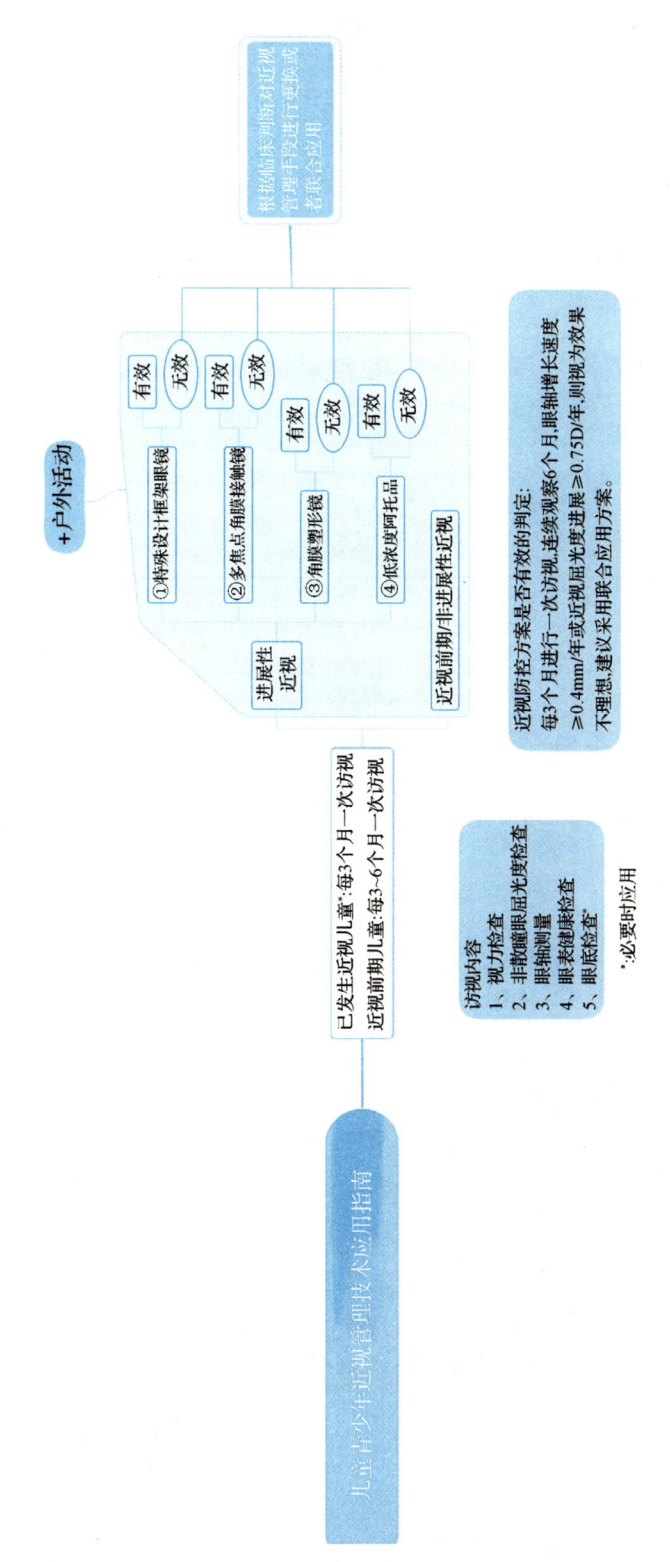

图 6-1-1　近视管理技术的联合应用

任务训练

（一）实训准备

用物准备：文献检索实践。

（二）实训注意事项

在检索文献时，需要广泛收集近视防控相关领域的研究成果，以保证研究的客观全面及准确性。

（三）操作过程及评价标准

实训项目名称__文献检索__   限时_____   得分_____

工作步骤	工作内容	分值	评分细则	得分
工作准备	文献检索工具准备	10		
工作过程	1. 通过不同文献检索途径查阅近视防控新进展	20		
	2. 总结新技术大意	20		
	3. 结合临床病例给出近视管理建议	30		
工作结束	心得总结	20		
总评		100		

任务小结

1. 近视管理技术的应用及进展。
2. 近视防控策略建议。

任务考核

1. 通过文献检索的方式掌握近视管理技术的应用及进展。
2. 根据近视管理新进展对不同人群给出个性化眼健康管理建议。

项目七 近视防控问答

1. 出现哪些现象就要警惕发生近视问题?

答:当儿童反映看近清楚、看远模糊,或家长观察到儿童有眯眼视物、频繁眨眼、习惯性揉眼、皱眉、歪头视物等现象时,应及时将其带到专业医疗机构进行眼科检查,可选择通过睫状肌麻痹验光查清远视储备,查明眼轴长度和角膜曲率,做出精准诊断。如果确诊为近视,应遵从医嘱进行科学的干预和近视矫治。

2. 为什么学校要进行每年两次视力监测?

答:中小学生正处于眼屈光发育的敏感期,绝大部分近视眼都在该时期内发生、发展。中小学生的视力健康状况和相关眼屈光发育指标在其生长发育的不同阶段是在不断变化发展的。所以必须实施全过程视力健康管理,通过定期监测掌握视力情况,为学生建立眼屈光发育档案,并确保档案记录的完整性和连续性,才能综合分析、评估干预效果,为改进干预方案提供更为科学、精准的依据。早监测、早发现、早预警、早干预,预防、延缓近视的发生或发展,尽量避免成为高度近视,让孩子们的视力健康得到持续有效的管理和维护。

3. 充足的睡眠对保护视力有哪些帮助?

答:充足的睡眠不仅对儿童青少年身体生长发育十分重要,还有益于视觉发育。建议家长以身作则,引导孩子规律作息,保证睡眠充足,幼儿、小学生每天睡眠时间不少于10小时,初中生不少于9小时,高中生不少于8小时。

4. 预防近视时营养膳食要注意哪些问题?

答:要避免暴饮暴食,做到营养均衡,多吃蔬菜水果,适量摄入鱼类、豆制品和鸡蛋等优质蛋白,也可适量食用胡萝卜、蓝莓等富含对眼睛有益维生素的食物,少摄入甜食、碳酸饮料和油炸食品。

5. 寒暑假要进行视力检查吗?

答:中小学生正处于屈光发育的敏感期,定期进行视力和屈光度检查,可以清楚了解孩子的远视储备量或近视状况,做到早发现、早预警、早干预。家长要主动关注孩子眼健康,发现孩子有视物眯眼、皱眉、歪头、视力下降等情况,要及时带孩子到正规医疗机构检查。一般建议开学前进行一次专业视力检查,避免孩子因为近视加深而影响学业。

6. 为什么说寒假是近视防控的重点时段?

答:寒假时间虽然较暑假短,但是寒假期间又逢春节,走亲访友、家庭聚会增多,儿童青少年容易出现生活不规律、缺少户外活动、长时间近距离用眼等情况,很容易发生近视或导致近视程度加深。另外,寒假的天气较冷,小朋友户外时间就会减少。因此,应倡导家长树立科学育儿理念,引导儿童青少年合理规划假期生活,规律作息,积极参加体育锻炼、家务劳动、社会实践、公益活动等。

7. 防控近视的用眼卫生方法有哪些?

答:"一拳一尺一寸"原则,即读书写字时,胸口离桌沿一拳(约 10 厘米),眼睛离书本一尺(约 33 厘米),握笔的手指离笔尖一寸(约 3 厘米)。"20-20-20"法则,即每近距离阅读(写字、读书、用手机、电脑等)20 分钟,眺望 20 英尺(约 6 米)以外 20 秒。

8. 孩子近距离阅读,对光线有什么要求?

答:目前普遍认为近视的发生发展与照明有较为密切的关系,通常光线既不能太暗,又不能太强。按照我国暂行规定,教育自然光线照度中桌面亮度为 50~100 lx,夜间人工照明阅读以 100~200 lx 为宜。如果选用台灯,光源可选择 25 W 的白炽灯或 8 W 的日光灯;光源位于左前方,与桌面距离一般以 33 cm(1 尺)为宜,加灯罩以防光线直射眼睛,同时可以适当辅助背景光源,使桌面和周围照明保持和谐,桌面上可以铺上淡蓝色或淡绿色的桌布,儿童桌面上不宜放玻璃板,以免光线耀眼。

9. 孩子观看电子屏幕时,视屏时长多久合适?

答:观看电子屏幕要适时休息,建议看屏幕 20 分钟后,抬头远眺 20 英尺(6 米)外至少 20 秒以上。3 岁以下儿童尽量避免接触电子产品,学龄前儿童尽量少使用电子产品。儿童青少年每天观看娱乐性视频时间累计不宜超过 1 小时。年龄越小,连续使用电子产品的时间应越短。

10. 观看电视、使用电脑时,距离多远合适?

答:观看电视时,眼睛应距离电视屏幕 3 米以上或 6 倍于电视屏幕对角线的长度。使用电脑时,眼睛离电脑屏幕的距离应大于 50 厘米,视线微微向下,电脑屏幕的中心位置应在眼睛视线下方 10 厘米左右,能有效减轻眼睛干涩、视疲劳等。

11. 为什么要关注儿童的远视储备?

答:近视防控千万条,预防为主第一条。远视储备是监测屈光度发展的重要指标,由于过早过多的近距离用眼,一些儿童青少年在 6 岁已消耗完远视储备,其在小学阶段极易发展为近视。正常情况下,6 岁儿童应当有+1.00~+1.50 D 的远视储备。家长应在空闲时多带孩子在户外活动,减少孩子近距离用眼,有效保护孩子远视储备。

12. 为什么多参加户外活动,可以有效预防近视?

答:科学研究资料表明,户外活动每增加 1 小时,减少近视度数加深 0.17 D,减少眼轴延长 0.06 mm;户外时间少、近距离学习时间长的孩子近视发生率是户外时间长、近距离学习时间短孩子的 2.3 倍。户外活动时间与屈光度数和眼轴长度呈显著相关,户外光照强度更高,视网膜照明时间增加,释放更多多巴胺从而抑制了眼轴增长;一般建议每天户外阳光下活动不少于 2 小时,或者每周累积户外活动达到 14 个小时。值得注意的是,户外活动的关键是"户外",而不是活动内容、方式和强度等。室外和室内的照明强度不是一个级别的,即便是阴天,室外的光照强度也远比室内要大得多。所以,阴天户外活动也有近视防控效果。

13. 如果发现近视或近视进展快了,怎么办?

答:要到正规的医疗机构检查。根据医生的建议可采取睫状肌麻痹验光,遵医嘱科学矫正,不要相信"近视可治愈"等虚假宣传。目前可用于近视防控的手段和方法较多,可根据自身条件在医生指导下选择,还要定期复查。

14. 通过视觉训练可以提高裸眼视力,进行近视防控吗?

答:视光师所说的训练多指视功能训练,具体是双眼视功能、调节功能、融像功能的训练。而提高视力的训练侧重于大脑皮质的认知训练,可称为视认知训练。视认知训练的原理是增加焦深和大脑的模糊认知,其提高裸眼视力的维持时间和程度是有限的,不能改变屈光度。在模糊适应作用下,视力可以维持甚至有所提升,但屈光度可能继续潜在增加,当增加的屈光度无法被模糊适应掩盖,裸眼视力会急剧下降。因此视觉训练不仅没有近视防控作用,反而会掩盖近视加深。

15. 别人家的孩子发现近视,吃了中药后,近视度数下降了,这可信吗?

答:眼的屈光度由角膜曲率、眼轴长度、晶状体共同决定,角膜曲率在 3 岁后发育基本稳定,眼轴长度在 18 岁后基本不再增长。屈光度的测量要求调节静止,即晶状体不变化,如果不进行睫状肌麻痹验光又要保持调节静止是比较困难的。不进行睫状肌麻痹验光会因为调节参与导致屈光度偏高。孩子检查时是假性近视或屈光度偏高,吃中药后,假性近视消除或屈光度降低,这可能是当时验光度数偏高了,如果进行睫状肌麻痹验光,度数就无法随意控制了。与此类似,艾草灸眼仪、针灸、中药热敷等,都可能是这样的原因,并不是治疗本身减少了度数,而是本来就没有度数。

16. 孩子近视了也没关系,等到高中以后做屈光手术就行了,不必太忧虑?

答:近视带来的问题除了生活不便,更重要的是要预防其发展为高度近视,高度近视非常容易引起视网膜裂孔、视网膜脱离、黄斑病变等致盲眼病。眼球可近似视为一个球体,其前后直径称为眼轴,正常情况眼轴是 23.5 mm,若眼轴过长,眼球变大,就像吹气球一样,气球越大气球壁越薄,眼球壁越薄,视网膜、脉络膜、巩膜变薄,就容易发生并发症。屈光手术可以摘掉眼镜,但并没有消除近视,对于高度近视更没有改变眼底,眼底病变带来的风险依然存在。而且做屈光手术前还需要评估角膜厚薄等因素确认是否合适做手术,屈光手术后也要注意长期使用电子屏幕带来的眼干燥症等问题。

17. 儿童需不需要戴防蓝光眼镜?

答:蓝光指 380~500 nm 波长的高能可见光,其中波长 440~470 nm 内的蓝光可能对视网膜有害,而波长 480~500 nm 的蓝光有调节生物规律的作用,对人体有益,与睡眠、情绪、记忆力等有关。蓝光存在于太阳光及电脑、手机等设备放出的光线中。目前的一些研究表明,蓝光对视网膜可能是有害的,儿童青少年的近视与使用电子屏幕终端的近用距离和时间相关性更大,与蓝光关系不大。如果不长时间看电子屏幕(8 小时以上),能够合理使用电子屏幕终端,可以不戴防蓝光眼镜。

18. 睫状肌麻痹验光对孩子的眼睛有害吗？能不能不进行睫状肌麻痹，直接用验光的结果配镜？

答：睫状肌麻痹确实会带来短期不便和少量副作用，但总体来讲是安全的。儿童青少年调节能力强，验光时需要控制调节得到准确的验光结果，表 7-1-1 对比了验光的几个概念，说明了睫状肌麻痹验光的必要性，而最终的配镜处方需要根据个性化特点来进行调整。当然，也有人说儿童睫状肌麻痹验光不宜一刀切，做好充分雾视，结合视功能检查结果也可以。因此，最好的方法，先做小瞳验光和视功能检查，再根据检查结果判断是否需要睫状肌睫状肌麻痹验光。

表 7-1-1

	小瞳电脑验光	小瞳主觉验光	睫状肌麻痹验光	复光	配镜处方
是否使用睫状肌麻痹药	否	否	是	否	否
调节参与度	多	可能多	不参与	少参与	视具体情况而定
基础调节张力	有	有	消除	有	有
视力矫正目标	无	最佳视力	最佳视力	最佳视力	综合考虑
是否考虑个性化因素	否	否	否	否	是

19. 用了各种近视防控手段，平时也注意用眼卫生，但度数还是在增加，是什么原因？

答：目前临床研究认为一些近视防控手段是有效的，如减少周边视网膜远视性离焦的角膜塑形镜和多焦点软镜、避免中央远视性光学离焦的眼镜、阿托品等，但这些效果是群体统计结果，对个体是有差异的。近视的发生发展与多种因素有关，如年龄、近视程度、近距离工作情况、戴镜依从性、户外活动情况等。不同个体对治疗的敏感度不同，家长不要有过高预期，也应与眼视光医生一起，共同寻找更合适孩子的方法。

20. 低浓度硫酸阿托品滴眼液被一些网友称为"近视神药"，真有那么神奇吗？

答：硫酸阿托品可以使眼睛内的睫状肌松弛，同时散大瞳孔，常用于眼科睫状肌麻痹验光。根据官方说明，浓度 0.01% 的低浓度硫酸阿托品滴眼液可用于延缓球镜度数为 −1.00 ～ −4.00 D（散光≤1.50 D、屈光参差≤1.50 D）的 6～12 岁儿童的近视进展。目前硫酸阿托品滴眼液延缓近视进展的机制还不完全清晰，根据现有研究及动物实验，可能是通过刺激多巴胺分泌和增加脉络膜血供实现的。当多巴胺水平增高，眼轴增长会相对变慢，从而起到延缓近视发展的作用。低浓度的硫酸阿托品滴眼液虽能一定程度上延缓近视发展，但并不能"逆转近视"，并非"近视神药"。硫酸阿托品有一定的不良反应，具体与浓度有关，浓度越低，眼部和全身不良反应越小，虽然低浓度硫酸阿托品的副作用降低了，但不代表完全没有副作用。低浓度硫酸阿托品滴眼液需在医生指导下科学使用，同时需要监控用药后不良反应及安全性。没有近视的孩子不建议使用硫酸阿托品滴眼液预防近视，建议通过保持良好用眼习惯、增加日间户外活动等方法预防近视。

21. 市场上一些训练或者仪器号称可以逆转视力,是真的吗?

答:2019年3月,中华人民共和国国家卫生健康委员会等6部门联合印发的《关于进一步规范儿童青少年近视矫正工作切实加强监管的通知》中明确指出:在目前医疗技术条件下,近视不能治愈。从事儿童青少年近视矫正的机构或个人不得在开展近视矫正对外宣传中使用"康复""恢复""降低度数""近视治愈""近视克星"等表述误导近视儿童青少年和家长。不得违反中医药法规定冒用中医药名义或者假借中医药理论、技术欺骗消费者,谋取不正当利益。儿童青少年近视的发生与发展易受多种因素影响,家长千万不要"病急乱投医",寄希望于"一技、一方、一法、一药、一器",应转变"重治轻防"的错误观念,走出"查病—治病"误区,坚持抓早、抓小,实施全面视力健康管理,才能有效预防和控制近视的发生与发展。

22. 现在临床上常用的矫正和干预近视的方法有哪些?

答:以下方法具有比较丰富的循证医学证据:① 框架眼镜:单光眼镜(用于近视矫正)、特殊光学设计的框架眼镜(矫正并延缓近视进展)。② 接触镜:角膜塑形镜(俗称OK镜),特殊设计的软镜,硬性透气性接触镜(RGP镜),因接触镜与人眼表面相互接触或作用,需特别关注安全监控。③ 药物:低浓度阿托品滴眼液(目前可使用经国家及省级药品监督管理部门批准的院内制剂,由医生处方),低龄儿童使用或长期使用,需关注其安全性。

23. 高度近视要注意什么?有什么危害?

答:高度近视不仅影响眼睛外观(因眼轴延长,造成眼球凸出),还会发生眼球壁变薄,导致眼球结构发生病理改变。高度近视者佩戴的框架眼镜镜片厚重。高度近视眼容易伴随一些并发症的发生,如视网膜脉络萎缩、视网膜脱离、视网膜劈裂、黄斑裂孔、高度近视性脉络膜新生血管、后巩膜葡萄肿、黄斑变性、黄斑前膜、白内障、青光眼等。高度近视伴随眼底并发症的发生,即病理性近视,是导致不可逆盲和低视力的主要疾病之一,应引起高度重视,注意定期进行眼底检查。

24. 内隐斜的近视儿童适合戴角膜塑形镜吗,为什么内隐斜的近视儿童度数发展会快?

答:(1) 目前近视管理白皮书中并没有把内斜视列为角膜塑形镜的禁忌证之一,通常我们建议内斜视的儿童不配塑形镜的原因是:眼位问题影响镜片定位,会降低近视防控效果。通常临床中会这样操作:对于集合过度的患者,先观察摘镜后眼位(交替遮盖),如果裸眼状态是外隐斜,可验配塑形镜;如果裸眼眼位仍为内隐斜,则应慎重验配塑形镜。(2) 内斜视本身不会影响近视度数,但是出现斜视会影响孩子的视功能,如内斜视会导致调节滞后,调节滞后有可能影响近视度。

25. 对于初次配镜的儿童为什么远近矫正视力都达不到1.0?

答:裸眼视力差,视网膜上长期没有清晰像刺激,有可能会导致患者大脑对清晰度的认知出现问题,不知道什么是清晰的状态。近视在屈光未矫正的情况下,会少用调节,长期调节少用也容易导致调节功能出现问题,初次配镜时就会出现矫正视力不佳的情况。

一般建议全矫配镜,全天佩戴,1~3个月左右进行复查,通常矫正视力会有所提升。

26. 患者戴角膜塑形镜因度数较大或者曲率太平导致塑形力有限,下午视力不够需求。需要小度数框架辅助,这类的辅助镜是否可以配星趣控类的大镜片?视觉效果会受影响吗?有防控效果吗?不考虑经济因素,这种方法是否可取?

答:因为塑形镜和多点离焦镜片对于近视的控制原理都是将周边远视离焦改为近视离焦,所以选择其一就可以达到效果了,如果同时验配,离焦区的叠加并不一定有更好的作用,从各种临床报告上也少见塑形镜和离焦镜的组合控制,当然如果不考虑经济因素,万一出现佩戴效果不良不在乎损失的话可以尝试。

27. 近视孩子的眼轴每年都有生理性的增长,这部分增长是不伴有度数增加的,为什么?

答:青少年正视化过程中,屈光度的改变有三个组织参与其中:眼轴、角膜曲率、晶状体厚度。人眼屈光状态改变是由这三者的不同组合变化来决定的。青少年时期由于三者都会发生动态变化,所以当眼轴有生理性增长时,角膜曲率和晶状体厚度也会发生改变,有可能导致屈光度数不发生改变。

28. 睫状肌麻痹验光的度数可以直接配镜吗?还是需要等儿童恢复小瞳状态后再复验才能配镜?如果需要复验的话,那在睫状肌麻痹之前做的小瞳验光数据有参考价值吗?

答:通过睫状肌麻痹前和睫状肌麻痹后的处方可以判断调节的参与情况,是否存在假性近视或远视过度调节无法放松。如果存在上述情况,直接按照睫状肌麻痹后处方配镜即可;如果不存在上述情况,近视可以正常按照睫状肌麻痹后处方配镜,7岁以上的远视可以选择复光后 MPMVA 度数配镜。

29. 儿童每天户外活动两小时最好是在阳光下吗?白天在家隔着玻璃照阳光效果一样吗?

答:户外活动需要在户外的阳光下完成,大自然中的光照可以刺激多巴胺分泌,而多巴胺的分泌可以抑制眼轴生长,延缓近视增长。由于玻璃也属于一种介质,会使得光照发生衰减,在室内隔着玻璃的效果更差。

30. 近视眼的病因有哪些?

近视眼的病因尚未完全明确,但目前比较肯定的是遗传和环境因素的综合作用引起。中低度近视眼为多因子引起,环境因素作用为主;高度近视眼可能为常染色体遗传。环境因素包括近距离工作、户外活动、视觉环境因素(照明、视标大小和对比度、颜色等)、营养因素等;此外还有医源性因素,包括配镜处方、眼镜加工治疗、眼镜使用方法等。遗传因素是无法改变的,环境因素是可以干预和控制的,家长和孩子应该了解更多近视防控科普知识,选择规范的眼视光机构,多方联动做好近视防控。

项目八　儿童青少年近视防控相关规范、指南、标准、比赛

[文件]

儿童青少年近视防控相关
规范、指南、标准、比赛资料

A. 近视预防

1. 关于加强儿童青少年近视防控用眼行为干预的倡议及实施方法共识（2023）——用眼行为干预人群大处方
2. 近视防控教室 LED 照明专家共识
3. 《儿童青少年学习用品近视防控卫生要求》GB 40070—2021

B. 筛查与检查规范

1. 《儿童青少年近视普查工作流程专家共识（2019）》
2. 《儿童青少年近视普查中检测设备和设置标准化专家共识（2019）》
3. 《儿童青少年近视普查信息化管理专家共识（2019）》
4. 中小学生屈光不正筛查规范
5. 0~6 岁儿童眼保健及视力检查服务规范（试行）
6. 中国儿童睫状肌麻痹验光及安全用药专家共识（2019 年）
7. 关于儿童眼球远视储备、眼轴长度的最新专家共识（2022 年）
8. 眼轴长度在近视防控管理中的应用专家共识（2023）
9. 中国婴幼儿视力评估专家共识（2023 年）

C. 近视控制单种方法

1. 低浓度阿托品滴眼液在儿童青少年近视防控中的应用专家共识（2024）
2. 近视防控相关框架眼镜在近视管理中的应用专家共识（2023）
3. 应用于近视控制的多焦软镜验配专家共识
4. 硬性透气性角膜接触镜试戴片临床管理共识
5. 角膜塑形镜验配流程专家共识（2021）、角膜塑形镜护理专家共识（2024）
6. 低浓度硫酸阿托品防控近视进展眼用制剂制备的专家共识（2023）
7. 重复低强度红光照射辅助治疗儿童青少年近视专家共识（2022）

D. 高度近视防控指南

1. 高度近视防控专家共识（2023）
2. 高度近视中西医结合诊疗指南（上）
3. 高度近视中西医结合诊疗指南（下）
4. 高度近视防控应重视双眼视功能的训练与康复专家共识

E. 近视综合防控

1. 近视防治指南

2. 弱视诊治指南

3. 斜视诊治指南

4. 中国儿童青少年视觉健康白皮书

5. 《近视管理白皮书(2022)》

6. 第二版国际近视研究学会(IMI)近视防控研究白皮书解读

7. 儿童青少年近视中西医结合诊疗指南

8. 《儿童青少年近视防控适宜技术指南》(更新版)

9. 中小学生视力健康管理技术服务规范(T/CHAA 008—2019)

10. 中国儿童青少年近视防控公共卫生综合干预行动专家共识

11. 儿童青少年近视防控中医适宜技术临床实践指南(上)

12. 儿童青少年近视防控中医适宜技术临床实践指南(下)

13. 中医药防控儿童青少年近视指南(社区医生与校医版)

14. 中医药防控儿童青少年近视指南(学生与家长版)

15. 人工智能在近视防治中的应用专家共识(2024)

F. 近视防控的相关比赛

1. 关于举办健康知识普及行动——2023年新时代健康科普作品征集大赛的通知

2. 国家卫生健康委办公厅关于开展儿童保健与婴幼儿养育照护科普作品征集评选活动的通知

3. 国家卫生健康委办公厅关于开展"启明行动"——防控儿童青少年近视健康促进活动的通知

参考文献

1. 胡诞宁,褚仁远,吕帆,等.近视眼学[M].北京:人民卫生出版社,2009.
2. 石一宁,方严.中国儿童青少年近视形成机制以及预测与防控[M].西安:陕西科学技术出版社,2012.
3. 高雅萍,胡亮.眼屈光检查[M].2版.北京:人民卫生出版社,2019.
4. 崔云,余新平.斜视与弱视临床技术[M].北京:人民卫生出版社,2019.
5. 梅颖,唐志萍.眼视光门诊视光师手册[M].北京:人民卫生出版社,2019.
6. 尹华玲,王立书.验光技术[M].北京:人民卫生出版社,2019.
7. 刘陇黔.视觉训练的原理和方法[M].北京:人民卫生出版社,2019.
8. 梅颖,唐志萍.儿童近视防控——从入门到精通[M].北京:人民卫生出版社,2020.
9. 黄正衍,钱学翰,樊斐斐.精准近视防控与控制实操手册[M].北京:中国科学技术出版社,2023.
10. JONG M, RESNIKOFF S, TAN K O, et al.亚洲近视管理共识[J].中华眼视光学与视觉科学杂志,2022,24(3):161-169.
11. 中华医学会眼科学分会眼视光学组.儿童屈光矫正专家共识(2017)[J].中华眼视光学与视觉科学杂志,2017,19(12):705-710.
12. 中华预防医学会公共卫生眼科分会.中国学龄儿童眼球远视储备、眼轴长度、角膜曲率参考区间及相关遗传因素专家共识(2022年)[J].中华眼科杂志,2022,58(2):96-102.
13. 中华医学会眼科学分会眼视光学组.重视高度近视防控的专家共识(2017)[J].中华眼视光学与视觉科学杂志,2017,19(7):385-389.
14. 中华医学会眼科学分会眼视光学组,中国医师协会眼科医师分会眼视光专业委员会.低浓度阿托品滴眼液在儿童青少年近视防控中的应用专家共识(2022)[J].中华眼视光学与视觉科学杂志,2022,24(6):401-409.
15. BAO J H, HUANG Y Y, LI X, et al. Spectacle lenses with aspherical lenslets for myopia control vs single-vision spectacle lenses: a randomized clinical trial[J]. JAMA Ophthalmology, 2022, 140(5): 472-478.
16. LIU X T, WANG P Q, XIE Z, et al. One-year myopia control efficacy of cylindrical annular refractive element spectacle lenses[J]. Acta Ophthalmologica, 2023, 101(6): 651-657.
17. RAPPON J, CHUNG C, YOUNG G, et al. Control of myopia using diffusion

optics spectacle lenses: 12-month results of a randomised controlled, efficacy and safety study (CYPRESS)[J]. British Journal of Ophthalmology, 2023, 107(11): 1709-1715.

18. LU Y Q, LIN Z H, WEN L B, et al. The adaptation and acceptance of defocus incorporated multiple segment lens for Chinese children[J]. American Journal pf Ophthalmology, 2020, 211: 207-216.

19. HIRAOKA T. Myopia control with orthokeratology: a review[J]. Eye and Contact Lens, 2022, 48(3): 100-104.

20. LAWRENSON J G, SHAH R, HUNTJENS B, et al. Interventions for myopia control in children: a living systematic review and network meta-analysis[J]. The Cochrane Database of Systematic Reviews, 2023, 2(2): CD014758.

21. LU W W, NING R, DIAO K, et al. Comparison of two main orthokeratology lens designs in efficacy and safety for myopia control[J]. Frontiers in Medicine (Lausanne), 2022, 9: 798314.

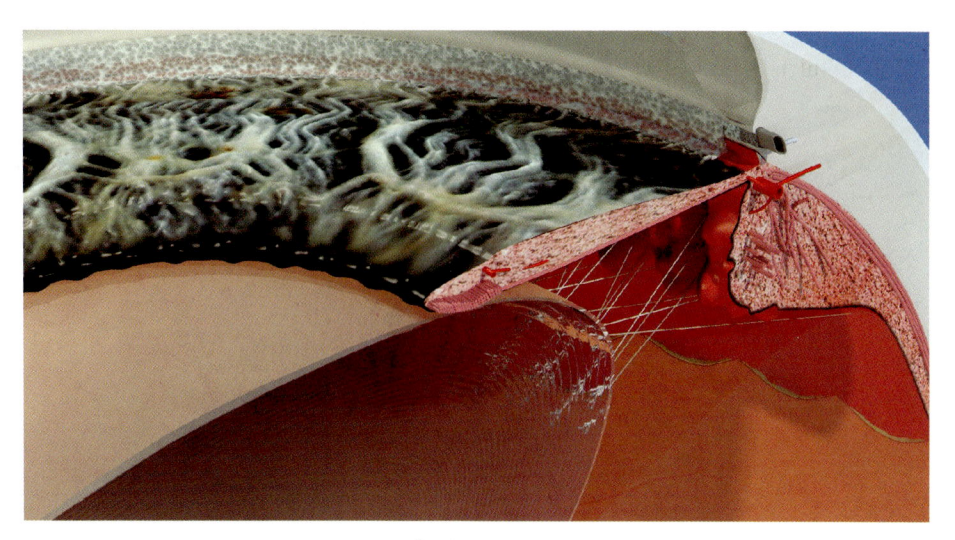

图 1-2-2　虹膜、睫状体、脉络膜局部剖面图

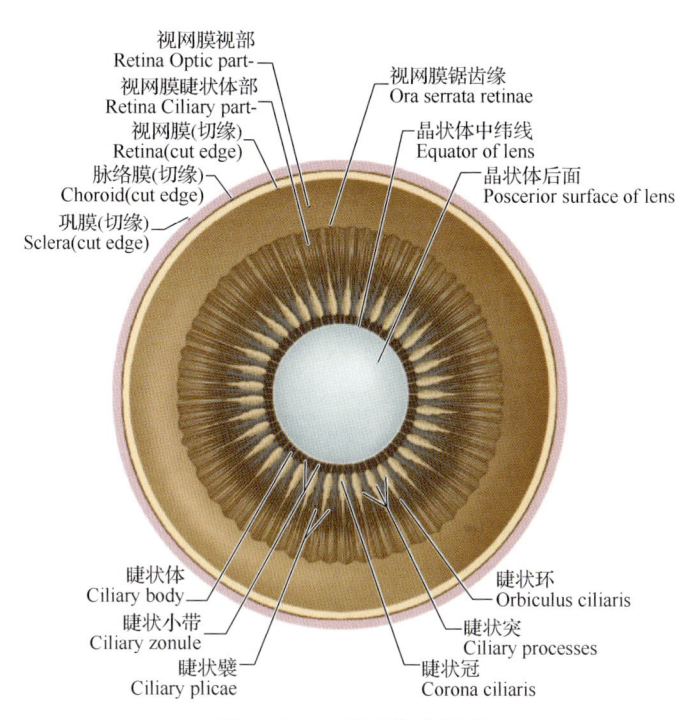

图 1-2-3　睫状体背面观

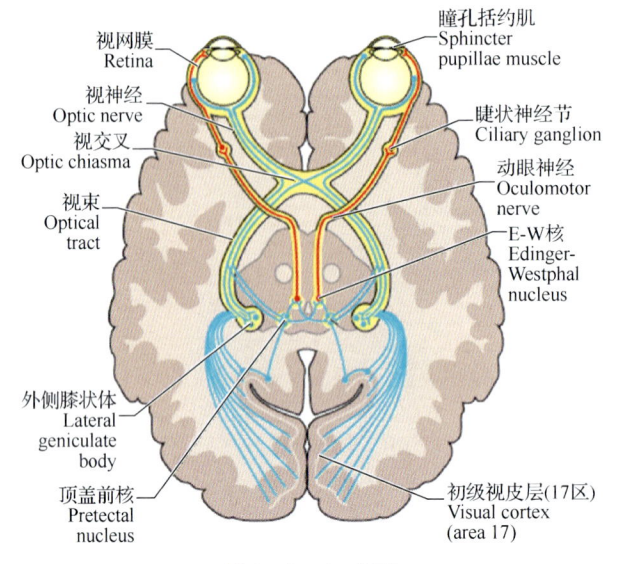

图 1-2-4 视路

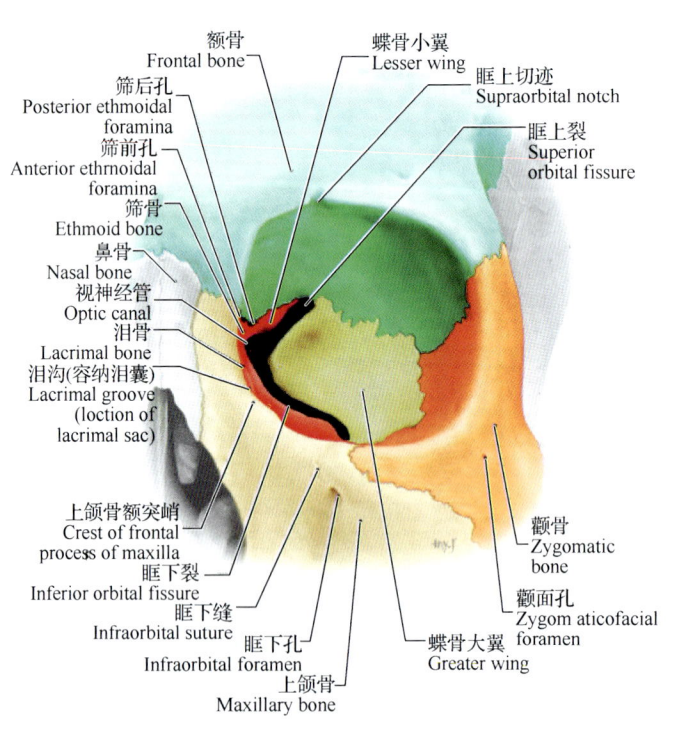

图 1-2-5 眼眶

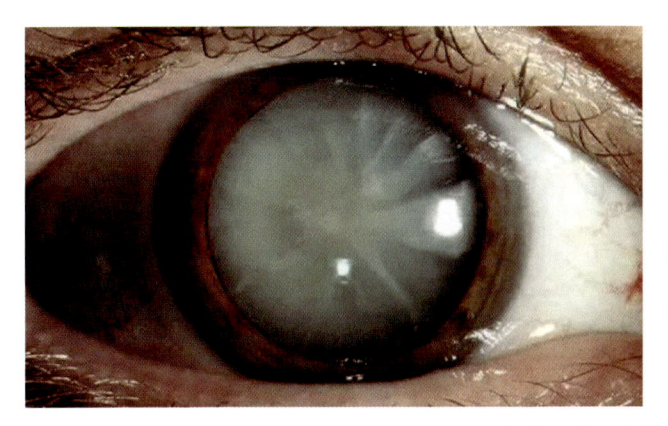

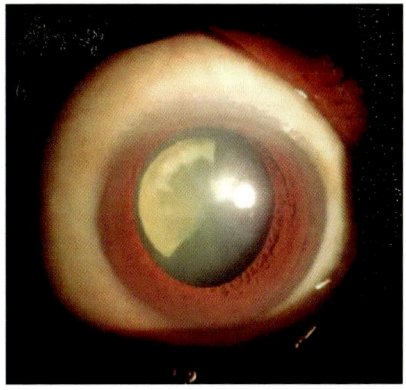

图 2-2-9 白内障导致屈光指数性散光

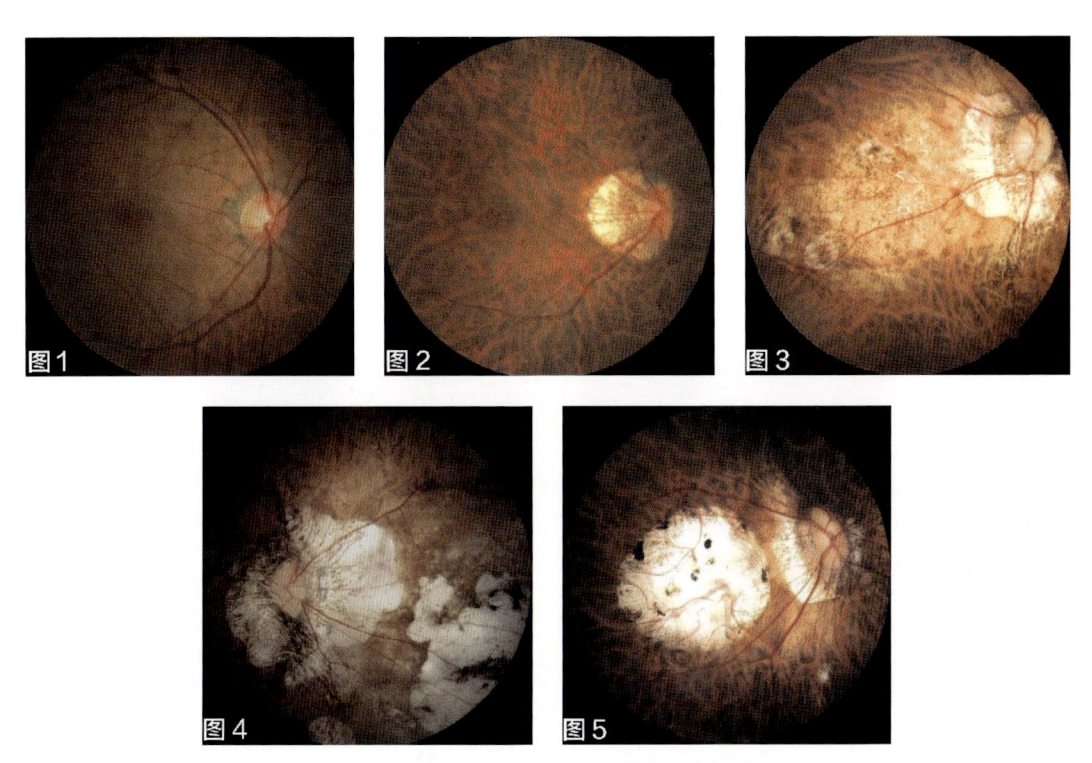

图 3-5-8 正常眼及高度近视性眼底代表图

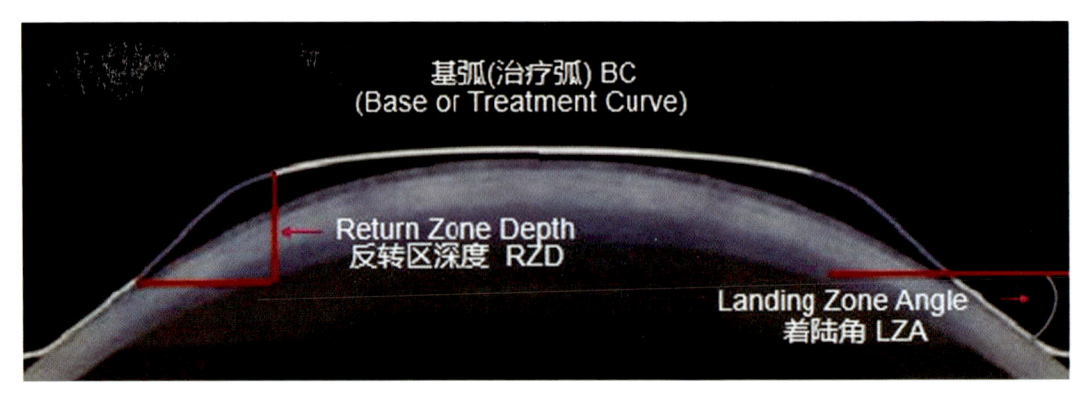

图 4-2-5 CRT 设计镜片示意图

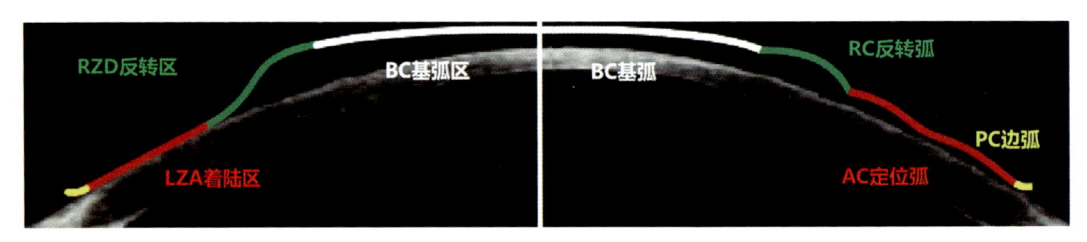

图 4-2-7 CRT 与 VST 镜片设计及荧光染色区别

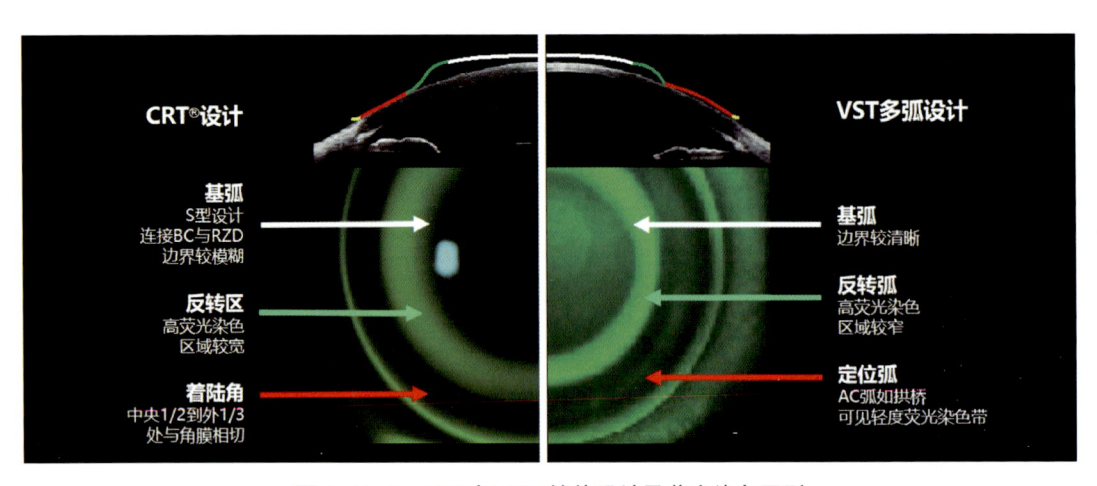

图 4-2-8 CRT 与 VST 镜片设计及荧光染色区别